누구나 쉽게 할 수 있는 **쑥뜸** 건강법

누구나 쉽게 할 수 있는 쑥뜸 건강법

초판 1쇄 발행 · 2005년 2월 28일
초판 8쇄 발행 · 2011년 3월 5일

지은이 · 김세영
펴낸이 · 백운철
펴낸곳 · 동도원

편집 · 이윤희
영업마케팅 · 이희만
관리 · 황현주

출판등록 · 1993년 10월 6일 제21-493호
주소 · 서울시 서초구 서초3동 1550-6번지 태림빌딩 6층(137-873)
전화 · (02)3472-2040 / 팩스 · (02)3472-2041
E-mail · dongdowon@paran.com

ⓒ 김세영 2005, Printed in Korea
ISBN 978-89-8152-113-4 (13510)

● 잘못 만들어진 책은 바꾸어 드립니다.

누구나 쉽게 할 수 있는

쑥뜸 건강법

| 김세영 지음 |

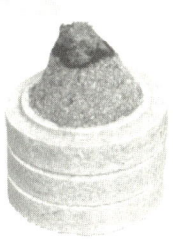

동도원

머리말

잘 먹고 잘 산다는 것은 편안하고 느긋하게 건강한 인생을 추구하고자 하는 현대인의 삶의 의지와 방향을 대변하는 새로운 건강 개념이다. 이제 현대인들은 보다 나은 행복을 위해서 물질의 풍요뿐만 아니라 자아실현, 행복, 기쁨, 복지, 정신건강 등이 필요하다고 느낀다. 이는 단순히 잘 먹고 잘 살아보자는 삶의 수직적 상승에서 탈피하여 질적으로 향상된 삶을 필요로 함을 의미한다.

여기에 질병으로부터 자유롭고 현명하게 대처하기 위하여 '쑥뜸'이라는 자연치유의학에 대해 논해 보고자 한다. '쑥뜸'은 질병이 생기기 이전이나 최소한 질병의 초기 단계에 인체의 면역능력 강화, 치료시기 설정 등을 관리함으로써 노화 방지와 병의 진행을 최대한 줄이기 위한 프로그램이다.

쑥뜸과 같은 자연치료는 정신이 건전하고 육체가 건강한 사람에게 더욱 아름다운 수단이 될 수 있다. 필자는 수년간 대체의학대학원, 정부산하 공공 연구기관, 문화원 등지에서 많은 사람들을 대상으로 이론과 실습을 병행해왔다. 이제는 인체의 면역력과 자생력이 풍성할 때 병의 근원과 뿌리를 차단하기 위한 방법의 일환으로 '쑥뜸'을 선택하는 많은 사람들을 보게 되었다. 이처럼 건강할 때 건강을 지켜야 한다는 의식 형성은 앞으로 의학의 발전 방향을 점차 예방의학과 선행치료의학의 시대로 이끌어 갈 것이라는 확신을 갖게 되었다.

그렇다면 이러한 '건강 시대'에 쑥뜸 치료가 얼마나 효과적인가가 중요할 것이다. 때론 쑥뜸은 인체의 면역 생성 틀을 바꿔 병의 말기에 다다른 환자에게 새 생명을 주기도 한다. 그러나 우리가 쑥뜸 치료에 주목해야 하는 이유는 '쑥뜸'이 평소 생명을 지키고 연장해 주는 동시에 질병을 말기로 끌고 가는 길목을 차단하는 예방치료의학이라는 점이다.

'쑥뜸'은 육체와 정신이 혼연일체가 되어 몸 안의 정기를 스스로 깨우고 조절하는 자율 건강관리 시스템이다. 지금까지 많은 사람들은 쑥뜸을 예방의학으로 인식하기보다는 병의 뒤늦은 수단으로, 아니면 불치의 병을 극복하는 신비의 효험적 치료로 생각해왔다. 하지만 이런 사고의 틀에서 벗어나 매일 일정시간 '쑥뜸'에 투자하여 체내 혁명을 일으키자. '쑥뜸'으로 병의 흐름을 미연에 차단시키고 질병이 생기기 전이나 병의 초기에 쑥뜸의 효과를 최대한 몸 안에 저장한다면 건강한 미래를 보장받을 수 있을 것이다.

쑥뜸은 본래 어느 정도의 고통과 통증을 피할 수는 없다. 그래서 이 책에서는 고통을 최소화하고 일반인들도 조금만 신경을 쓴다면 혈자리 사용 등 별다른 어려움 없이 익혀 이용할 수 있도록 하였다.

끝으로 여러 한의사 선생님들에게 자문을 구하고 감수를 받는 동안에도 사람의 인체를 다루는 부분이라 의학적 오류를 최소한 줄이려고 노력하였으나 혹 부족한 면이 있다면 이는 더 나은 의학적 발전을 위한 보루라 생각하고 넓은 마음으로 이해해 주기를 바란다.

이 책을 쓸 수 있도록 힘과 용기를 준 둘째딸 서형이에게 고마움을 전한다.

김세영

차례

• 머리말

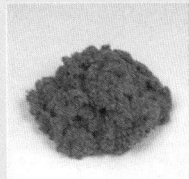

1장 • 내 몸이 원하는 자연치료, 쑥뜸

자연치유의학의 선두, 쑥뜸 건강법 • 14

쑥뜸이 주는 자연치료의 가르침 • 15

차가운 기운은 인체의 가장 큰 적 • 16

쑥뜸으로 면역기능을 강화한다 • 17

신체의 비밀을 푸는 경락 • 18

머리는 차게 배는 따뜻하게 • 19

하루 30분 쑥뜸의 효능 • 21

쑥뜸이 지니고 있는 약리작용 • 22

음양오행이 문제다 • 23

오장육부의 균형이 건강을 지킨다 • 24

쑥뜸으로 질병을 예방하는 지혜 • 28

하루 10분 체내 혁명을 자극하는 심신요법 • 29

Contents

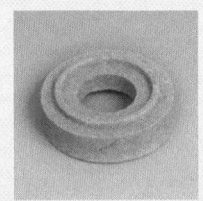

2장 • 꼭 알아야 할
쑥뜸 상식과 사용법

쑥뜸 준비물과 이용 방법 • 36
뜸기둥 만드는 요령과 쑥뜸 사용법 • 38
쑥뜸의 기본 3혈 • 42
쑥뜸, 뜨겁지 않게 하는 요령 • 44
하루에 얼마나 뜸을 떠야 할까 • 45
뜸뜰 때 반드시 지켜야 할 사항 • 46
뜸뜨기 적당한 시간과 몸상태 • 47
편한 자세가 치료효과도 크다 • 48
일반적 기준의 뜸기둥 장수 • 50
뜸을 떠서는 안 되는 부위도 있다 • 51
뜸의 이상 반응에 대처하는 요령 • 52
계절에 따라 달라지는 쑥뜸 요령 • 53
쑥뜸의 효과를 높이기 위한 처치 • 54

• 뜸 부위를 찾기 위한 방법 • 56 / 질 좋은 약쑥 구하기 • 58 /
직접구 뜸을 뜨는 요령 • 59 / 혼자서 쑥뜸을 뜨는 방법 • 60

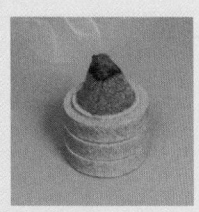

3장 · 증상별 쑥뜸 치료

1. 잘 먹어야 건강하게 오래 산다
식사의 즐거움을 살려준다 • 62
장 기능을 좋게 한다 • 63
비만 탈출을 위한 도전 • 64
위장을 튼튼히 한다 • 65
인체의 썩은 열을 꺼뜨린다 • 66

2. 내 몸은 내가 바꾼다
굳은 목, 등짝을 세워보자 • 67
견고한 허리가 수명연장의 열쇠 • 68
고혈압보다 걱정되는 저혈압 • 69
소변이 깨끗해야 질병이 없다 • 70
노화를 방지한다 • 71
시력을 회복시킨다 • 72
만성피로에서 벗어난다 • 73
몸을 따스하게 유도한다 • 74
독성 물질 제거하기 • 75

몸의 화열은 인체의 적신호 • 76
단전을 통해 몸의 균형을 찾는다 • 77

3. 신경이 예민하면 있던 복도 달아난다
흥분을 삭인다 • 78
마음이 여유로워진다 • 79
숙면의 세계가 보인다 • 80
쌓인 울화를 풀어준다 • 81
머리를 맑게 한다 • 82
기억력이 살아난다 • 83
고통스러운 멀미, 미리 차단한다 • 84
뇌질환을 물리친다 • 85

4. 여성을 위한 쑥뜸 건강법
피부를 곱고 깨끗하게 한다 • 86
눈 밑 주름 없애기 • 87
기미를 차단하는 효력이 크다 • 88
임신을 유도하는 길이 보인다 • 89
출산 후 몸단속과 어혈이 문제다 • 90
산후 묵은 살을 빼준다 • 91

여성질환에 효과가 높은 쑥뜸 • 92
골다공증을 예방한다 • 93
건강한 머릿결을 유지한다 • 94

5. 우리 아이를 위한 쑥뜸 건강법
우리 아이 폐 기운 강화하기 • 95
오줌싸개를 건강한 어린이로 • 96
엄마, 작은 키가 아빠 탓인가요 • 97
튼튼하게 키우는 보약 같은 쑥뜸 • 98
수험생 건강관리 • 99
여드름 치료에 꼭 필요한 쑥뜸 • 100

6. 남성을 위한 쑥뜸 건강법
쑥뜸으로 스태미나 회복하기 • 101
남성 불임을 퇴치한다 • 102
조루, 발기부전을 치료한다 • 103
풍을 멀리한다 • 104
숙취를 해소한다 • 105
스트레스는 생명을 단축하는 뿌리 • 106

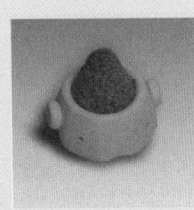

4장 · 한방차와 쑥뜸의 만남

알아둬야 할 약초 상식 • 108
약초 다듬기 • 109
약초를 달이는 방법과 복용법 • 110
쑥뜸기둥 만들기 • 112
약이 되는 한방차와 쑥뜸 • 116

길경차 • 119	국화차 • 120
홍화차 • 121	단삼차 • 122
의이인차 • 123	연자육차 • 124
오미자차 • 125	산수유차 • 126
사삼차 • 127	동충하초차 • 128
인삼차 • 129	구기자차 • 130
육종용차 • 131	음양곽차 • 132
보골지차 • 133	두충차 • 134
용안육차 • 135	뽕나무차 • 136
황정차 • 137	하수오차 • 138
지황차 • 139	당귀차 • 140
산약차 • 141	당삼차 • 142
황기차 • 143	오가피차 • 144
칡차 • 145	목단피차 • 146

5장 · 인체 경혈도

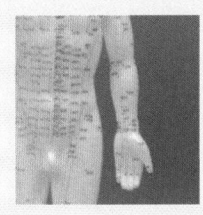

우주 법칙이 만들어낸 12경락의 신비 • 148

경락의 탄생과 작용의 비밀 • 148

14경맥의 주요 증상 • 150

수태음폐경 • 152

수양명대장경 • 154

족양명위경 • 156

족태음비경 • 160

수소음심경 • 162

수태양소장경 • 164

족태양방광경 • 166

족소음신경 • 172

수궐음심포경 • 175

수소양삼초경 • 176

족소양담경 • 178

족궐음간경 • 182

독맥 • 184

임맥 • 187

쑥뜸 처방의 응용과 치료세계 • 190

내 몸이 원하는 자연치료, 쑥뜸 1

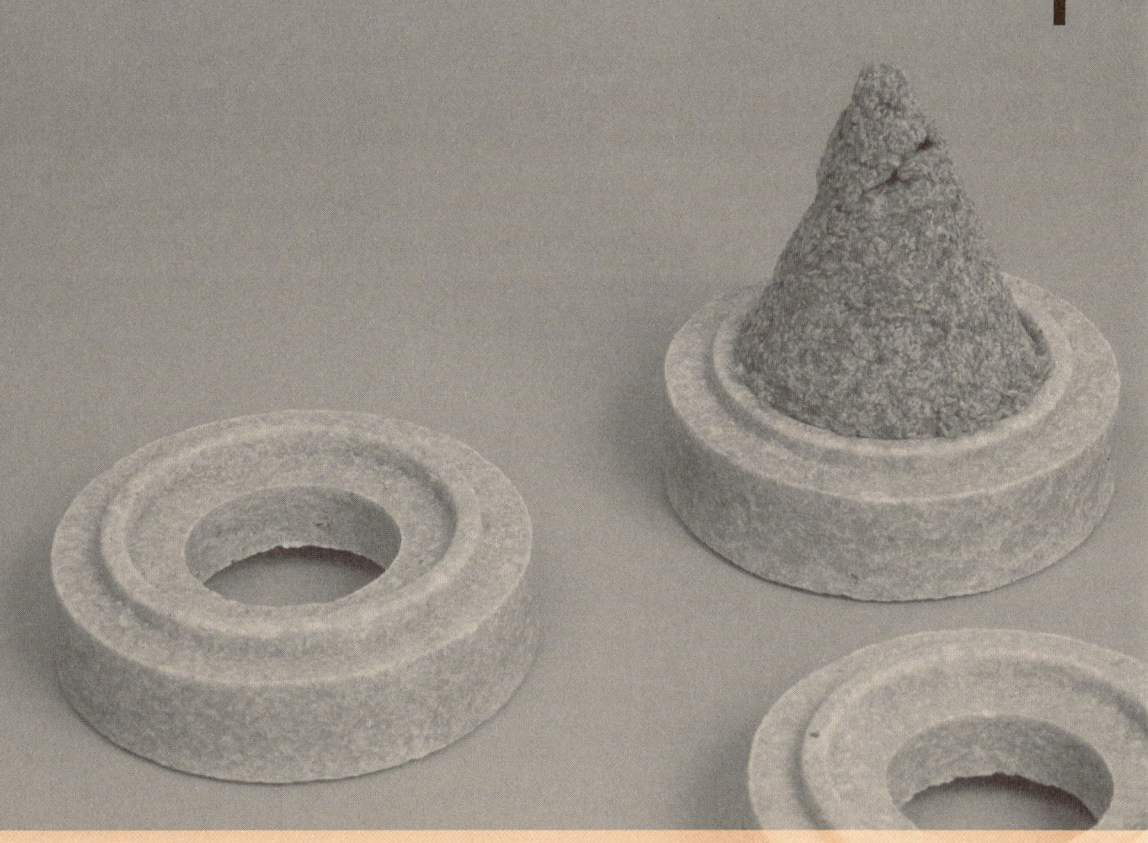

자연치유의학의 선두, 쑥뜸 건강법

자연치유의학은 조화와 균형을 목적으로 한다. 인위적인 노력이나 인공적인 생각과 지식이 가미되지 않은 원래 태어날 때의 아기의 모습을 연상케 하는 순수의학인 셈이다. 마음의 평화 속에서 얻은 조화와 균형이 자연치유의 핵심이며 이는 현대인이 추구하고자 하는 건강 의식의 첫 관문이기도 하다.

모든 병은 정신이든 육체이든 한쪽으로 치우친 쏠림 증상 때문에 생긴다. 따라서 이를 다시 원위치시키려는 치료방법과 지혜가 필요한데, '쑥뜸'은 질병이 찾아오기 전에 약해질 수 있거나 약해져 있는 장부를 점검하여 자극하고 인체의 중심을 바로잡아 준다.

인체는 자연치유력에 항상성과 자생력 등 잠재능력을 가지고 있다. 정신과 육체가 안정된 상태에서 쑥뜸과 같은 자연치료의 세계를 접한다면 예방과 치료의 두 마리 토끼를 잡을 수 있을 뿐만 아니라 노화를 방지할 수 있다.

병은 자생력과 자연의술을 통해 본인이 고치고 돈은 딴 사람이 번다는 말이 있다. 이것은 자연치유의학의 중요성을 깨닫게 해주는 대목이다. 기본 혈자리에 자극을 주고 별도의 추가 혈자리를 자극하는 치료를 통해 인체는 스스로 자연적 자생력을 키울 수 있을 것이고 이것이 우리가 얻고자 하는 치료목적이다.

쑥뜸이 주는 자연치료의 가르침

　자연의 일부인 자신의 몸에 치료를 하는 용기와 노력은 선택이라고 말하기보다는 책임에 가까운 열정이 있어야 한다. 이러한 열정과 정신적 안정이 자연치유의학을 끌고 가며 자신은 환자인 동시에 치료자로서 색다른 경험을 보장받을 수 있다.

　비바람을 맞고 자란 나무는 좀처럼 환경재해에 지배되지 않고 오히려 극복하는 자연의 법칙을 터득하며, 사랑하는 자식일수록 거친 들판의 모진 광풍을 스스로 겪고 난 후에야 인생의 가르침이 약이 된다. 이처럼 자연치유의학을 통한 자신의 방어능력의 향상은 문제가 생기기 전에 원인을 바라보는 시야와 내성을 갖게 할 것이다.

　자연은 거짓이 없듯이 자연의학 또한 속임수나 눈치를 봐가며 치료하지 않는다. 숨어있는 땀의 결실이 있다. 자연의학의 치료는 정신적 투쟁과 육체적 고통이 수반된다. 항상 깨어 있어 생각하고 움직이며 호흡하고 실천하는 건강자세가 있어야 하며, 이 자체가 바로 진단의 처방이고 치료제인 셈이다.

　'쑥뜸'은 합성의학이 아닌 자연의학으로 친자연주의 사고, 그리고 동적인 신체 움직임의 복합적 활동으로 건강을 지켜나가는 데 큰 도움을 줄 것이다.

차가운 기운은 인체의 가장 큰 적

차가운 기운은 오장육부의 질서와 기능을 파괴할 뿐만 아니라 인체에 흐르는 생리적 흐름을 차단하거나 방해한다. 차가운 기운은 양기의 기능을 무력화시키고 경락 흐름의 맥을 끊어버려 몸을 나무 조각처럼 굳게 만들기도 하고 혈액의 응고와 적체를 초래해 신체의 혈액순환 자체를 마비시킨다.

그럼 도대체 우리의 신체는 왜 차가워지는가. 우선 날씨의 변화가 주요인이다. 흔히 육음 중에 우두머리격인 한사는 계절의 변화에 가장 먼저 나타나 인체의 구석구석을 파고든다.

쫓기는 삶에 있어 수면의 부족도 원인이고, 많은 스트레스와 업무도 인체의 방어기전을 무너뜨려 한사를 끌어들이게 한다. 과식과 과음, 지나친 외부 노출 또한 신경 쓸 부분들이다. 정신적 충격과 불안한 마음도 문제이다.

이런 한사의 원인을 극복하기 위해 항상 몸과 정신을 집중하여 불필요한 행동이나 말을 아껴 인체의 양기를 늘 보호하며 한사를 이길 정도의 따스한 음식과 차를 생활화하고, 적당한 일과 노동을 즐기는 너그러움은 한사 스스로를 인체 밖으로 빠져 나가게 길을 열어준다. 목욕이나 단전호흡은 내부의 양기를 키워 한사와 맞설 수 있는 근간을 마련해준다.

우리 몸에 차가운 기운이 침투하지 않도록 하는 일은 건강에 있어 세상의 어떤 치료의 노력과 지혜보다 값진 일임을 잊지 말자.

> **Tip**
> **육음(六淫)** : 풍한서습조화(風寒暑濕燥火), 이 6가지의 기상조건이 병의 원인이라는 뜻에서 육음이라 부른다.

쑥뜸으로 면역기능을 강화한다

뜸의 작용은 침의 효과와 크게 다르지 않다. 즉 경락의 자극을 유도하여 신체 내 유기체의 기혈(氣血) 결합과 양기의 활성을 치료의 효과에 이용하는 것이다. 쑥뜸은 반드시 일정 경락에 시술해야 효과를 볼 수 있다. 인체 표면의 무혈위에 무작정 자극을 주면 기대하는 효과에 미치지 못한다.

뜸은 질병에 대한 저항력과 자생력을 높여 오장육부의 면역력과 강장작용을 발휘하게 한다. 쑥뜸은 양기를 따뜻하게 하고 가라앉는 것을 끌어올리며 기혈을 원활하게 하는 작용이 있다.

뜸은 일종의 온열자극이다. 뜸에 의한 화상 독소 물질이나 열 발생은 일반 화상과는 다르다. 이것은 혈액 내의 백혈구와 적혈구에 직접 작용하여 인체의 자가 면역 방어기전의 형성요인으로 작용한다.

그러므로 쑥뜸 치료는 음성 및 만성의 오랜 질병에 더욱 알맞다. 쑥뜸은 한의학적 변증의 기준이 되는 허와 실을 치료하고 체내 면역 기전을 생성한다. 이것이 인체 내에서 양기의 활성과 면역력으로 변환·작용하여 장부에 직접 영향을 끼친다.

쑥뜸은 면역작용을 승화시킨다. 즉 백혈구 식균작용을 증가시키고 항체를 형성한다. 이들은 질병의 전이와 발전을 미연에 차단하는 능력을 지니고 있어 제2의 질병으로부터 보호하는 경찰관 같은 기능을 가진다. 또 양기는 사람의 몸상태를 점검하는 기준이며 흔히 정력과 연관되어 아무래도 치료효과 면에서는 음인보다는 양인 체질인 사람이 좋고, 면역력 증강 또한 사기보다는 정기가 충만한 사람에게 효과가 나타난다.

이처럼 장부의 면역력과 양기의 활성을 통해 음·양이 조화되어 신체

Tip
사기(邪氣) : 풍한서습조화의 육음과 외부에서 침입하는 발병요인
정기(精氣) : 인체의 장부 활동을 유지하는 데 필요한 에너지

는 균형의 상태를 맞게 된다. 결국 양기와 면역력의 증강은 인체의 업그레이드된 기혈의 흐름에서 탄생하는 것이므로 사람은 늘 신체를 따스하게 하는 노력과 지혜가 필요하다.

신체의 비밀을 푸는 경락

쑥뜸 치료는 신체의 경혈과 경외기혈, 신혈을 포함하여 400여 개 이상의 혈자리에 인위적인 자극을 주는 물리적 치료법이다.

사람은 일정 장부가 병이 들면 특정 혈자리 부위에 이상 자각증상을 포함한 고통을 호소한다. 따라서 몸에 질환이 발생하였을 때 이곳을 통해 치료하면 완치효과를 기대할 수 있다. 질환에 따라 특정 부위에 침을 놓거나 발바닥의 한 부분을 마사지하는 것도 이와 같은 원리에 따른 것이다. 즉 질환에 따른 특정 부위를 지속적으로 자극하면 신체의 음양의 항상성 내지는 쌍방향성의 원리에 따라 원하는 결과를 얻을 수 있다.

그럼 흔히 이야기하는 경락이란 어떤 모습일까. 이곳에 신체의 비밀과 함께 원리가 존재한다. 경락(經絡)이란 경맥과 낙맥의 통칭이며 경맥과 낙맥은 각각 인체의 부위를 종횡하며 각 장부와 피부, 근골 등을 연결하는 거미줄 같은 인체의 조직체이다. 경맥은 주체이고 낙맥은 경맥에 부착된 분지로서 경맥과 낙맥은 서로 밀접하게 연결되어 있다.

이렇게 고도의 협의체를 이룬 신체 구조는 인체의 기가 흐르는 데 일정 분량의 에너지와 시간이 소요되고, 신체를 한 번 도는 기의 흐름은 대략 30분 내외의 시간이 필요하다. 우리가 흔히 침을 맞을 때 30분 정도의 치료

> **Tip**
> **경혈(經穴)** : 경맥에 분포되어 있는 혈자리의 총칭
> **경외기혈(經外奇穴)** : 혈자리의 정확한 위치와 이름은 있으나 전통적 혈자리 관념에 의거하여 14경맥에 속하지 않는 혈자리
> **신혈(新穴)** : 임상경험상 유효한 새로운 혈자리

시간을 정하는 이유도 이런 원리에 근거한 것이다.

경맥은 몸체의 일정 부위에 분포하여 체내를 통해 오장육부에 관계하고, 낙맥은 일반적으로 체표에 분포하여 경근과 피부에 관여한다. 따라서 뜸 치료의 원리는 이렇게 복잡하게 얽혀 있는 14경맥의 혈자리 자극을 통해 장부의 허와 실을 음양 평행상태로 복귀시켜주며 한 단계 높은 신체기능을 갖게 해주는 것이다.

경락의 기(氣)와 혈(血)의 순행이 음양오행의 기초이론이며 기와 혈의 쾌속한 순환이 건강의 비결인 셈이다. 쑥뜸은 바로 이러한 경락을 상하좌우로 뚫어주는 동시에 양기를 보강해 그 기능을 더욱 높이는 효과를 기대할 수 있다. 이것은 자가 치료, 즉 면역 수단을 높이는 일이 된다.

쑥뜸 치료 전 인체의 혈 부위에 약간의 또 다른 자극(온열법, 마사지, 단전호흡, 스트레칭)을 가하다면 뜸의 자연치유력은 훨씬 배가 된다. 또한 육체적 안정 못지않게 정신적 안정과 평화가 기와 혈의 흐름에 막대한 영향을 끼친다는 점을 깊이 숙지하여 항상 경락을 잘 흐르게 하는 쑥뜸법과 정신건강을 유지하는 생활이 필요하다.

머리는 차게 배는 따뜻하게

머리는 차게 배는 따뜻하게 하라는 '복무병열통(腹無病熱通), 두무병냉통(頭無病冷通)'의 의미는 '배는 따뜻하고 머리는 차가워야 질병이 없다'는 인체 기능 구조상의 경험에서 나온 것이다. 즉 신체의 임맥(정중선) 경락의 중요성을 강조한 내용으로 이곳을 통해 양기를 보호하고 사기의 침범을 막아야 함을 강조한 것이다.

　　오장육부가 정중선을 따라 일렬로 좌우포진되어 있는 형상에서 볼 수 있듯이 주요 장기가 다 여기에 모여 있다. 그러므로 머리를 차게 해서 이성과 판단을 주도함으로써 오장육부를 관리하는 능력을 키워야 한다. 또한 사기가 모이는 곳의 정기가 허약해지는 이론을 깨달아 부분으로 전체를 보는 눈을 키워야 한다.

　　인체 해당 부위에 소속되는 경락의 우주를 파악해 병이 발병한 부위의 경락의 혈자리 자극을 통해 인체 장부의 허와 실을 평행하게 맞추어 나가는 것이 뜸 치료의 필수 조항이다. 예를 들면 어깨의 질병에는 삼초경, 대장경, 소장경에 분포되어 있는 특정 혈자리를 찾아 뜸 치료를 하면 된다.

인체 부위별 소속 경락

- 머리에는 독맥, 방광경, 담경, 위경이 지나간다.
- 눈에는 간경이 지나간다.
- 혀에는 심경, 신경, 비경이 지나간다.
- 가슴에는 폐경, 심경, 심포경, 임맥이 지나간다.
- 배에는 간경, 비경, 신경, 임맥이 지나간다.
- 옆구리에는 간경, 담경이 지나간다.
- 어깨 부위에는 삼초경, 대장경, 소장경이 지나간다.
- 다리에는 위경, 간경, 담경이 지나간다.
- 목 부위에는 위경, 심경, 신경이 지나간다.
- 코에는 독맥, 폐경이 지나간다.
- 배꼽 하복부에는 간경, 비경, 신경이 지나간다.
- 등쪽 부위에는 독맥, 방광경이 지나간다.

- 얼굴 부위에는 대장경, 위경, 심경이 지나간다.
- 하지 뒤쪽 중앙에는 방광경이 지나간다.
- 팔 안쪽에는 폐경, 심포경, 심경이 지나간다.

하루 30분 쑥뜸의 효능

쑥은 인류에 있어 가장 오래된 물질이다. 지구의 무수한 기후 변화와 혼란 속에서도 무려 수천 년을 지구의 역사와 함께 하였다. 이러한 쑥은 일반적으로 기가 허한 사람, 몸이 찬 사람, 남자보다는 여자에게 더욱 효과적이다. 하루 30여 분의 쑥뜸이 가져오는 효능과 신체적 변화는 다음과 같다.

> **Tip 어혈(瘀血)**
> 체내의 혈액이 일정한 부위에서 뭉쳐져 있는 증상

- 찬 기운을 제거 혹은 차단하는 기능이 있다.
- 온열의 약성이 기혈을 순행케 하여 어혈과 통증을 없애준다.
- 허한 기를 승양하는 작용이 강해 전체적인 양기의 흐름을 전신에 퍼뜨린다.
- 뭉쳐 있는 한습과 습한 열을 분해하거나 자연소멸시켜 병의 발전을 차단한다.
- 인체의 탈진상태를 치료하고 양기를 회복시키는 기능이 있다.
- 면역력 향상으로 노화를 방지하고 강장작용을 높인다.
- 인체의 적혈구 수치에 자극을 주어 혈액량을 증강시킨다.
- 오장육부에 직접 자극하여 병리적·생리적 신체 균형을 맞춘다.
- 보·사법의 원칙에 의해 질병의 실·허증 상태를 자율 조정한다.

쑥뜸이 지니고 있는 약리작용

쑥은 성질이 맵고 쓰고 따뜻하며 한(寒), 열(熱), 허(虛), 실(實) 모든 증상의 치료방법으로 사용된다. 인체의 습열, 지혈, 산한, 제습이 뛰어나고 출혈시간과 응고속도를 단축시키며 피부감염과 근육경련, 마비 등을 조절하는 작용이 탁월하다. 또한 건위제로 쓰여 위액분비를 촉진하고 식욕을 증진시킨다. 그러나 과도한 복용은 오히려 오심 구토를 일으키는 사례도 있다.

쑥뜸은 부인과 질환에 있어 지혈작용이 대단하여 하부 자궁 출혈과 상부 출혈 증상에 자주 등장하는 약재이다. 하부 복통과 유산의 징후가 있을 때 사용되고 허한성 출혈, 월경과다에 지혈작용이 뛰어나다. 이밖에 한증의 복통과 습진, 가려운 피부질환에 다른 약재와 배합하여 사용되며 때로는 소염, 통증 억제효과도 크다.

뜸을 뜨면 혈압에 동요가 생겨 뜨거운 열기가 있는 동안에는 혈압이 올라가 피를 잘 돌게 하여 치료효과를 높이는 항진작용을 한다. 쑥뜸이 탈 때 발생하는 모카인은 일종의 마취·마비 기능을 포함하고 있는데 이는 화상으로 인한 통증을 억제시키는 작용을 한다. 이는 쑥뜸만이 간직한 또 다른 비밀이다.

쑥뜸이 탈 때 발생하는 불빛은 자외선과 동일한 기능을 가진다. 자외선은 피부표층에 있는 단백질 구조를 변화시켜 혈관 확장을 돕는 히스타민 물질을 방출해 홍반을 형성하며 혈압과 혈당의 수치를 저하시키고 백혈구와 적혈구 증가를 가져오는 증혈작용을 한다.

또 쑥뜸의 연기는 세균에 대한 억제작용을 가지고 있는 등 인체의 구석구석에 파고들어 질병과 싸우는 전투병의 역할을 다하게 된다.

음양오행이 문제다

음양오행의 질서는 우주만물과 함께 공존하며 정신세계를 호령한다. 그래서 우리의 몸은 물질과 기능이 부족해지면 찾으려고 하는 특성이 있어 보충이란 활동영역을 구축하게 된다.

즉 휴식과 숙면, 영양섭취 그리고 정신적 안정 등을 통해서 원래의 음양 평형상태로 가고자 한다. 만약 지나친 과욕이 정신과 육체를 상하게 한다면 배설이나 침강하려는 자연질서가 자율적으로 작동하여 건강을 지켜주는 역학적 관계로 승화된다.

이것은 한이 극하면 열이 발생하고, 열이 극하면 한이 발생하는 이치이며 열병은 한으로 치료하고 한병은 열로 치료하는 원칙이다. 또한 정신은 육체를 지키고 육체는 정신이 머무르게 돕는다.

이런 상대성 상호이론과 음양이론에 입각한 건강 질서 유지에 힘쓰는 자세에서 건강 의식 혁명이 시작되었으면 하는 바램이다. 인체 음양오행의 질서가 파괴되면 인체의 기능 질서까지도 파괴되어 결국 쑥뜸의 치료 효과를 높일 수 없게 만든다. 따라서 일상생활에서 음과 양의 구분에서 비롯되는 생활과 의식이 쑥뜸 치료보다 앞서야 할 것이다.

오장육부의 균형이 건강을 지킨다

오장은 장기의 정체된 기능상의 역할구조를 갖고 있으며 힘의 원천과 근원을 제공하는 모티브가 된다. 육부는 이러한 정체적 기능에서 뿜어내는 유·무형의 에너지를 동적인 물질로 변화시켜 인체구조의 역학적 활동을 가능케 하고 음적 기능인 오장에 또 다른 활력소를 제공하는 역할을 담당한다.

집안에서 아내의 내조가 남편에게 에너지를 선사하고 이 힘을 원천으로 한 남편의 활동이 가정을 이끌어 가듯 오장과 육부는 상호 협동하는 상생의 균형관계를 이룬다. 그러면 여기서 한의학의 오장과 육부의 기능을 알아보자.

1. 오장이 건강해야 인생이 즐겁다

간장

혈액의 양을 조절하고 저장하는 기능을 가진다. 인체 외부의 반응에 대해 우선 대응하는 역할을 하며 소화 물질인 담즙의 분비를 도와 소화작용을 돕는다. 수면시에는 인체의 혈액량을 조절하여 간에 보관하는 기능을 한다. 간기의 울결과 흥분상태를 조절·억제하고 기의 추진력에도 관여한다. 근육과 인대 등에 영향을 미쳐 지체활동을 주관하며 눈과 손톱은 간의 영양상태를 파악하는 진료 수단으로 사용된다.

- **간실증이면** ➡ 눈의 건조, 시력감퇴, 충혈, 다래끼 등을 호소한다.
- **간허증이면** ➡ 난시와 근시, 백내장, 색맹, 근약무력 등을 호소한다.

심장

혈액의 운행과 혈맥을 주관한다. 사람의 정신, 의식, 사고, 기억, 감정, 수면 등은 모두 심장의 기능과 연계된다. 이밖에 심장과 혀는 생리·병리상 밀접한 관계가 있어 심장에 병변이 나타나면 혀에 이상 반응이 나타난다.

- **심실증이면** ➡ 가려움, 부스럼, 화의 증상, 열담의 생성 등을 호소한다.
- **심허증이면** ➡ 구내염, 언어곤란, 설염, 설병 등을 호소한다.

비장

음식물의 소화·흡수에 관여한다. 기혈을 생성하는 원천으로 혈을 통제하고 조절하여 불필요한 출혈을 방지하는 기능이 있다. 기육(肌肉)과 사지를 다스려 탄력성을 유지하는 역할도 한다. 인체의 생리적 병리 현상은 입과 입술에 고스란히 반영된다. 만약 비기가 충만하면 기혈이 충만해져 사지의 발육이 건강하고 입술이 홍색을 띠며 윤기가 난다.

- **비실증이면** ➡ 입술이 거칠고 두터워지며 붉게 물드는 현상 등을 호소한다.
- **비허증이면** ➡ 청·흑색의 입술 색깔을 띠며 입술이 떨리고 입을 자유롭게 움직이기 불편한 증상 등을 호소한다.

폐장

폐는 호흡과 전신의 기의 흐름을 다스린다. 선발이란 기의 흐름을 통해 혈이 운행되어 전신에 고루 분포되며 이를 통해 영양분이 근육과 피모(皮毛)를 온윤하게 하는 작용을 한다. 이를 통해 외사(外邪)의 인자가 피부를 통해 인체 내로 발전하는 이상 반응을 차단한다.

코는 호흡의 통로이며 후각기능에 작용한다. 즉 폐기가 정상이면 호흡이 고르고 후각이 잘 발달한다. 만약 그 반대이면 풍한과 풍열로 인해 갖은

호흡기질환에 시달린다. 또한 배설을 원활하게 하여 소변장애 증상을 방지한다.

- **폐실증이면** ➡ 알레르기 증상, 축농증, 콧물, 감기 등을 호소한다.
- **폐허증이면** ➡ 후각기능 저하, 코막힘 등을 호소한다.

신장

신장은 성장과 생식기능에 관여한다. 신의 정기는 신양과 신음을 포함한다. 신양은 인체 양기의 근본이며 각 장부를 온후하게 한다. 신음은 인체 음액과 호르몬의 근본으로 각 장부의 조직을 자양케 한다. 체내 수액 대사를 평형하게 하여 탁한 물질을 배설케 하고, 폐의 흡기 하달작용을 도와주는 기능이 있어 호흡 공급에 관여한다.

신은 정(精)을 저장하고, 골격을 주관하여 뼈의 발육과 골수의 생장을 도와 각종 요슬산연, 각위, 발육불량이 되지 않도록 한다. 정과 혈은 서로 자생하면서 두발에 영양분을 공급하여 머리카락의 탈락·윤택 과정에 관여한다. 이밖에 대소변의 기화작용을 통해 생식기능에 영향을 미치며, 청각 등 귀의 건강상태에도 민감한 반응을 보인다.

- **신실증이면** ➡ 중이염, 이명, 난청, 귀머거리 등을 호소한다.
- **신허증이면** ➡ 발육불량, 난청, 어지러움 등을 호소한다.

2. 육부는 오장의 보안 시스템

간에 부착되어 있는 담은 담즙을 배설하여 소화를 돕고 정지 활동에 영향을 미쳐 임상에서는 경계, 실면, 다몽 등의 정신계통 증상 등을 보인다. 결단을 주관하여 담이 약하면 결정을 내리는 데 애를 먹는 경우가 발생하기도 한다.

소장은 위장의 소화물을 1차적으로 받아 소화·흡수하는 기능을 담당한다. 이때 소장에서 다시 한번 걸러진 찌꺼기는 대장으로 이동되고 쓸모없는 수액은 방광으로 보내져 소변이 생성된다.

위는 음식물을 받아들이고 잘게 분쇄하여 소화시키는 기능을 담당한다. 위는 화강작용의 순리에 따라 불필요한 찌꺼기는 대장으로 보내고 탁한 수액을 방광으로 모이게 하여 소변으로 배출되게 한다. 이 기능이 소실되면 식욕감퇴, 오심 구토 등의 증상을 동반하게 된다.

대장은 소장에서 보내진 불필요한 노폐물을 받아 항문으로 보내 마지막에 배변시킨다. 이 과정에서 제2차 수분 재흡수가 함께 이루어진다. 방광은 신기(腎氣)의 협조로 요액을 저장하고 일정한 양이 쌓이면 체외로 배출한다.

결국 오장육부는 인체 반응의 회전축이자 중심이며 서로 긴밀한 관계를 통해 상호 작용하고 있다.

인체의 오장육부도 자연의 법칙인 음양에 귀속된다. 음의 기운이 시작되는 밤에는 휴식과 안정을 취하고 양의 기운이 극대화되는 낮에는 활동을 통한 에너지를 발산해야만 또 다시 음을 보충하는 공간이 마련된다. 이런 음양 질서가 뒤바뀌거나 파괴되면 병이 생기는 것이다. 양은 음을 불러들이고 음은 양을 시기하기 때문에 항상 마음의 중심이 곧 심신의 건강과 치료 그리고 현재의 자신을 지켜주는 자연의 법칙임을 잊지 말자.

쑥뜸으로 질병을 예방하는 지혜

쑥뜸은 한의학적 효능, 신체의 면역적 기능을 자연에서 끌어내는 노력, 인체의 생체 에너지 활성 등이 어우러져 몸의 조화와 균형을 최대한 활용한 치료방식이다. 보기에 따라서는 치료의 기능보다는 인체의 건강 원리와 근본을 몸소 수행하는 수도자의 자세로 보아도 무방하다.

예를 들어 폐의 기능이 허열로 질병을 가진 사람은 평소 숨소리가 약하고 감기에 노출되기 쉬우며 도한 증세 등 각종 바이러스가 침투하기 쉽다. 이런 사람에게 단순히 항생제만을 권하거나 또는 땀을 일시적으로 멈추는 약제의 사용이나 뜸의 사용만으로 우리가 바라는 효과에 만족한 결과를 얻을 수 있을까.

쑥뜸은 온열요법 중에 가장 효과나 치료범위가 넓은 자연치료이다. 이를 극대화하기 위해 인체는 풍, 한, 습 등에 노출되어서는 안 된다. 특히 한사의 발생은 치료의 효과를 떨어뜨릴 뿐만 아니라 오히려 열의 발생을 유도하여 다른 질환을 발생시키는 원인이 된다. 몸이 차면 기혈의 흐름이 끊겨 어떤 치료로도 만족할 만한 치료성과를 얻을 수 없다. 이런 상황에서 쑥뜸의 효과란 생각보다 그리 크지 않을 수 있다.

설상가상으로 잘못된 식생활과 운동부족, 각종 스트레스는 정신과 육체의 결합에 지장을 초래할 뿐만 아니라 혈액의 조성과 흐름에도 영향을 미쳐 우리가 추구하고자 하는 '쑥뜸'을 통한 자연치유의학의 길은 멀어질 수밖에 없다.

따라서 하루 10분간 몸풀기를 통해 신체 에너지를 요동시키고, 쑥뜸의 양기를 발생시키고 면역력을 증강시켜 보자.

Tip
도한(倒汗) : 체내에 열사가 뭉쳐지면서 새벽녘에 흘리는 땀

하루 10분
체내 혁명을 자극하는 심신요법

1. 자신을 깨워라

● **쑥뜸 시작 전 10분간의 신체자극**

쑥뜸 치료 전 어느 때나 상관은 없으나, 가능한 쑥뜸 시작 전에 10분 치유호흡법, 10분 스트레칭법, 10분 마찰요법, 10분 유산소 운동법 등을 단수 혹은 복수로 택해 상하좌우 기혈을 뜬 후 쑥뜸을 실시한다.

이것은 한겨울에 자동차에 시동을 걸어 엔진의 상태를 점검하고 연료의 회전성을 높이는 것과 마찬가지로 인체의 자율신경기능을 회복시킨다. 순간의 느낌을 받아들이는 10분 치유호흡법, 10분 스트레칭법, 10분 마찰요법, 10분 유산소 운동법 등을 거친 사람은 효과란 측면에서 10년 생명 연장선상에 있는 마라토너와 같다.

또한 쑥뜸 시작 전 10분간의 신체자극은 기혈을 따뜻하게 함은 물론 신체에 얼어붙어 있던 어혈을 분해시켜 쑥뜸으로 인한 신체의 고통도 감소시킨다. 이런 몸풀기를 통해서 기가 순행되면 혈도 순행되고 기가 더워지면 혈도 윤활하게 작용하여 약쑥의 기운 전달에 가속도가 붙을 뿐만 아니라 양기의 발생을 촉진시킨다. 이런 한의학적 인체 메커니즘은 최종적으로 인체 노화를 방지하는 밑거름이 된다.

그리고 무엇보다도 이런 신체자극을 통한 활성 호르몬 분비 증가, 근력 증강 및 산소 흡입량의 확대로 기혈 움직임의 증가, 면역기능의 확산이 결국 쑥뜸의 효과를 높여준다.

● 10분 치유호흡법

심신의 긴장을 풀고 가장 편안한 자세로 약간 깊은 호흡을 아랫배 단전 부위까지 들이마시고, 가벼운 마음으로 들이마신 호흡을 내쉰다. 이때 깊게 호흡을 마시고 충분히 호흡을 내쉬는 연결상태에서 치유의 기도, 고칠 수 있다는 신념 등의 명상을 통해 인체는 에너지를 얻게 된다.

이러한 치유호흡법은 내면의 기를 활성화시켜 산소를 보다 효율적으로 활용함으로써 면역기능 향상은 물론 성 호르몬 분비 촉진, 심장박동을 느리고 편하게 하여 기 흐름을 전체적으로 조율하는 능력을 키워준다. 또 명상을 통해 뇌 혈류의 흐름이 안정되고 혈액 속의 적혈구가 증가해 쑥뜸 치료에 결정적인 효과로 나타난다. 이런 반복적 행위를 10분 정도 한다면 쑥뜸 치료의 효과는 배가 될 것이다.

그러나 몸의 긴장과 수축에 의해 기 흐름에 부담이 올 수 있으며, 지나치게 긴 호흡이나 깊은 호흡에 욕심을 부리면 기의 흐름이 상역하는 경우가 생길 수 있으므로 과한 욕심을 가지고 하면 안 된다.

● 10분 스트레칭법

수축되고 뭉쳐져 있는 자신을 깨우는 방법 중 가장 능동적이며 단시간에 큰 효과를 보는 방법이다. 스트레칭하는 순간 발생하는 인체의 에너지는 능동적인 자극제로 변환하여 경락을 움직이는 힘이 된다. 이러한 힘은 바로 오장육부로 이어져 몸의 평형상태를 지속시킨다. 또 스트레칭은 몸의 긴장을 풀어주고 유연성을 길러 불의의 사고를 예방하는 민첩성을 길러주며 골격의 틀을 유지시켜준다.

이런 효과로 쑥뜸의 약 기운은 경락을 통해 인체의 근육과 조직 그리고 골격에 이르기까지 그 영향이 미치지 않는 곳이 없을 것이다.

스트레칭은 하부보다는 상부의 근육을 먼저 풀고 신체 중심축에 가까운 근육보다는 멀리 있는 팔다리부터 신체를 유연하게 풀어주면 된다. 작은 관절부터 하나하나 이완하여 큰 관절로 이어지고 경락의 쌍방향 흐름을 생각해서 항상 대칭이 되는 스트레칭은 몸풀기에 있어 필수이다.

일반적으로 스트레칭하는 방법은 눕거나 엎드리거나 서서 하는 스트레칭, 주위의 도구를 이용하는 스트레칭, 몸을 풀면서 하는 스트레칭 등 다양한 동작이 있을 수 있으므로 자신이 선호하는 방법을 택하여 실시한다.

● 10분 마찰요법

두드리면 열린다는 이야기가 있다. 인체도 예외는 아니다. 10분 마찰요법은 치료 받고자 하는 부위나 주위 조직을 일정한 힘과 방법으로 자극하여 스스로 에너지를 발생하도록 돕는 방법을 말한다.

이때 사용되는 마찰방법으로는 기구를 이용하거나 손의 힘을 빌려서 하는 여러 가지가 있으나 상황에 맞게 이용하면 된다. 예를 들면 손바닥을 오목하게 살짝 구부린 상태에서 일정 부위를 가볍게 툭툭 두들기기, 혹은 손가락 전체의 힘을 이용하여 근육을 쥐었다가 반동의 힘으로 탁 털면서 근육을 튕겨주는 마찰 등이 있을 수 있다.

일정 부위에 열과 탄력을 발생시켜 항체 면역력을 촉진시키며, 혈액순환 촉진에도 관여한다. 이때의 열은 양기로 사용될 수 있는 힘의 원천이 되며, 더구나 경혈을 마찰하여 얻은 에너지라면 이것은 이미 쑥뜸의 효과를 성사시킨 것이나 다름이 없다.

● 10분 유산소 운동법

유산소 운동은 산소의 체내 공급 및 흡입을 통해 불필요한 근육이나 지방을 태워 버리는 에너지 대사성 운동이다. 이런 산소 공급을 이용한 지방질 분해는 호흡과 운동을 통해 가속화되어 심장과 폐장의 기혈 흐름을 원활히 할 뿐 아니라 오장육부의 상호·상생기능을 촉진시킨다.

유산소 운동은 장부와 혈관 조직을 단단하게 하여 각종 성인병, 즉 고혈압, 당뇨병, 고지혈증, 심장질환 등을 예방하고 노화를 지연하는 수단이다.

운동의 방향은 천천히 정확하게 그리고 규칙적으로 신체를 움직여 나가야 더욱 효과적이다. 가벼운 조깅, 제자리 뛰기, 줄넘기, 요가, 체조 등이 적합하다. 이때 자신의 운동능력에 맞추어 실시하고 효과만을 의식해 경쟁적으로 하기보다는 운동 자체를 즐기는 마음으로 한다.

2. 스트레스를 잘 다스려라

스트레스는 한의학에서 기의 울결 및 억울 작용에 따른 흥분상태를 가리킨다. 이런 스트레스는 심장암, 위염, 당뇨 등 여러 가지 질환을 일으키는 직접적인 원인을 제공한다. 또 심한 갈등과 분노, 불안으로 이어져 정신적 질환인 노이로제와 신경장애를 유발시키고 심하면 사회 적응에도 나쁜 영향을 미치며 신체기능 자체의 마비를 초래하기도 한다. 그밖에 면역력의 저하는 물론 여성의 성기능장애로 이어져 젊은 가임 여성의 월경부조와 잉태에도 관여한다.

스트레스 범주 4대 증상
- 신체적 증상 : 피로, 두통, 불면, 근육통, 심계항진, 복부통증, 사지냉감 등
- 정신적 증상 : 기억력감퇴, 혼동, 유머감각 결핍, 텅빈 마음 등
- 감각적 증상 : 신경과민, 불안, 우울증, 분노, 좌절감, 성급함 등
- 행동적 증상 : 발 떨기, 손톱 물어뜯기, 불안정한 자세, 신경질적 반응, 물건 집어던지기, 폭력행위 등

스트레스를 푸는 방법으로는 앞에서 소개한 10분 치유호흡법, 10분 스트레칭법, 10분 마찰요법, 10분 유산소 운동법 중 자신에게 맞는 방법을 택해 노력한다면 좋은 결과를 가져올 것이다.

3. 올바른 음식섭취가 건강을 좌우한다

혈액을 생성하고 우리 몸을 유지·발달시키는 것은 음식이다. 건강은 먹는 음식의 종류와 성질, 식생활 습관에 의해 좌우된다.

그렇다면 어떤 음식을, 어떻게 섭취해야 할까. 우선 절제된 식욕을 유지하라고 권

하고 싶다. 음식의 절제는 질병을 미연에 방지하는 잠금장치이며, 인체 내에서 쓰고 남은 불필요한 에너지 생성을 억제하여 체내에 독소가 쌓이는 것을 막는다. 음식은 자극적인 것보다는 담백한 맛, 비타민과 미네랄, 채식성이 가미된 음식 등이 성인병 예방은 물론 정신건강에도 좋다.

양기의 기운이 왕성한 아침과 낮에는 음기의 기운으로 돌아서는 저녁보다는 양이 많아도 괜찮으나 인스턴트식품, 너무 오래 가열한 음식, 기름진 음식 등은 항상 멀리해야 한다.

이러한 음식문화에서 빚어진 깨끗한 혈액은 기와 함께 상하, 좌우를 상통하게 하여 쑥뜸과 같은 자연치유의학에 있어 음양의 질서를 유지하는 데 도움이 된다.

꼭 알아야 할
쑥뜸 상식과 사용법

2

쑥뜸 준비물과 이용 방법

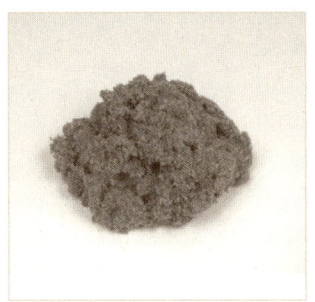

약쑥

쑥뜸의 기본 재료인 약쑥은 여러해살이 풀로서 전국의 산과 들에서 흔히 보는 약초이다. 키는 70cm 내외로 곧게 자라고 특유의 향을 지닌다.

쑥뜸은 12경맥을 통하게 하고 혈관을 수렴하는 작용이 있어 지혈, 소염, 지통작용에 탁월한 효과를 발휘한다. 한약재상이나 의료기 상사에서 쉽게 구할 수 있으며 직접 경동시장의 한약 제분소에 맡기면 보다 질 좋은 약쑥솜을 구할 수 있다.

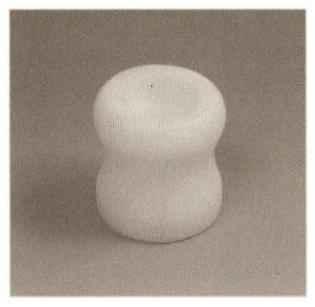

플라스틱 절구

어른 손바닥 4분의 1 크기만한 뜸기둥을 만드는 데 필요한 도구로, 초보자가 쉽게 뜸기둥을 만들 수 있게 해준다.

보통 윗면의 지름이 약 3.5~4센티미터, 절구 깊이는 약 4.5~5.5센티미터 용량의 크기가 되도록 직접 나무절구를 만들어 놓고 사용하면 편리하고 좋다. 그러나 최근에는 의료기 상사나 재료상에서 쉽게 구입할 수 있다.

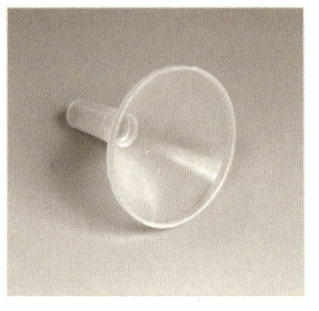

‖ 절구가 없다면 왼손 첫째, 둘째 손가락 끝이 맞닿도록 쥐며 왼손 전체를 고깔모자 형태인 원추형으로 만들어 약쑥을 손 안으로 꾹꾹 밀어넣어 뜸기둥을 만든다. 아니면 두꺼운 종이를 원추형으로 말아서 사용하면 편리하다. 재래시장에서 플라스틱으로 만들어진 비슷한 크기의 깔대기 도구를 구입할 수도 있다. ‖

둥근 받침대

어른 손바닥 4분의 1 크기만하게 뜸을 떠도 신체표면에 화상을 입지 않도록 해주는 보완장치인 둥근 받침대는 쑥뜸 치료에 있어 필수적인 도구이다. 가운데 뚫린 공간을 통해 쑥뜸의 효과와 비밀이 인체에 전달되며, 둥근 받침대의 높이에 따라 온열효과의 자극 정도가 달라진다. 뜸을 몇 회 뜨고 나면 받침대 표면이 열의 자극으로 손상되어 연기가 빠져 나가 치료효과를 감소시키고 화상을 입을 우려가 있으므로 피부에 닿는 받침대 표면이 고르게 되도록 돌바닥이나 사포에 갈아 다듬어 사용하도록 한다.

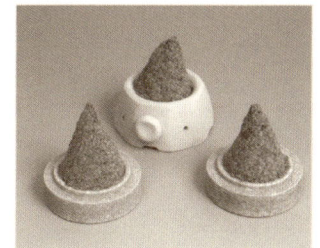

● 만드는 법 ●

황토로 링을 만들거나 콩가루와 밀가루(6 : 4)에 물을 섞어 만든다. 약간 되게 반죽을 해서 두께가 1.5~1.8센티미터 내외가 되도록 한다. 이것을 반듯한 바닥에 올려놓은 후 지름 5.5~6센티미터 되는 원형 그릇으로 찍고 다시 2~2.5센티미터 크기의 원형 그릇으로 찍어 도넛 형태를 만들어 사용한다.

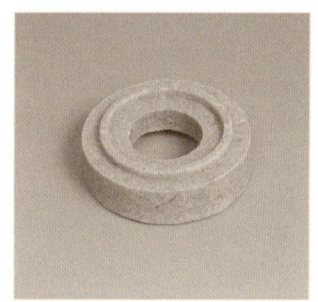

나무막대

뜸기둥의 정중앙에 수직 방향으로 관을 만드는 데 사용하는 막대이다. 뜸자리에 이런 관이 뚫린 뜸기둥을 사용하지 않으면 항세균작용을 하는 연기가 경락을 따라 신체 내로 흘러들어가지 못해 전체적인 효과를 떨어뜨리므로 반드시 원추형 관이 만들어진 뜸기둥을 사용해야 경혈에 뜸 기운을 체내로 전달하게 된다. 일반 나무젓가락으로 사용하며 길이는 10~12센티미터, 지름은 0.5센티미터, 끝은 각이 지지 않은 원추형으로 만든다.

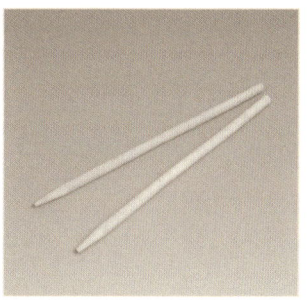

뜸기둥 만드는 요령과
쑥뜸 사용법

● **쑥뜸기둥 만들기** ●

첫째, 약쑥솜을 절구에 적당히 넣고 견고하게 다진다.

둘째, 견고해진 약쑥뜸 정중앙에 나무막대를 꽂아 뜸기둥 형태로 뽑는다.

셋째, 막대를 조심스럽게 빼고 원추형 뜸기둥 끝을 손가락으로 살짝 누른다.
　　　(쑥뜸 연기가 공기 중으로 새어나가 치료효과를 감소시키기 때문이다.)

넷째, 치료하고자 하는 장소와 환부에 원추형으로 세워 사용한다.

‖ 원추형 뜸기둥 바닥 지름은 약 3.5~4센티미터, 높이는 약 4.5~5.5센티미터가 좋다. ‖

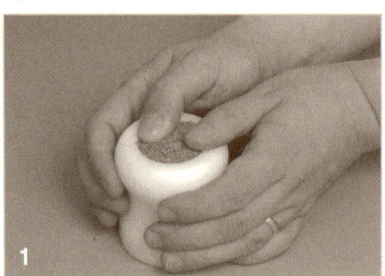
1

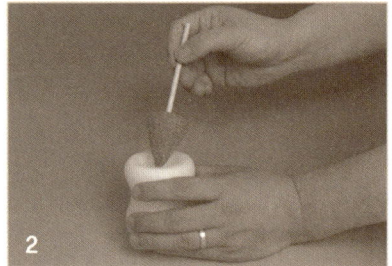
2

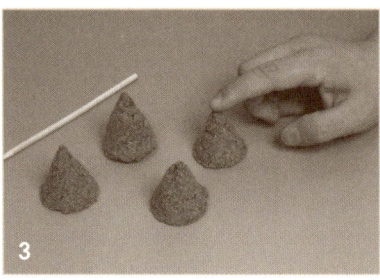
3

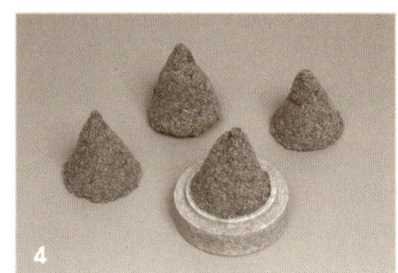
4

● **쑥뜸 사용법** ●

여기서 강조하는 치료법은 어른 손바닥 4분의 1에 해당하는 원추형 쑥뜸을 둥근 받침대를 이용하는 것으로 질환과 연계된 경혈점을 찾아 온열자극을 하는 것이다. 이밖에 직접구와 간접구의 치료법을 응용하여 사용한다.

쑥뜸은 치료받는 사람의 상태에 따라 하루에 보통 2~3장을 뜬다. 쑥뜸 사용법에는 2가지가 있는데, 보법은 쑥뜸이 저절로 타게 놔두는 것이고 사법은 입김을 불어 뜸을 빨리 태우는 방법이다. 보법은 만성 질병과 허한 증상에 사용하고, 사법은 급성 질병과 실한 증상에 적용한다.

둥근 받침대를 이용한 쑥뜸은 받침대의 숫자를 뜸의 열기를 봐가면서 끼워 사용하는 것으로 화상을 방지하고 뜨거워지는 부작용을 최소한 예방할 수 있는 장점이 있다.

쑥뜸을 뜰 때 일반적으로 눕거나 엎드리는 자세를 취하나 스스로 안전하고 편안한 자세를 취하는 것이 좋다. 쑥뜸을 뜨는 동안에는 가능한 움직이지 않는 것이 화상의 위험을 줄일 수 있다.

또 전체적인 몸의 자세를 낮추어 균형을 잡고 날씨에 신경을 써 추운 날씨에는 감기에 걸리지 않도록 배려하는 것이 좋다. 뜸을 뜨기 전에 필요한 만큼 뜸기둥을 만들어 놓고 환부가 뜨거워지는 것에 대비해 둥근 받침대를 충분히 준비하는 것을 잊어서는 안 된다. 뜸기둥과 둥근 받침대는 최소한 6~9개 정도 미리 준비해두면 좋다.

1. 쑥뜸 시작 전 신체자극을 통해 전체적인 기혈 에너지의 흐름을 충분히 느끼도록 한다. 10분 치유호흡법, 10분 스트레칭법, 10분 마찰요법, 10분 유산소 운동법 중에 선택해서 실시하고, 운동량이나 체질에 맞게 단수 혹은 복수로 한다.

2. 신체자극이 끝난 후 본격적으로 기본 혈자리에 쑥뜸을 한다. 뜸기둥을 둥근 받침대에 올려놓고 3개의 경혈점(상완, 신궐, 관원)에 갖다 놓은 후 불을 붙인다. 이때 둥근 받침대와 뜸기둥 사이가 밀착되도록 유의한다.

3. 불이 타면서 뜨거운 느낌이 오면 나머지 준비한 둥근 받침대를 원래의 둥근 받침대 밑에 열기를 봐가면서 끼워 넣는다. 보통 한 경혈에 열감에 따라 둥근 받침대를 2~3개 정도 차례로 받쳐 놓으면 된다.

4. 첫 번째 쑥뜸이 다 탔는지는 맨 위의 둥근 받침대를 들어보고 불씨가 없으면 1장은 시술이 잘된 것이다.

5. 2~4번까지의 방법으로 2~3장을 뜨면 쑥뜸은 끝난 것이다. 이때 혈자리에 묻어 있는 쑥 진액은 마른 수건으로 깨끗이 닦고, 치료 부위는 반나절 이상(4~6시간) 절대 물기가 닿지 않도록 한다.

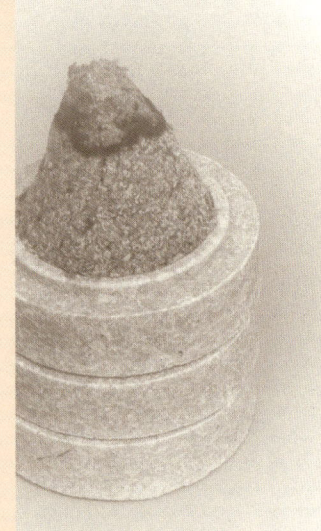

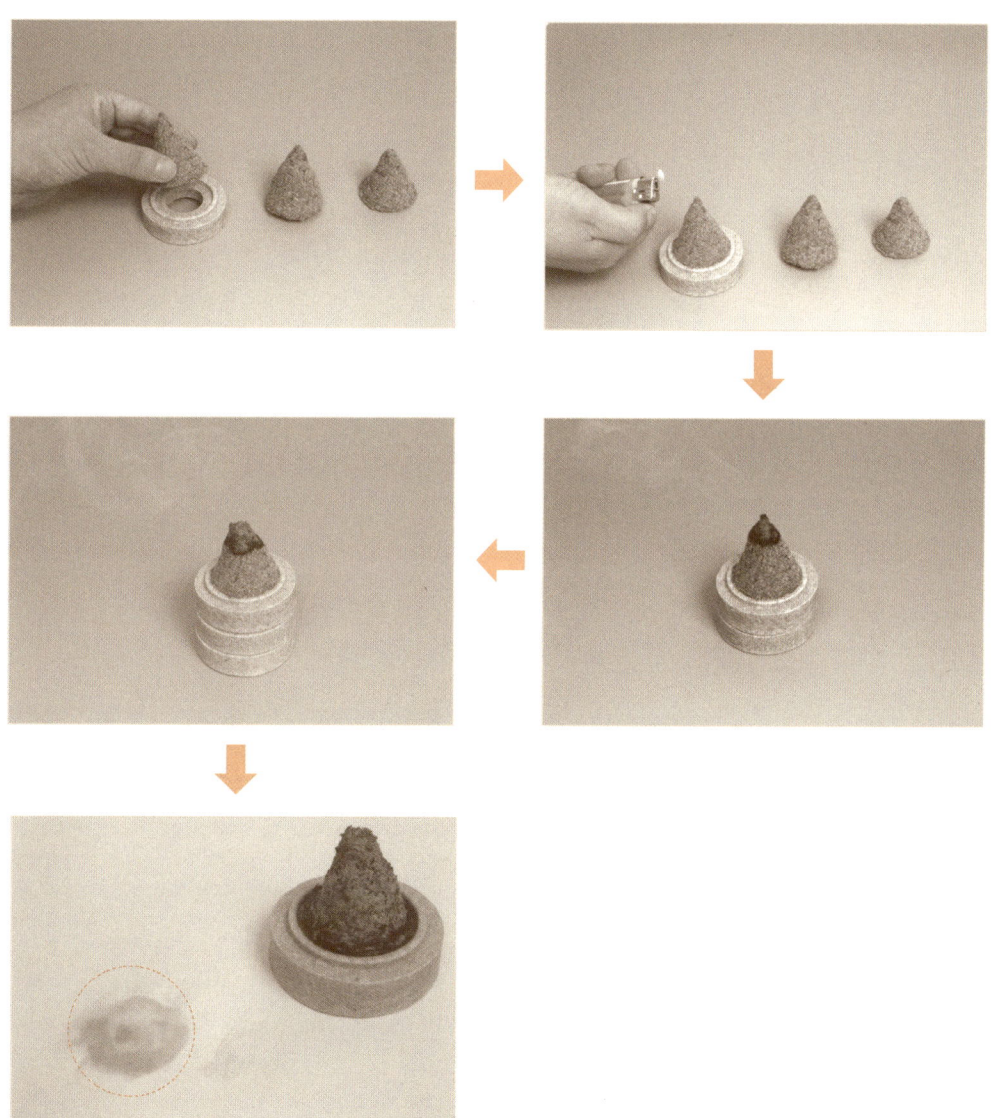

2장 ● 꼭 알아야 할 쑥뜸 상식과 사용법 | 041

쑥뜸의 기본 3혈

신체의 기능 가운데 가장 중요한 역할을 수행하는 장기로는 소화기와 생식기를 들 수 있다. 선천의 근본은 비장이고, 후천의 근본은 신장이라고 한다. 그만큼 태어나서 살아가는 과정의 사이클에서 이 두 장기야말로 밀고 당기는 수레바퀴의 두 축일 수밖에 없다.

그런데 공교롭게도 비장과 신장은 모두 임맥을 통해 지배되고 조절된다. 임맥은 회음부에서 시작하여 턱 부위에서 끝나는 24개의 경혈을 지니고 있으며 신체의 정중선을 순행한다. 즉 신체의 음기를 받아들이는 역할을 한다.

임맥선에 나타나는 병후는 대개 생식기, 비뇨기, 위장질환을 들 수 있는데 주로 월경부조, 대하, 유정, 유뇨, 위완 복통, 방광염 등을 호소한다. 신체는 임맥을 통하여 위장의 소화기능은 물론 대소변의 기능장애와 생리기능, 원기의 보장 등을 관리하는 것이다.

임맥 경혈 중에서 상완, 신궐, 관원, 이 3군데의 혈자리는 인체 장부의 상하, 좌우, 허실까지도 두루 살피는 경혈점으로써 모든 자연치료에 앞서 기본적으로 꼭 뜸을 떠야 하는 중요한 자리들이다. 한마디로 잘 먹어 기운을 내고 노폐물이 쌓이지 않게 하고 잘 싸게 도와주는 혈자리들로 여기에 쑥뜸을 뜨는 것이 건강 유지의 핵심이다. 이 3혈을 평상시에 꾸준히 뜨거나 작심하고 1주일 정도만 뜸을 떠 보아도 몸이 가볍고 정신이 집중되는 효과를 얻을 수 있다.

Tip
월경부조 : 월경이 빠르거나 늦거나 월경량이 많거나 적은 것과 관련한 월경병의 총칭
대하 : 질 분비물이 병적으로 많이 흘러나오거나 가려움증, 불쾌감 또는 냄새가 나는 증상
유정 : 주·야간에 정액이 저절로 몸 밖으로 흐르는 증상
유뇨 : 야간의 수면 중에 자각하지 못하고 배뇨되는 증상
위완 복통 : 위완부의 명치에 가까운 부위에 동통이 발생하는 증상

상완

상완은 위장의 상부에 해당하는 부위로 모든 음식을 받아들이는 관문의 역할을 하는 중요한 혈자리다. 배꼽 위로 5촌 부위에 자리한다.

- **효과**
  1. 위경련, 위하수, 위궤양, 구토, 복명
  2. 복통, 소화불량, 번위, 적취, 심통
  3. 위 무력증, 신경성 위통, 급만성위염

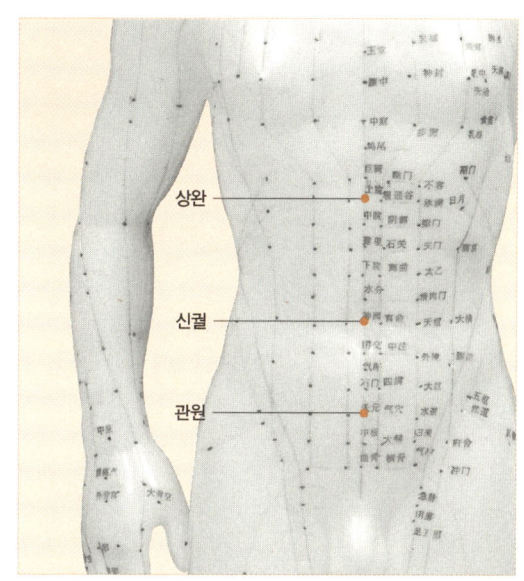

신궐

신궐은 출산과 관련된 인체의 변화가 있는 곳이며 선천의 기와 영양분을 자양받았던 인체의 문이다. 보통 배꼽 정중앙 부위를 가리킨다.

- **효과**
  1. 급만성장염, 복부팽만, 소화불량, 설사, 인사불성, 중풍
  2. 장명, 탈홍, 곽란, 수종, 뇌출혈, 복통

관원

관원은 원기나 양기 등 인간이 태어나면서부터 지니고 있는 선천의 기의 문빗장으로, 배꼽 아래 3촌에 위치한다. 선천적 생명활동의 유지와 활동에 필요한 에너지를 자극하여 양기의 근본을 생성케 하는 중요 혈자리다.

- **효과**
  1. 복통, 설사, 이질, 요로감염, 월경부조, 월경통
  2. 생식기질환, 자궁탈수, 음위, 질염
  3. 기능성 자궁출혈, 수종, 정력증강, 복부비만

쑥뜸, 뜨겁지 않게 하는 요령

모든 뜸은 무리하게 효과만을 의식하면 화상이란 달갑지 않은 상처를 남긴다. 뜸 부위에 지나친 장수를 떠서 불필요한 고름이나 창양을 일으키지 않도록 주의해야 한다. 신경계 질환의 경우 감각마비로 인한 국소마비 증세가 화상으로 이어지지 않도록 유의하며, 혹시 화상으로 인한 제2의 감염이 없도록 해야 한다.

뜸기둥이 탈 때의 표면 온도는 500~600° 이상이다. 이렇게 수백 도에 이르는 뜨거운 열감이 화상을 일으키는 것은 당연한 결과일 수 있으나 얼굴, 장단지, 굵은 인대, 혈관 등 외부에 노출되는 부위는 직접 뜸을 피해야 하고, 임산부의 경우는 허리와 배 부위에는 일반적으로 뜸을 삼가해야 한다.

쑥뜸은 건강을 예방하는 자연의학이자 자연치유의학이지만 뜨겁다는 방법상의 문제가 있다. 실질적인 효과를 거두면서 화상의 부담을 줄이기 위해서는 둥근 받침대를 이용한 방법이 많이 권고되어 왔다.

처음에는 뜸을 둥근 받침대에 올려놓고 불을 붙인다. 차츰 시술 부위가 뜨거워지는 것을 느끼게 되나 사람에 따라 체감하는 열기는 차이가 있을 것이다. 보통 '뜨겁다'는 느낌을 받을 때쯤 또 하나의 둥근 받침대를 사용하면 된다. 마비증세가 있거나 감각신경이 둔한 사람, 기가 허한 사람은 화상이나 수포(물집)의 우려가 있으므로 조심해야 한다. 열기를 느끼는 속도에 따라 다르지만 원래의 둥근 받침대 밑에 하나씩 얹어 2~3개 정도가 포개지면 열기의 고통을 최소화시킬 수 있고 뜸의 효과를 높일 수 있다. 이런 도구는 최근 의료기 상사나 재료상에 상품화된 것이 많다.

또 쑥뜸 시작 전 신체자극을 통해 기혈을 원활하게 하면 열의 분산 속도가 빨라져 열기로 인한 고통을 덜 수 있다. 열기가 느껴지는 부위를 마사지하거나 손가락을 이용하여 꾹꾹 눌러주는 것 역시 주위로 열기를 퍼지게 하여 뜨거움을 감소시키는 방법이다.

하루에 얼마나 뜸을 떠야 할까

어른 손바닥 4분의 1 크기로 만들어진 건강형 쑥뜸기둥은 일반적인 뜸과는 효과 면에서 많은 차이가 있다. 쑥뜸기둥을 둥근 받침대 위에 올려놓고 뜸을 뜨는 방식은 일반 쑥뜸법보다 최소 30배 이상의 효과가 있다.

3군데의 기본 경혈점에 쑥뜸을 떴을 때 1주일 단위로 감지하는 효과는 다르다. 보통 빨리 나타난 증세는 1~2주 정도면 치료되고, 3주 이상이 되면 보고자 하는 효과 이외에 건강을 회복하고 다른 질병의 길목을 차단하는 효과까지도 기대할 수 있다.

질병의 형태와 증세에 따라 2~4개 정도의 경혈점이 추가되는데 이를 합하면 대략 5~7군데 경혈에 쑥뜸을 뜨게 된다. 한 군데에 하루 2~3장의 뜸을 뜬다고 하면 증상에 따라 많게는 하루에 10~21장의 뜸을 뜨게 된다. 이 수치는 어른을 기준으로 한 것으로 초등학생 미만의 경우에는 뜸의 장수를 어른의 3분의 1 정도만 적용하고 고등학생까지는 어른의 3분의 2만 적용하는 것이 전체적인 균형을 맞추고 무리가 없게 하는 방법이다.

쑥뜸을 뜨다 보면 지루하기도 하고 귀찮다는 생각에 참을성 있게 꾸준히 하기 어려울 수도 있다. 이런 경우 명상 음악을 듣는 등 심신을 순환시켜줄 수 있는 환경을 만들어주면 심신이 이완되고 기혈의 흐름을 도와주어 쑥뜸 뜨는 데 도움이 된다.

1주일 정도 이 같은 규칙을 지키면 정신과 육체가 가벼워지는 생체 리듬을 겪는다. 또 만성적이고 고질적인 증세는 약 한 달 정도 기본 경혈점 3곳에 시행하면 인체 면역력을 증강시켜 건강이 호전된다. 물론 증세가 아닌 질병으로 전환된 경우에는 몇 개월 시도를 하여야 효과가 나타나는 경우도 비일비재하다. 그러나 호전반응이 당장 나타나지 않을지라도 예방의학 차원에서 에너지를 인체 안에 비축하고 있다는 믿음을 갖고 한다면 하루의 시작과 끝은 달라질 것이다.

뜸뜰 때 반드시 지켜야 할 사항

우선 뜸뜨는 순서를 알아보자. 『동의보감』에 따르면 뜸을 뜰 때는 먼저 양의 부분을 뜬 다음 음의 부분을 뜨며, 하부보다는 상부에 먼저 뜸을 뜨고, 처음에는 적은 수의 뜸으로 시작하여 점차 수를 늘려 나간다.

보통 뜸은 등쪽을 먼저 뜨고 배쪽을 나중에 뜨며, 머리와 몸통을 먼저 뜨고 사지를 나중에 뜬다. 환자의 병의 상태, 체질, 연령에 따라 뜸의 장수는 유동적이며, 환자에게 뜸의 효과와 있을 수 있는 부작용을 사전에 충분히 숙지시켜 불필요한 공포감을 방지해야 한다.

또 뜸을 뜨기 전에는 맵거나 자극적인 것, 찬 것, 날 것, 기름진 것 등 인체의 기혈 흐름에 장애가 되는 음식의 섭취를 삼가야 한다. 음성 음식인 돼지고기, 생선, 찬 물, 밀가루, 국수, 메밀뿐만 아니라 풍과 담을 몰고 다니는 닭고기 역시 자제해야 한다.

뜸을 뜬 후에는 몸의 양기와 열기로 인체의 문이 열려 있을 수 있으므로 지나친 바람이나 찬물의 접촉, 과다한 여행, 지나친 과음 등을 주의하도록 한다. 뜸뜨기 전후 마음의 안정을 유도하고 과다한 방사를 절제하여 양기와 신정의 손상을 막도록 해야 한다. 그리고 뜸을 뜨는 기간 동안에는 집을 떠나 외부에서 잠을 청하지 않도록 해야 한다. 이는 새벽에 돌아다님으로써 한습에 노출되지 않도록 하고 충분한 숙면을 통해 기혈의 흐름을 원활히 하기 위해서이다.

이런 주의가 지켜질 때 쑥뜸을 통해 인체의 정기는 보호받고 사기는 억제·퇴치되는 자율 조절능력에 따라 효과를 보게 될 것이다.

뜸뜨기 적당한 시간과 몸상태

양기가 가장 충만하여 전체적인 기혈의 흐름이 원활한 오전 10~12시 사이가 가장 좋다. 음기가 성한 이른 아침이나 새벽은 신체가 공허하거나 속이 비어 있는 상태이므로 무리하게 뜸을 뜨면 현기증 등의 증세가 나타난다. 그러나 병세의 정도가 급박한 상황에서는 급한 병을 먼저 다스리는 것을 전제로 뜸을 뜨기 위한 좋은 시간대를 굳이 지키지 않아도 무방하다.

『동의보감』에서는 계절과 기후, 신체의 조건 등에 따라 뜸을 뜨는 시기와 장소 등을 열거하였는데 비바람이 몰아치고 날씨의 변동이 심한 날, 눈보라가 내리치는 추운 날, 무더위가 기승을 부리는 날 등에는 뜸뜨는 것을 자제토록 하였고 음기가 성한 장소인 깊은 산속, 물가, 무덤 주위에서도 뜸을 뜨지 말도록 하였다.

이밖에 성관계를 가진 직후, 멀리 여행을 갔다온 경우, 몹시 피로한 경우, 식사 직후, 상한 음식과 찬 것을 먹은 직후, 지나치게 흥분된 상태, 사려가 깊은 사람, 심한 열증 환자, 술을 먹은 전후, 출혈이 심한 경우, 혈관이 지나가는 부위, 임산부 말기의 복부와 허리 아래 부위, 고혈압(최고 혈압 160mmHg, 최저 혈압 95mmHg 이상)이 심할 때, 수술 직후에는 가급적 뜸을 뜨는 것을 자제해야 한다.

편한 자세가 치료효과도 크다

시술받는 사람의 자세의 정확성 여부는 뜸 치료의 효과를 높일 수 있는 조건이다. 환자의 자세가 자연스럽고 편안하면 오랫동안 뜸을 뜰 수 있으며, 시술자가 혈자리를 정확히 잡을 수 있고 부작용이 발생할 경우에도 응급조치를 빨리 할 수 있기 때문이다. 이는 기혈의 순환을 유지하고 효과를 극대화하는 방법이기도 하다. 날씨가 추운 날에는 뜸뜰 부위만 노출하고 뜸뜨는 장수도 적게 하는 것이 올바르다.

자세를 세분화하면 부복식과 횡굉식은 의자에 정자세로 앉아 양팔은 탁자에 올려 머리, 목 부위, 어깨쪽의 오십견, 목 부위 경직시 편하게 뜸을 뜰 수 있도록 돕는 방법이다. 측와식은 인체 측면에 뜸을 뜰 수 있도록 자세를 취하는 것으로 보통 옆으로 누워서 시술을 받게 된다. 허리, 어깨, 무릎 외측 부위의 질환, 즉 중풍, 무릎 관절과 하지 통증이 있을 때 필요한 자세이다.

앙와식은 바로 눕는 자세로 머리, 흉부, 복부, 사지 부위에 뜸을 뜰 때

취하는 형태이다. 가슴과 배 부위, 즉 흉통, 소화불량, 하지마비 등의 증상에 적용하면 좋다. 복와식은 목덜미, 궁둥이, 허리와 등 부위에 뜸을 뜰 때 도움이 되는 자세로 침구 치료시 가장 많이 적용되는 취혈 자세이기도 하다.

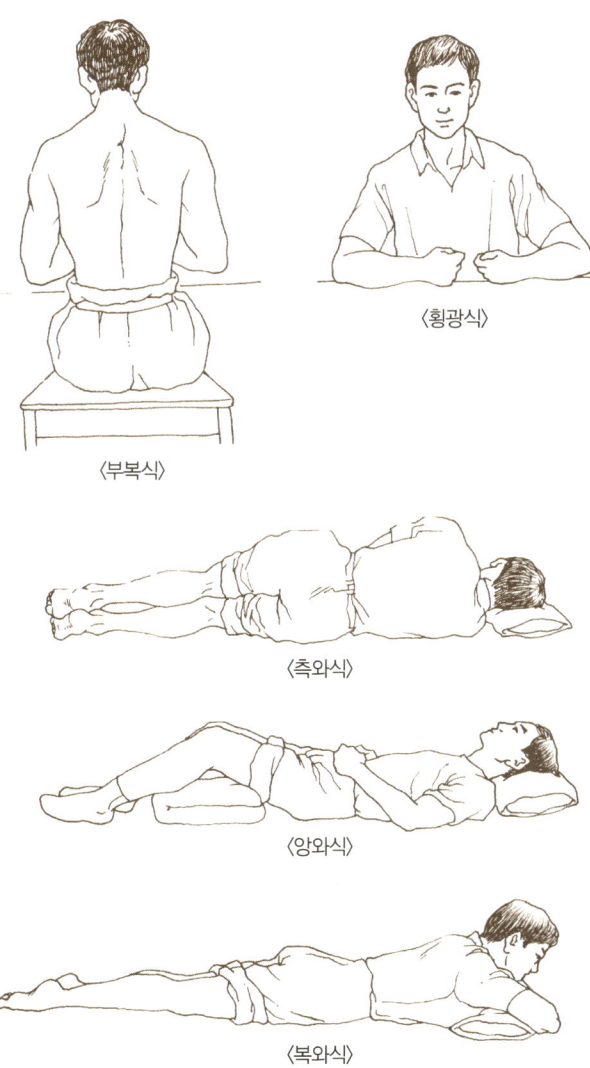

〈부복식〉

〈횡광식〉

〈측와식〉

〈앙와식〉

〈복와식〉

일반적 기준의 뜸기둥 장수

일반적으로 성인을 대상으로 뜸뜨는 조건을 살펴보면 엉덩이 부위는 5~10장, 등 부위는 3~10장, 허리 부위는 3~7장, 상복부는 5~15장, 무릎 부위는 5~10장, 발목·발가락 부위는 3~5장, 얼굴은 3~7장, 어깨는 5~10장, 흉부는 3~10장, 팔 부위는 5~7장을 기준으로 뜸을 뜨면 큰 부작용 없이 치료효과를 볼 수 있다. 보통 10세 전후 어린이는 한 혈에 3~5장, 어른인 경우에는 7~20장까지도 뜸을 뜨기도 한다. 하지만 이 같은 기준과 상황은 개인에 따라 변할 수 있음을 주의해야 한다.

뜸의 장수 및 크고 작음은 각 병증과 체질에 따라 판이하게 차이가 날 수 있다. 『동의보감』 침구 편에서는 머리에는 7장에서 49장까지 뜬다고 하였고 구미와 거궐, 가슴과 배에 있는 혈에는 28장을 초과하지 말 것을 권고하고 있다. 이를 어기고 머리에 무리하게 뜸을 뜨면 정신을 잃게 되고 팔다리에 지나치게 뜸을 뜨면 혈맥이 말라 사지가 힘을 잃게 된다.

이는 과하면 생명을 단축하는 결과를 초래하는 것을 경고하는 의미이다. 즉 뜸 장수가 부족하면 치료성과를 기대할 수 없고 지나치면 오히려 인체를 망가뜨리는 실수를 범하는 꼴이 된다.

뜸기둥의 크고 작음과 장수의 숫자를 구분지어 보면 심한 냉증, 복통, 산증에는 뜸기둥을 콩알 크기로 단단하게 빚어 중완, 폐수, 관원에 10~15장을 강 자극하여 뜨고 소화불량, 폐결핵, 양허 한증에는 콩알 크기로 덜 단단하게 빚어 관원, 기해, 중완에 3~7장을 중 자극하여 뜬다. 마비증, 반신불수에는 뜸기둥을 밀알 크기로 그다지 단단하지 않게 하여 하루에 3~7장을 약 자극하여 뜨며 1살 아이인 경우에는 7장을 초과해서는 안 된다.

뜸을 떠서는 안 되는 부위도 있다

　큰 핏줄이 있는 부위, 젖꼭지, 생식기 부위, 임신 후반기에 있는 여성의 허리와 아랫배, 심장이나 혈관이 드러난 곳에는 원칙적으로 뜸을 뜨지 않는다. 염증이 있거나 열증 환자도 주의해야 한다.

　한방 고전에 의하면 다소 차이가 있을 수 있으나 금구혈에는 약 50여 개의 혈자리가 있으며 『동의보감』에는 52개의 혈자리를 기록하고 있다. 손바닥, 발바닥처럼 지면에 닿는 부위나 마찰이 잦은 곳에는 가급적 뜸을 피하여 2차 감염의 부작용을 줄이고 통증에 노출되지 않도록 해야 한다.

　대부분 많은 금구혈은 얼굴이나 손발, 털이 나 있는 부위에 있으며 동정맥이 분포되어 있는 곳에 산재해 있다. 그러나 둥근 받침대를 이용한 쑥뜸은 간접구 형식을 띠고 있으므로 『동의보감』에서 기록한 금구혈보다는 많은 혈자리에서 뜸을 뜨고 있다.

　금구혈에는 백환유, 뇌호, 기충, 석문, 이문, 사죽공, 계맥, 승읍, 승부, 심유, 은문, 음릉천, 위중, 신맥, 비관, 복토, 음시, 독비, 지오회, 조구, 누곡, 은백, 척중, 슬양관, 경거, 어제, 소상, 중추, 양지, 견정, 복애, 구미, 유중, 연액, 주영, 천부, 천유, 인영, 하관, 권료, 영향, 화료, 소료, 정명, 찬죽, 두유, 두임읍, 승광, 천주, 풍부, 아문 등이 있다.

　금구혈은 절대적으로 사용 불가능한 혈자리는 아니나 주의하여야 한다. 일부는 오히려 뜸을 떠서 효과를 보는 일도 있으며 코피가 자주 나는 경우에는 소상 혈에 뜸을 뜨면 효과가 크다.

뜸의 이상 반응에 대처하는 요령

뜸을 뜨다 보면 신경이 예민해지거나 기분이 썩 좋지 않을 때도 있고 경우에 따라서는 몸이 무겁거나 이유 없이 붓고 머리가 묵직하며 열이 나는 일도 있다. 식욕이 급격히 떨어져 밥맛이 없어지면서 설사를 하는 경우, 체질 알레르기 반응이 생겨 뜸뜬 부위가 몹시 가렵거나 두드러기가 생기는 등 여러 현상이 나타날 수 있다.

물론 보통 사람은 치료과정에서 이상 반응 현상을 보이는 경우는 적으나 만약 위와 같은 현상이 수차례 지속적으로 나타난다면 일단 뜸 치료를 중단하고 다른 방법을 강구해보는 것이 좋다.

간혹 뜸을 뜨고 난 후 몸에 기운이 없고 나른해지며 환부에 통증이 동반되는 일도 있으나 대개는 몇 시간에서 며칠 사이에 머리가 맑아지고 몸 상태가 가벼워진다. 무겁고 통증을 수반한 느낌은 재차 반복되는 과정에서 환부의 고통이 없어지면서 증상도 호전된다. 5~7일 정도 지나면 치료의 이상 반응과 명현 현상이 자리 잡고, 10일 정도 뜸 치료가 진행되면 통증 감소는 물론 치료효과가 나타나게 된다. 따라서 체질과 상황에 따라 급변하는 일시적인 증상을 너무 심각하게 받아들일 필요는 없다.

또 만약 직접구 뜸으로 뜸을 뜬 후에 피부가 붉어진다면 이는 자연스러운 일로 일정 시간이 흐르면 곧 소멸하므로 특정 치료방법을 강구하지 않아도 된다. 피부가 연약하거나 처음부터 무리하게 뜸을 떠서 따갑고 쓰라린 정도가 심하다면 연고 등을 발라 부위를 진정시키고, 수포가 생겼다면 침 끝 같은 뾰족한 것으로 물집을 터뜨려서 장액을 빼낸 다음 황연 같은 청열 소독제로 씻어내면 잘 아문다.

『동의보감』에서는 만일 구창(뜸뜬 자국이 헐어 생긴 부스럼)이 나서 고름이 생기지 않으면 병이 낫지 않고, 뜸을 뜬 후 구창이 생기면 병이 잘 낫는다고 하였다. 그러나 구창이 생기지 않아도 뜸 효과가 있다는 결과는 임상실험에서 이미 확인된 바 있다. 뜸뜬 자리에 고름이 생기는 것을 방지하기 위해서는 환부에 소독한 거즈를 사용하는 것도 좋은 방법이 될 수 있다.

계절에 따라 달라지는 쑥뜸 요령

쑥뜸의 효과는 체질과 질병, 건강상태에 따라 치료범위와 방법에 영향을 받기도 하지만, 무더운 여름이나 추운 겨울 등 계절적 요인에 따라 치료계획이 달라질 수 있다.

뜸의 효과는 주로 한사를 몰아내고 어혈을 풀고 기를 따뜻하게 하는 작용이 크다. 따라서 한증, 허증이거나 추운 계절적 요인으로 나타나는 질병에 효과가 클 수밖에 없다. 한습이 몰아치는 냉한 계절에 앓는 관절염에는 다른 계절의 관절질환보다도 쑥뜸의 강도와 횟수가 많아야 치료효과가 크며, 겨울철 여성 냉증 치료도 이런 원칙에 따라 치료범위를 잡아야 한다.

반면 여름철의 온도 상승과 연관되어 극성을 부리는 염증질환, 불면증, 고혈압, 중풍 등은 인체의 더운 기운과 상초의 열감 등을 염두에 두어 다른 계절의 같은 질환의 뜸 치료보다 약한 자극을 주는 것이 무리가 없다.

즉 같은 질병을 놓고 치료할 때 봄과 가을에는 중간 자극을, 여름에는 약한 자극을, 겨울에는 강한 자극을 주는 것이 효과적이며 부작용을 최소화하는 방법이다.

또 음양오행에 따르면 하루 24시간을 음양의 기운에 맞춰 분류해 놓았는데, 봄은 음중지양(陰中之陽)으로 밤 12시부터 새벽 6시까지이며, 여름은 양중지양(陽中之陽)으로 새벽 6시부터 낮 12시까지이며, 가을은 양중지음(陽中之陰)으로 낮 12시부터 저녁 6시까지이며, 겨울은 음중지음(陰中之陰)으로 저녁 6시부터 자정까지이다. 뜸은 양의 기운이 넘치는 시간에 치료하는 것이 가장 효과적이다.

쑥뜸의 효과를 높이기 위한 처치

첫째, 쑥뜸을 뜨다보면 연기로 인해 눈이 맵고 숨고르기가 어려워지는 경우가 발생한다. 따라서 쑥뜸을 효과적으로 뜨기 위해서는 환기가 잘 되는 통로쪽에 자리를 잡아 치료를 하는 것이 중요하다.

방안에 연기가 가득 차면 약쑥의 효능이 호흡을 통해 인체에 흡수되어 치료에 보탬이 되긴 한다. 그러나 가득 찬 연기 때문에 치료를 계속하기 어려울 수도 있으며 간혹 지나치게 쑥 냄새에 민감한 환자는 치료 자체가 힘든 경우도 있을 수 있기 때문이다.

하지만 맞바람이 부는 날에는 공기가 역류하여 냄새가 빠지지 않게 되며, 지나치게 추운 날에는 환자의 체온이 내려가 환기 자체가 오히려 치료에 방해가 되기도 한다. 이런 날에는 넓은 장소를 택해 자연적으로 공기가 순환되도록 유도하고 외부와의 온도 차이에 신경을 쓰는 것이 좋겠다.

둘째, 뜸을 뜬 후에는 절대로 뜸뜬 부위에 물기가 닿지 않도록 하는 것이 중요하다. 보통 뜸을 뜬 후 4~6시간이 경과할 때까지는 샤워 등 뜸뜬 부위를 씻어내는 행위를 하지 않도록 조심하는 것이 좋다. 뜸뜬 부위에 붙어있게 마련인 진액은 젖은 수건이 아닌, 마른 수건으로 닦아야 한다. 혹시 과하게 뜸을 뜬 경우라면 잘못하여 물집이 생기거나 염증을 유발할 수도 있기 때문이다.

약쑥에서 생긴 진액은 피부를 통해 인체에 전달되어 치료효과를 높이지만 치료 후 적당한 조치가 없어 진액이 경혈자리에 뭉쳐 있으면 다음 뜸 치료시 약쑥에서 생성되는 이로운 진액을 흡수할 수 없게 된다. 따라서 쑥뜸 치료가 끝나고 약 반나절이 지난 후 피부에 묻어 있는 진액을 소독약으로 완전히 닦아내든지, 물에 불려 완전히 씻어내는 것이 치료에 좋다.

뜸 부위를 찾기 위한 방법

인체는 동신촌법에 의해 짧게는 3촌(치)부터 길게는 19촌(치)까지 구분되어 각 경락의 혈자리를 측정하게 되어 있다. 동신촌법(同身寸法)은 침구 취혈을 위한 일종의 길이의 표준(측량의 단위)이다.

혈자리를 정확히 파악하기 위해서는 1촌(치)의 기준과 1푼의 정의를 잘 알고 있어야 한다. 사람마다 체형이 다르므로 경혈의 위치도 조금씩 다르기 때문이다. 1촌(치)은 5푼의 2배 되는 수치이며 1촌(치)의 길이는 보통 2.25~2.5센티미터이다.

- 전발 제에서 후발 제 : 12촌(세로)
- 양 이마 사이 : 9촌(가로)
- 귀 뒤의 양옆 사이 : 9촌(가로)
- 검상돌기 부위에서 배꼽 : 8촌(세로)
- 배꼽에서 치골결합 사이 : 5촌(세로)
- 양 젖꼭지 사이 : 8촌(가로)
- 견갑골 내연에서 척추 중앙 사이 : 3촌(가로)
- 등 양 견갑골 사이 : 6촌(가로)
- 겨드랑이에서 제11늑골까지 : 12촌(세로)
- 겨드랑이 앞 끝 주름에서 팔 접히는 내측 : 9촌(세로)
- 팔 접히는 내측에서 접히는 손목 가로 무늬 부위까지 : 12촌(세로)
- 대퇴골 대 전자에서 무릎 중앙까지 : 19촌(세로)
- 무릎 중앙에서 외측 복숭아뼈까지 : 16촌(세로)
- 치골에서 무릎 안쪽 상과 위까지 : 18촌(세로)
- 무릎 안쪽 아래에서 내측 복숭아뼈까지 : 13촌(세로)

(단위 : 촌)

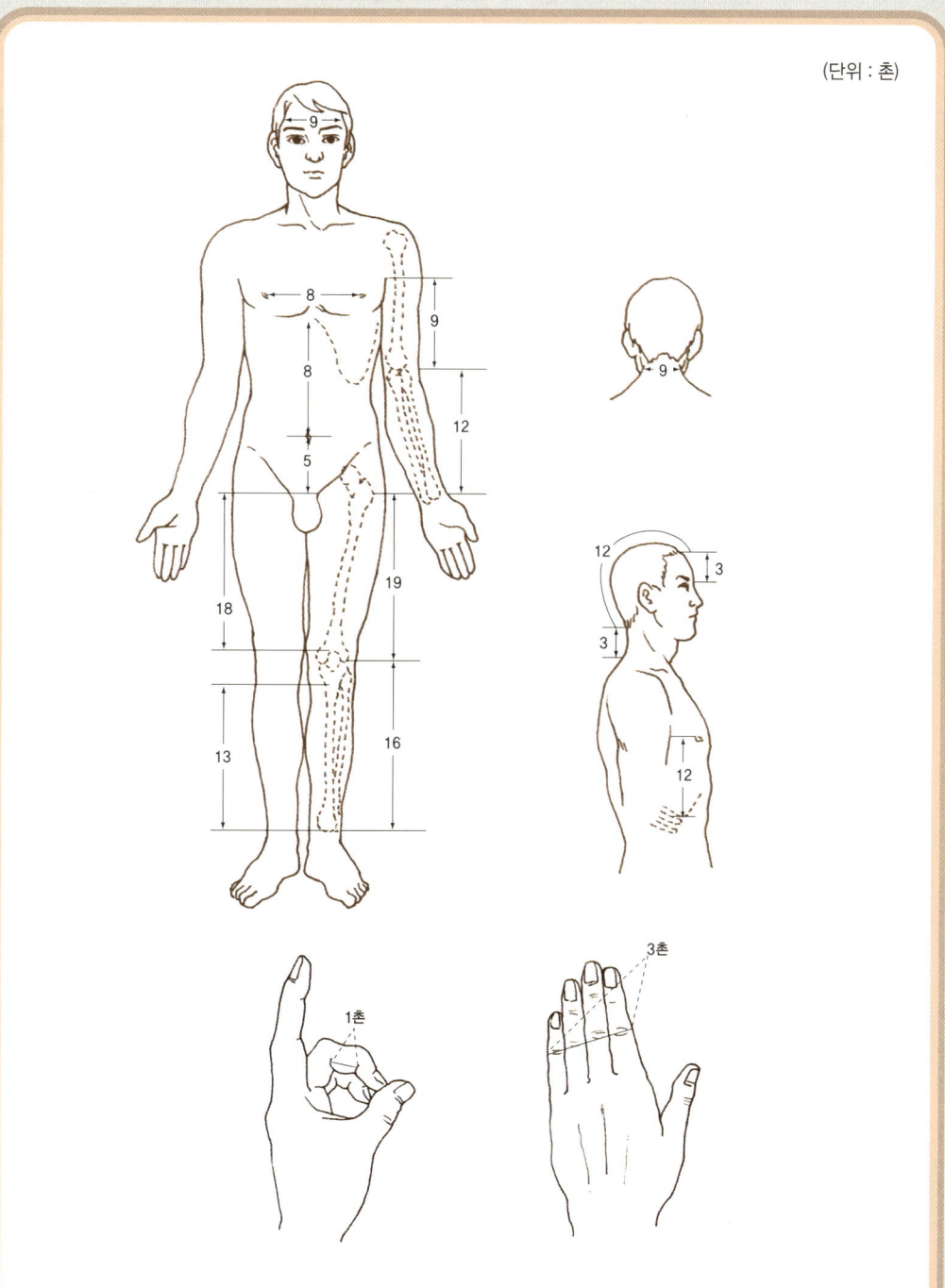

질 좋은 약쑥 구하기

단오날 이른 아침 이슬이 맺힌 약쑥이 약효가 뛰어나다고 한다. 5월 단오 무렵에 채취하는 약초가 가장 효과가 크며 단오 이전의 쑥은 약리작용이 떨어지고 단오가 지난 것은 유독한 성질이 있다.

한마디로 음력 5월은 토지의 음기와 자양분 그리고 대기 중의 청기를 받고 자랄 수 있는 최상의 시기다. 「동의보감」, 「본초강목」에도 단오날 이른 아침 캔 쑥이 효과가 크다고 했으며 이 날 사용하는 쑥은 해독작용이 탁월하다. 또한 둑이나 밭에서 자란 쑥은 벼농사에 쓰인 농약을 흡수하며 자라기 때문에 농경지에서 벗어난 곳에서 자란 쑥이 좋다.

채취한 쑥은 비와 이슬을 피해 처마 밑 그늘진 장소에서 말리고 곰팡이와 벌레가 먹지 않도록 주의하여야 한다. 부서질 정도로 바짝 말리지 말고 수분이 약간 있을 정도로 말려 바람이 잘 통하는 곳에 한지와 같은 종이로 싸서 보관하여야 오래간다. 말린 약쑥 가운데서도 잎사귀 부분이 넓지 않고 끝부분이 가늘고 길쭉한 것이 좋고, 손으로 비벼 놓은 다음 태워서 향기가 독하지 않고 냄새가 좋으면 토종 약쑥이 맞다. 또한 약쑥은 일반 쑥과는 달리 줄기와 앞뒷면에 거미줄 같은 흰 솜털이 빽빽이 나 있고 줄기의 윗부분이 황색을 띤다. 이렇게 구한 쑥은 보통 한약상가 주변의 제분소에서 쑥솜 형태로 만들어준다.

쑥은 국화과에 속하고 종류가 38종에 이르며 주로 식용에 사용하는 것, 약용에 사용하는 것, 생활필수품을 만드는 데 사용하는 것 등으로 분류된다. 강화도에서 나는 약쑥은 황초, 구초, 애엽 등으로 불리며 보통 치료에 사용되는데 강화에서는 마니산과 해안가를 중심으로 자생하는 싸주아리, 사자발쑥을 약쑥으로 부른다.

한편 7년 묵은 병에는 3년 묵은 쑥을 사용한다는 맹자의 기록은 묵은 쑥일수록 깊은 병이나 오래된 병에 특효가 있음을 보여준다. 즉 쑥은 오래되고 묵은 것이어야 독이 없고 효과 면에서 영력을 발휘하는 것이다.

직접구 뜸을 뜨는 요령

뜸기둥을 직접 살 위에 놓고 태워 환자가 뜨겁다고 호소할 때 타버린 뜸기둥을 밀어내고 다시 한 장을 뜨는 방식으로 한 경혈자리에 보통 3~7장을 뜨는 것이 기준이다.

햇볕에 잘 말리거나 불에 말려 누렇게 된 쑥잎을 절구에 넣고 찧은 후 가는 체로 걸러내는 과정을 반복한 후 섬유만을 재료로 사용한다. 이것을 널빤지 위에 얹어 엄지, 집게, 중지 손가락으로 비비면서 대추씨 모양으로 끝은 뾰족하고 아래는 퍼지도록 만들어진 것이 뜸기둥이다.

『동의보감』 침구 편에 소개하기를 뜸기둥의 밑넓이는 약 3푼, 높이도 3푼으로 한다고 기록하였다. 만약 이보다 작으면 경혈에 자극이 약해져 쑥 기운이 통하지 못하므로 질병 치료에 효과가 없다고 하였다.

뜸기둥은 상황과 체력, 체질, 부위에 따라 달라질 수 있으며 어린이는 작게 어른은 크게 하고, 신체 부위 중 근육과 살이 비교적 많은 부위는 뜸기둥도 크게 하고 반대인 부위는 뜸기둥도 작게 하여야 한다. 즉 사지와 머리 부위는 작게, 흉부와 복부는 크게 한다. 뜸기둥에 불을 붙이는 방법은 경혈 위에 뜸기둥을 놓은 다음 무명실이나 향을 사용하는 것이 간편하고 안전하다.

혼자서 쑥뜸을 뜨는 방법

일반적으로 모든 치료는 시술자의 도움을 받으면서 하는 것이 시술받는 환자 자신은 물론 불의의 사고에 빠르게 대처하는 방법이다. 그러나 침 치료를 제외한 대부분의 대체의학의 치료는 시술방법과 적용되는 신체의 범위가 넓어 정확한 경혈자리를 파악하고 있지 않더라도 일정 효과를 얻을 수가 있다. 뜸 치료 역시 온열자극에 따른 열전도가 치료행위의 핵심이므로 대략 경혈 부위만을 알고 있더라도 넓은 뜸기둥을 이용하는 쑥뜸 치료는 경혈 주위를 덮어버려 지속적인 효능을 얻을 수 있다.

도와주는 사람 없이 스스로 쑥뜸을 뜰 때는 바로 누워서 배 부위에 뜸을 뜰 때만 가능하다. 등 부위나 어깨, 엉덩이 부위는 손이 닿지 않아 혼자서 하기에는 위험 요소가 많기 때문에 자제하여야 한다.

기본 혈로 뜨는 상완, 신궐, 관원은 비교적 안전하며 한 곳에 대략 2~3장을 뜨는 것이 기본 장수이므로 6~9개의 뜸기둥을 만들어 준비한다. 아울러 둥근 받침대는 되도록 많이 준비해 뜸뜨는 부위가 뜨거워지면 신속히 받칠 수 있도록 손이 닿기 쉬운 곳에 뜸기둥과 함께 놔둔다. 거울을 배 옆에 두어 쑥뜸 타는 모습을 가늠하면서 치료를 하는 것도 안전하고 좋은 방법이다.

증상별 쑥뜸 치료

3

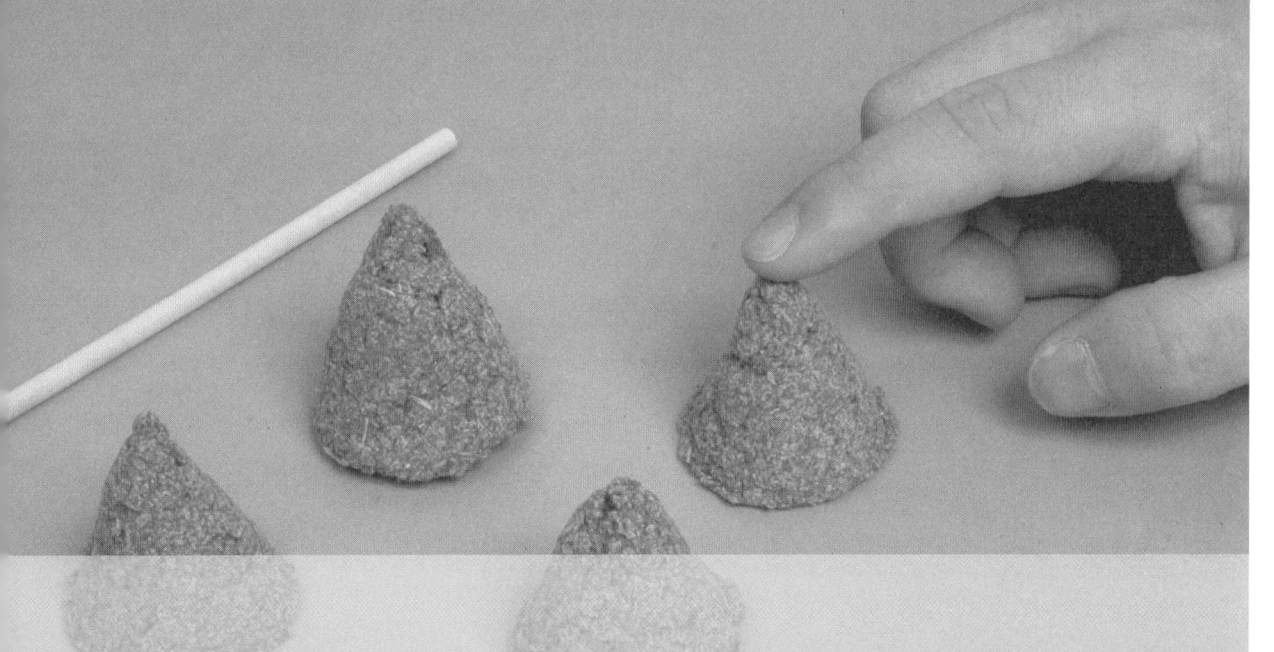

1 » 잘 먹어야 건강하게 오래 산다

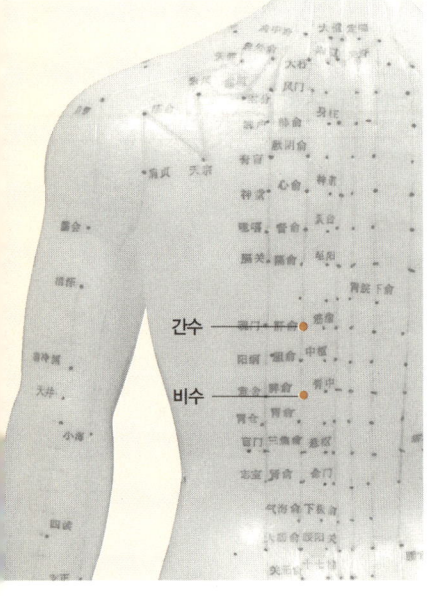

식사의 즐거움을 살려준다

　오장육부 중에 비장과 위장 기능에 문제가 생기면 단순히 속이 더부룩하고 답답한 차원에서 끝나지 않는다. 결국 위장뿐 아니라 인체 전체의 신체리듬을 깨뜨리고 여러 가지 소화성 질병이 생긴다.

　지나치게 차가운 음식이나 오래된 음식은 비위의 손상을 가져오고 이로 인해 형성된 통증과 담음이 오래 지속되면 각종 위장관련 자각증상을 일으킨다. 위장이 나빠지면 어혈과 콜레스테롤 등의 형성에도 영향을 미쳐 염증이나 궤양을 유발하고 호흡기·순환기 계통의 질환을 발생시킨다.

쑥뜸 시작 전 10분간 신체자극
- 10분 스트레칭법, 10분 유산소 운동법 추천

기본혈
- 상완, 신궐, 관원에 우선 뜸을 뜬다.

치료혈
- 간수 : 제9흉추 등뼈 아래에서 양옆으로 1.5촌 떨어진 곳
  효과 : 만성간염, 위장질환, 눈질환, 월경불순, 신경쇠약, 흥분, 코피, 야맹증
- 비수 : 제11흉추 등뼈 아래에서 양옆으로 1.5촌 떨어진 곳
  효과 : 복창, 황달, 입 안이 쓸 때, 당뇨, 소화불량, 위궤양, 부종, 빈혈

뜸뜨는 숫자와 자세
- 기본혈 3곳에 하루 1장씩 10일 정도, 치료혈 2곳에 하루 1장씩 약 4~5주 이상 뜬다.
- 기본혈은 바로 누워서, 간수·비수는 엎드린 자세로 뜸을 뜬다.

장 기능을 좋게 한다

보통 장 기능이 나쁘면 변비와 설사 등의 질환에 시달린다. 대개는 불규칙한 식사, 과도한 스트레스, 기능성 위장질환 등에서 비롯되나 육부의 기능 저하가 원인이 되는 경우도 많다.

소장과 대장에 문제가 생기지 않도록 하기 위해서는 적당한 운동과 채소나 섬유질이 많이 포함되어 있는 식사를 위주로 하는 것이 좋다. 평소 가벼운 호흡 조절법을 통해 신체리듬을 가볍게 유도하는 것도 변비나 설사를 해결해주는 방법이다.

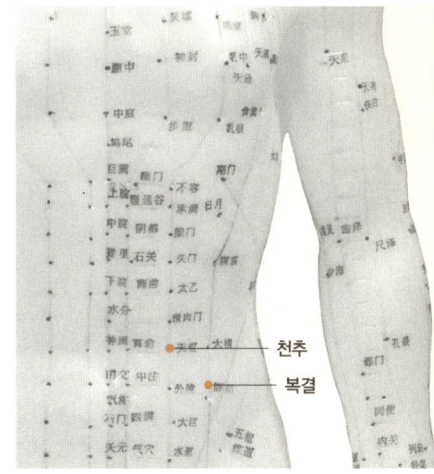

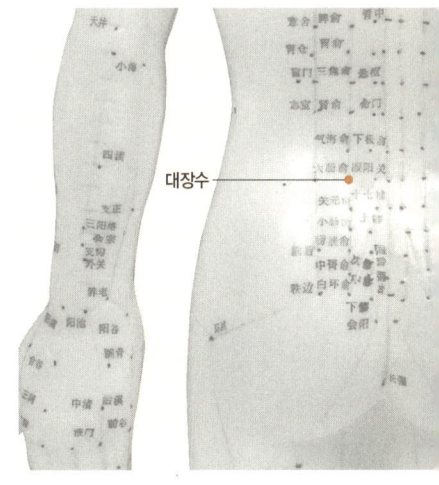

쑥뜸 시작 전 10분간 신체자극
- 10분 스트레칭법, 10분 마찰요법 추천

기본혈
- 상완, 신궐, 관원에 우선 뜸을 뜬다.

치료혈
- **천추** : 배꼽 양옆으로 2촌 떨어진 곳
  효과 : 위장염, 신장염, 구토, 설사, 변비, 위경련, 월경불순, 자궁내막염, 신장, 방광질환
- **복결** : 부사에서 위로 3촌 올라간 곳
  효과 : 설사, 변비, 배꼽 주위 통증, 위장병, 맹장염
- **대장수** : 제4허리뼈 아래에서 양옆으로 1.5촌 떨어진 곳으로 보통 허리띠가 걸쳐지는 부위
  효과 : 치질, 변비, 허리 삔 곳, 맹장염, 당뇨, 대하, 심한 설사, 신장질환

뜸뜨는 숫자와 자세
- 기본혈 3곳에 하루 1장씩 15일 정도, 치료혈 3곳에 하루 1장씩 약 4~6주 이상 뜬다.
- 기본혈과 천추·복결은 바로 누워서, 대장수는 엎드린 자세로 뜸을 뜬다.

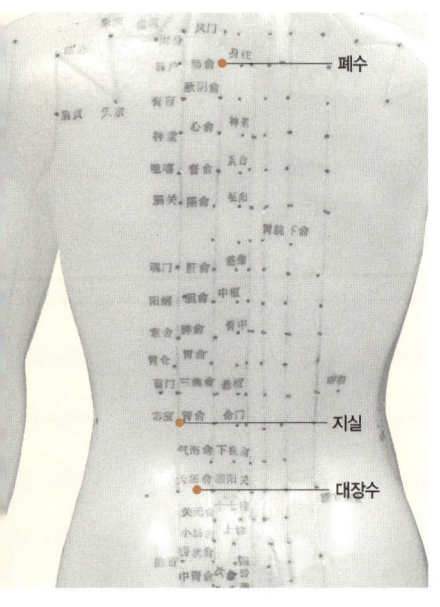

비만 탈출을 위한 도전

한의학적으로 비만의 원인은 어혈형 비만, 습담형 비만, 식욕증진형 비만, 비허습담형 비만 등 여러 형태가 있으며 대개가 자신의 관리 소홀로 인한 후천적인 사례가 많다. 한방을 이용하여 전체적인 몸의 균형과 기혈의 흐름을 회복시켜주면 비만을 해결할 수 있다. 비만에서 벗어나야 하는 이유는 비만 자체의 문제라기보다 비만으로 인한 간장병, 당뇨, 심장병, 변비, 관절염, 고혈압 등의 각종 성인병을 예방하기 위해서이다.

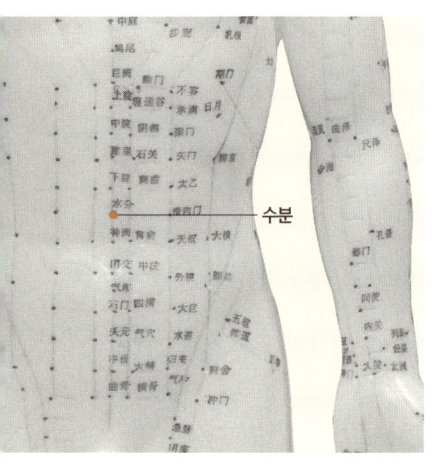

쑥뜸 시작 전 10분간 신체자극
- 10분 유산소 운동법, 10분 스트레칭법 추천

기본혈
- 상완, 신궐, 관원에 우선 뜸을 뜬다.

치료혈
- **폐수** : 제3흉추 등뼈 아래에서 양옆으로 1.5촌 떨어진 곳
  효과 : 기관지염, 폐렴, 토혈, 호흡기질환, 가슴이 그득하고 뭉칠 때
- **대장수** : 제4허리뼈 아래에서 양옆으로 1.5촌 떨어진 곳으로 보통 허리띠가 걸쳐지는 부위
  효과 : 치질, 변비, 허리 삔 곳, 맹장염, 당뇨, 대하, 심한 설사, 신장질환
- **지실** : 제2허리뼈 아래에서 양옆으로 3촌 떨어진 곳
  효과 : 정액이 흐를 때, 요통, 소화불량, 구토, 수종, 건망증, 대소변불리, 하지마비, 신장염
- **수분** : 배꼽 정중앙에서 곧장 1촌 올라간 곳
  효과 : 구토, 설사, 만성위염, 소변불리, 신장염, 식욕부진, 부종

뜸뜨는 숫자와 자세
- 기본혈 3곳에 하루 2장씩 20일 정도, 치료혈 4곳에 하루 2장씩 약 6~8주 이상 뜬다.
- 기본혈과 수분은 바로 누워서, 폐수·대장수·지실은 엎드린 자세로 뜸을 뜬다.

위장을 튼튼히 한다

위는 음식물을 밑으로 내려보내는 소화작용을 하는데, 이러한 하강 기능을 잃으면 식욕감퇴, 완복창통, 오심 구토, 하품, 트림, 복부 팽만감 등의 증세가 나타난다.

위가 한열허실에 노출되어 위한이면 위완창만 동통이 계속되고, 맵고 짜고 기름진 음식의 섭취로 위열이면 위장부위 열감통, 지나친 목마름, 잦은 공복감이 나타난다. 위실이면 음식이 소화되지 못하여 자주 체하며, 위허하면 목이 타고 식욕이 없거나 먹지 못하는 급성열병 증세가 나타난다. 따라서 한열허실의 불균형상태를 원래의 모습으로 되돌리고 침구 처방을 통해 인체의 과함과 부족함을 조절해야 한다.

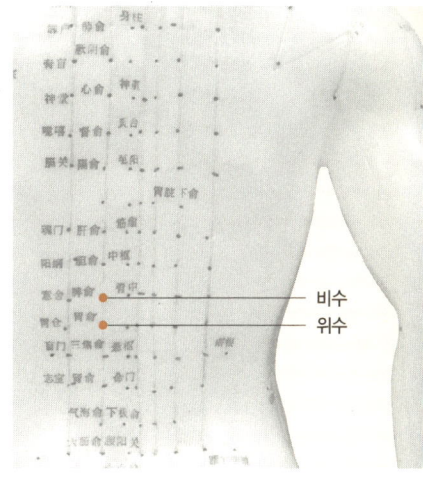
비수
위수

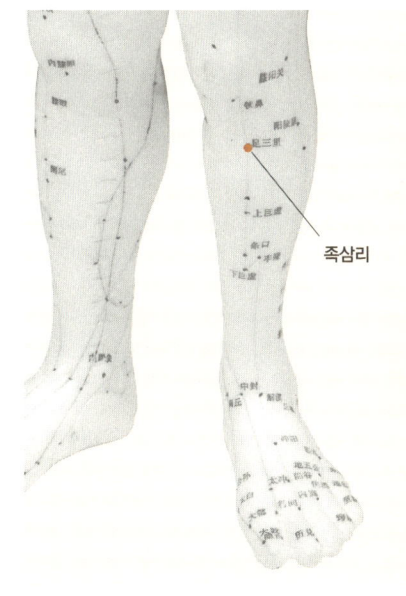
족삼리

쑥뜸 시작 전 10분간 신체자극
- 10분 치유호흡법, 10분 유산소 운동법 추천

기본혈
- 상완, 신궐, 관원에 우선 뜸을 뜬다.

치료혈
- **비수** : 제11흉추 등뼈 아래에서 양옆으로 1.5촌 떨어진 곳
  효과 : 복창, 황달, 입 안이 쓸 때, 당뇨, 소화불량, 위궤양, 부종, 빈혈
- **위수** : 제12흉추 등뼈 아래에서 양옆으로 1.5촌 떨어진 곳
  효과 : 위통, 위염, 식욕부진, 소화불량, 장염, 불면, 위경련, 만성설사
- **족삼리** : (외)독비 아래로 3촌 떨어진 곳
  효과 : 소화불량, 고혈압, 위경련, 반신불수, 눈병, 축농증, 입 안이 헐 때, 변비, 피부 가려움증

뜸뜨는 숫자와 자세
- 기본혈 3곳에 하루 2장씩 15일 정도, 치료혈 3곳에 하루 1장씩 약 3~5주 이상 뜬다.
- 기본혈은 바로 누워서, 비수·위수는 엎드려서 족삼리는 앉아서 뜸을 뜬다.

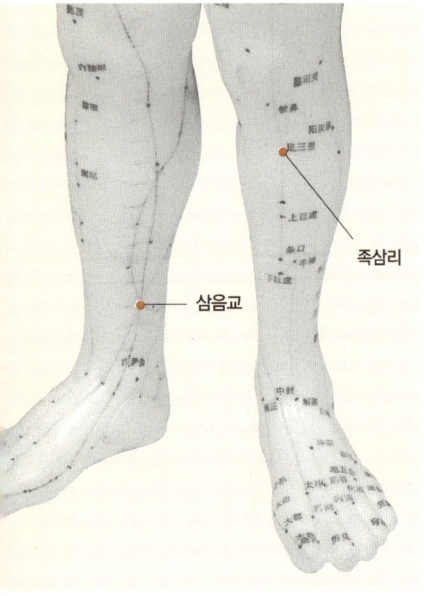

인체의 썩은 열을 꺼뜨린다

포만감 넘치는 식생활과 달고 맛있는 음식을 절제 없이 먹는 습관, 인스턴트 식단을 즐기는 행위는 비위를 손상하고 불필요한 내열과 이상 물질을 발생시킨다.

결국 이렇게 형성된 썩은 내열과 이상기운은 인체 전체에 영향을 미쳐 오장육부의 음혈을 상하게 하는 원인이 된다. 그래서 병이 심해지면 발가락이 썩고 눈과 잇몸이 상하는 무서운 상하 합병증으로 발전하는 것이다.

따라서 필요한 만큼의 음식만을 섭취하는 초라한 밥상을 생활화하면서 쑥뜸을 처방하면 기혈의 순환이 막힘없이 빠르고 정확하게 전달된다.

쑥뜸 시작 전 10분간 신체자극
- 10분 유산소 운동법, 10분 스트레칭법 추천

기본혈
- 상완, 신궐, 관원에 우선 뜸을 뜬다.

치료혈
- **족삼리** : (외)독비 아래로 3촌 떨어진 곳
  효과 : 소화불량, 고혈압, 위경련, 반신불수, 눈병, 축농증, 입 안이 헐 때, 변비, 피부 가려움증
- **삼음교** : 안쪽 복숭아뼈에서 위로 3촌 올라가 살과 뼈가 살짝 맞닿는 곳
  효과 : 식욕부진, 설사, 월경불순, 신경쇠약, 월경통, 하지마비, 비뇨기질환

뜸뜨는 숫자와 자세
- 기본혈 3곳에 하루 1장씩 15일 정도, 치료혈 2곳에 하루 2장씩 약 4~6주 이상 뜬다.
- 기본혈은 바로 누워서, 족삼리·삼음교는 앉거나 누워서 뜸을 뜬다.

2 » 내 몸은 내가 바꾼다

굳은 목, 등짝을 세워보자

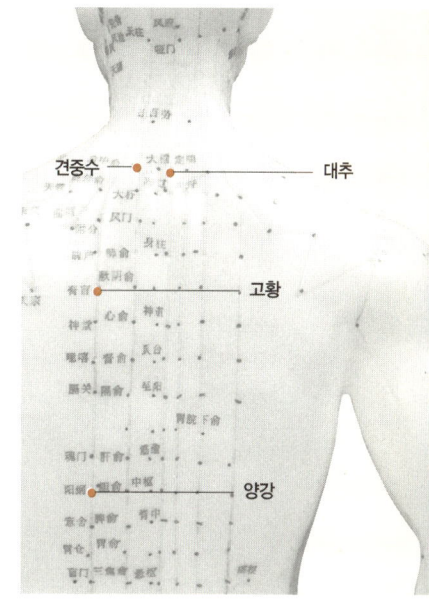

흔히 '담 결린다'라고 말하는 증상은 기혈의 흐름이 막혀 생기는 통증으로 최근에는 젊은층에서도 많이 발생한다. 과도한 심화나 울화가 목 부위로 올라가 눈이 아프고, 두통, 현훈 같은 증상이 지속적으로 나타나면 근육의 피로가 근육 경결로 이어지고 등까지 번져 등짝이 굳게 된다.

대개 몸이 마른 사람은 담이 쉽게 자리잡고 압통점도 고정되는 경우가 많으며, 비만하고 잘 붓는 사람의 담은 인체 내를 잘 돌며 압통점도 옮겨다닌다.

쑥뜸 시작 전 10분간 신체자극
- 10분 스트레칭법, 10분 마찰요법 추천

기본혈
- 상완, 신궐, 관원에 우선 뜸을 뜬다.

치료혈
- **대추** : 제7경추 목뼈, 제1흉추 등뼈 사이에 위치한 곳
  효과 : 더위 먹은 병, 목 강직, 두드러기, 기관지염, 결핵, 습진, 정신병, 토혈, 위장질환
- **견중수** : 독맥의 대추에서 옆으로 2촌 떨어진 곳
  효과 : 기관지염, 천식, 목 강직, 호흡곤란, 어깨마비
- **고황** : 제4흉추 등뼈 아래에서 양옆으로 3촌 떨어진 곳
  효과 : 천식, 위통, 변비, 목 부위가 뻣뻣할 때, 기관지염, 폐결핵, 신경쇠약, 협심증
- **양강** : 제10흉추 등뼈 아래에서 양옆으로 3촌 떨어진 곳
  효과 : 복통, 설사, 대변곤란, 식욕부진, 황달, 담석증, 늑막염, 위경련

뜸뜨는 숫자와 자세
- 기본혈 3곳에 하루 1장씩 20일 정도, 치료혈 4곳에 하루 1장씩 약 4~6주 이상 뜬다.
- 기본혈은 바로 누워서, 대추·견중수·고황·양강은 엎드린 자세로 뜸을 뜬다.

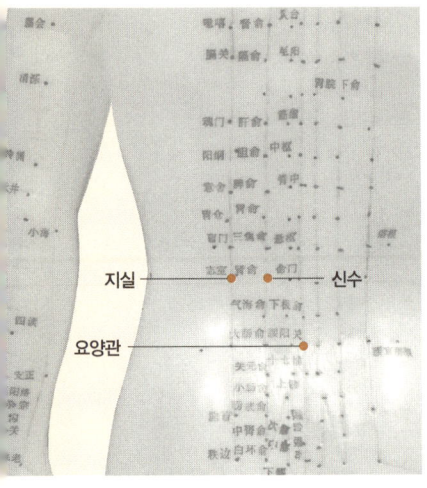

견고한 허리가 수명연장의 열쇠

한의학에서 허리는 신정의 기운에 속하며 부모로부터 받는 선천의 기이다. 인체의 발육과 생장, 생식기능의 본질로 신정 자체에 문제가 발생하면 남자는 발기부전, 유정, 발육부진 등의 증상을 보이며 성인은 빠른 노화현상을 겪게 된다.

노인의 하체 부진에 따른 기력의 쇠퇴도 허리 부위에 있는 신기가 다스린다. 따라서 허리 부위가 견고하고 튼튼할수록 신장의 기능도 강화되고 수명도 연장될 수 있다.

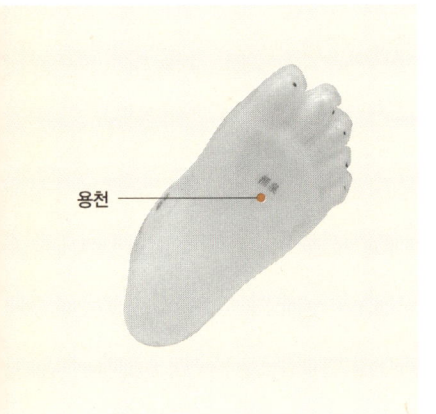

쑥뜸 시작 전 10분간 신체자극
- 10분 마찰요법, 10분 유산소 운동법 추천

기본혈
- 상완, 신궐, 관원에 우선 뜸을 뜬다.

치료혈
- **요양관** : 제4, 5허리뼈 사이에 위치한 곳
  효과 : 하지마비, 월경부조, 정액이 샐 때, 만성장염, 무릎통증, 좌골신경통
- **신수** : 제2허리뼈 아래에서 양옆으로 1.5촌 떨어진 곳
  효과 : 정액이 흐를 때, 요통, 당뇨, 식욕부진, 비뇨기질환, 월경불순, 신장결석
- **지실** : 제2허리뼈 아래에서 양옆으로 3촌 떨어진 곳
  효과 : 정액이 흐를 때, 요통, 소화불량, 구토, 수종, 건망증, 대소변불리, 하지마비, 신장염
- **용천** : 발 전체 길이를 3등분 했을 때 위에서 3분의 1 지점에 해당되는 부위의 정중앙
  효과 : 고혈압, 더위 먹은 병, 부인병, 중풍, 불면, 정신이상, 히스테리, 불임증, 냉증, 황달, 심계항진

뜸뜨는 숫자와 자세
- 기본혈 3곳에 하루 2장씩 15일 정도, 치료혈 4곳에 하루 1장씩 약 5~7주 이상 뜬다.
- 기본혈은 바로 누워서, 요양관·신수·지실·용천은 엎드린 자세로 뜸을 뜬다.

고혈압보다 걱정되는 저혈압

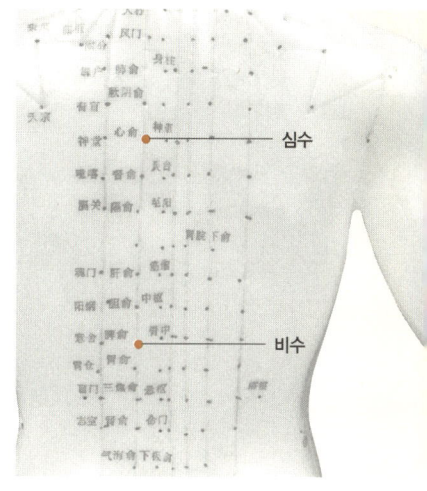

저혈압(최소 60~100mmhg 이하인 상태)은 심장의 박동과 수축력 감퇴, 말초 혈관기능의 약화, 혈액순환장애로 인해 생긴다. 저혈압은 일상생활에서 서 있거나 기분의 변화가 심할 때 쉽게 숨이 차고 창백해지며 하지 부위가 차가워지고 두통, 식욕저하, 불면, 사고력 감퇴 등의 증상을 동반한다.

저혈압 증상이 심해지면 뇌경색, 심근경색, 치매로 이어질 수 있으므로 평소 약간의 짠 음식을 섭취해 체온이 올라가도록 유도하고 발바닥과 손바닥을 자극하여 인체 내 자연치유력을 높이도록 한다.

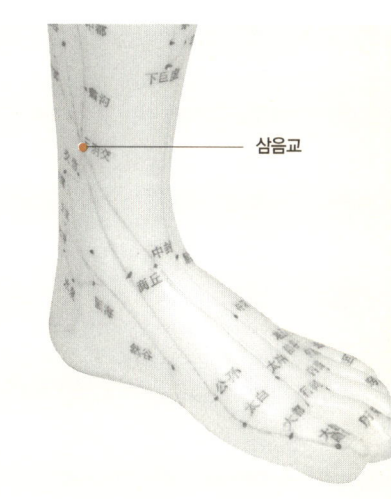

쑥뜸 시작 전 10분간 신체자극
- 10분 마찰요법, 10분 유산소 운동법 추천

기본혈
- 상완, 신궐, 관원에 우선 뜸을 뜬다.

치료혈
- **심수** : 제5흉추 등뼈 아래에서 양옆으로 1.5촌 떨어진 곳
  효과 : 정신분열증, 가슴이 답답할 때, 불안, 건망증, 헛소리, 기침, 위출혈
- **비수** : 제11흉추 등뼈 아래에서 양옆으로 1.5촌 떨어진 곳
  효과 : 복창, 황달, 입 안이 쓸 때, 당뇨, 소화불량, 위궤양, 부종, 빈혈
- **삼음교** : 안쪽 복숭아뼈에서 위로 3촌 올라가 살과 뼈가 살짝 맞닿는 곳
  효과 : 식욕부진, 설사, 월경불순, 신경쇠약, 월경통, 하지마비, 비뇨기질환

뜸뜨는 숫자와 자세
- 기본혈 3곳에 하루 1장씩 20일 정도, 치료혈 3곳에 하루 1장씩 약 4~6주 이상 뜬다.
- 기본혈은 바로 누워서, 심수·비수는 엎드려서, 삼음교는 앉거나 누워서 뜸을 뜬다.

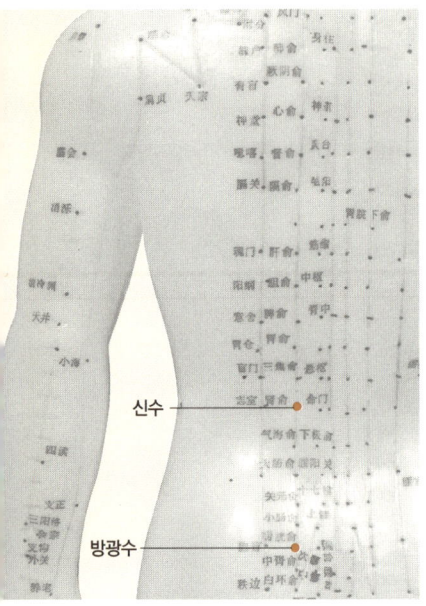

신수

방광수

소변이 깨끗해야 질병이 없다

소변이 잘 나오고 깨끗하려면 신의 기화작용이 근본적으로 뒤따라야 한다. 기화작용에 의해 깨끗한 수액은 신체로 재흡수되고 탁한 수액은 방광으로 내려가 요액이 되기 때문이다.

오줌소태란 일종의 빈뇨로 불리는 잦은 소변불리 증상으로 오슬오슬 춥고 가슴이 답답하며 방광 주위에 불쾌감과 통증이 있다. 빈뇨, 급뇨, 동통, 배뇨 중단 등은 심한 경우 요의 사석과 소복부위의 심한 불쾌감, 요통으로 이어지는 질환이다. 뇨탁은 소변에 기름이 떠 있고 혈괴가 섞여 나온다.

소변이 정상적으로 배뇨되지 않으면 만성으로 질환이 번져 오장육부에 다른 부작용이 발생하므로 적당한 체온을 항상 유지하고 물을 많이 섭취해야 한다.

쑥뜸 시작 전 10분간 신체자극
- 10분 치유호흡법, 10분 유산소 운동법 추천

기본혈
- 상완, 신궐, 관원에 우선 뜸을 뜬다.

치료혈
- **신수** : 제2허리뼈 아래에서 양옆으로 1.5촌 떨어진 곳
  효과 : 정액이 흐를 때, 요통, 당뇨, 식욕부진, 비뇨기질환, 월경불순, 신장결석
- **방광수** : 제2골반뼈(엉덩이) 중앙에서 양옆으로 1.5촌 떨어진 곳
  효과 : 좌골신경통, 변비, 설사, 당뇨, 음부 가려움증, 하지가 찬 경우, 방광염

뜸뜨는 숫자와 자세
- 기본혈 3곳에 하루 1장씩 20일 정도, 치료혈 2곳에 하루 2장씩 약 3~5주 이상 뜬다.
- 기본혈은 바로 누워서, 신수·방광수는 엎드린 자세로 뜸을 뜬다.

노화를 방지한다

사람은 육체적 기능을 통제하고 조절하는 뇌 기능의 순환과 건강이 없이는 생명 연장을 바랄 수 없다.

그러나 나이가 들수록 뇌의 혈액순환은 저하되고 굳어진 혈관에 찌꺼기가 쌓여 뇌세포가 죽게 됨에 따라 노화의 속도가 가속화된다. 결국 노화란 정신적, 육체적 기혈 흐름이 변화되는 과정이므로 당연히 해법 또한 기혈의 순환에서 찾아야 한다. 적절한 자극은 에너지를 발산시켜 정신활동과 인체의 근육·골격에 영향을 미치고 면역기능을 상승시켜 노화를 지연시킨다.

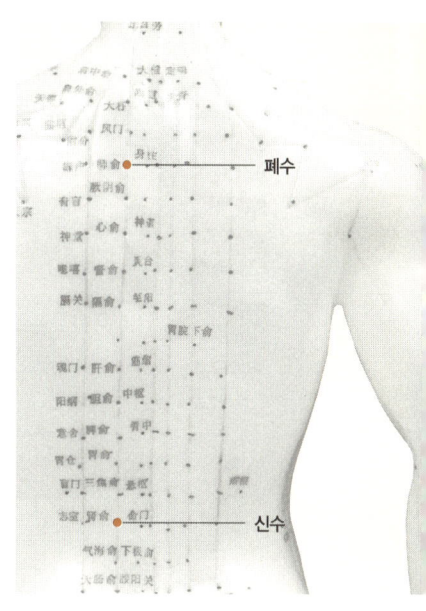

쑥뜸 시작 전 10분간 신체자극
- 10분 스트레칭법, 10분 유산소 운동법 추천

기본혈
- 상완, 신궐, 관원에 우선 뜸을 뜬다.

치료혈
- **폐수** : 제3흉추 등뼈 아래에서 양옆으로 1.5촌 떨어진 곳
  효과 : 기관지염, 폐렴, 토혈, 호흡기질환, 가슴이 그득하고 뭉칠 때
- **신수** : 제2허리뼈 아래에서 양옆으로 1.5촌 떨어진 곳
  효과 : 정액이 흐를 때, 요통, 당뇨, 식욕부진, 비뇨기질환, 월경불순, 신장결석
- **삼음교** : 안쪽 복숭아뼈에서 위로 3촌 올라가 살과 뼈가 살짝 맞닿는 곳
  효과 : 식욕부진, 설사, 월경불순, 신경쇠약, 월경통, 하지마비, 비뇨기질환

뜸뜨는 숫자와 자세
- 기본혈 3곳에 하루 1장씩 30일 정도, 치료혈 3곳에 하루 2장씩 약 5~7주 이상 뜬다.
- 기본혈은 바로 누워서, 폐수·신수는 엎드려서, 삼음교는 앉거나 누워서 뜸을 뜬다.

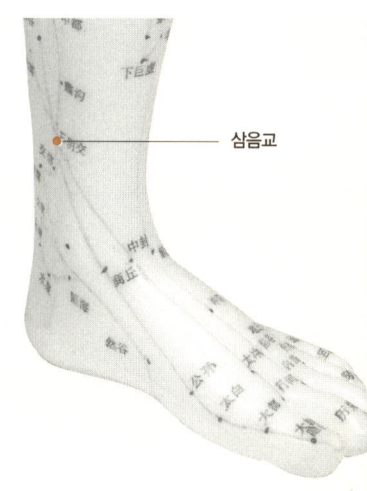

시력을 회복시킨다

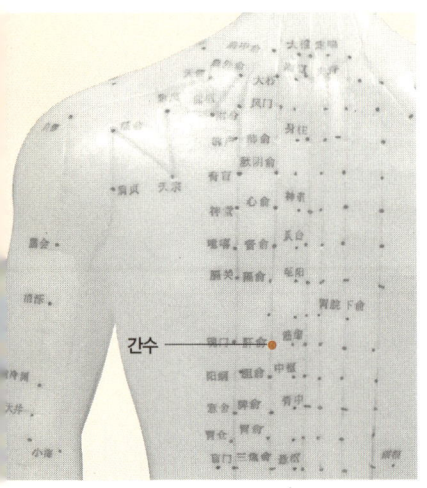

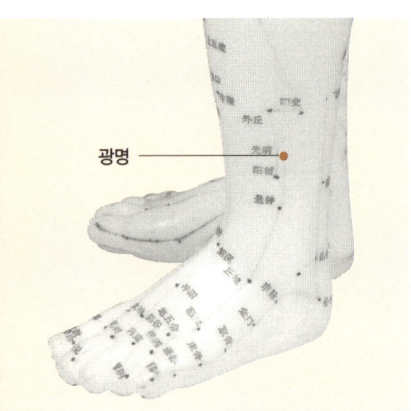

눈은 간의 기능과 허와 실 상태를 나타내는 창문이다. 간 기능이 좋으면 눈에 총기가 돌아 반짝거리고 밝은 인상을 가지게 되는 반면, 간기능이 허하면 눈이 어두워지고 색을 분별하는 기능이 퇴화하며 기혈의 흐름이 탁해지고 소화기능이 떨어진다. 간실증은 눈 충혈과 핏발, 염증과 어지러움, 가려움 등을 일으키는 부작용을 낳는다.

따라서 눈의 기능회복과 질환예방을 위해서는 먼저 간 기능을 보호해야 한다. 보혈을 우선하는 한약과 침, 뜸 치료를 통해 눈의 정기가 기능을 발휘하도록 하는 것이 시력을 찾는 지름길이다.

쑥뜸 시작 전 10분간 신체자극
- 10분 치유호흡법, 10분 유산소 운동법 추천

기본혈
- 상완, 신궐, 관원에 우선 뜸을 뜬다.

치료혈
- 간수 : 제9흉추 등뼈 아래에서 양옆으로 1.5촌 떨어진 곳
  효과 : 만성간염, 위장질환, 눈질환, 월경불순, 신경쇠약, 흥분, 코피, 야맹증
- 광명 : 바깥 복숭아뼈에서 위로 5촌, 다시 앞으로 0.5촌 떨어진 곳
  효과 : 야맹증, 백내장, 편두통, 눈병, 정신병, 하지통증

뜸뜨는 숫자와 자세
- 기본혈 3곳에 하루 1장씩 15일 정도, 치료혈 2곳에 하루 2장씩 약 4~6주 이상 뜬다.
- 기본혈은 바로 누워서, 간수는 엎드려서, 광명은 앉아서 뜸을 뜬다.

만성피로에서 벗어난다

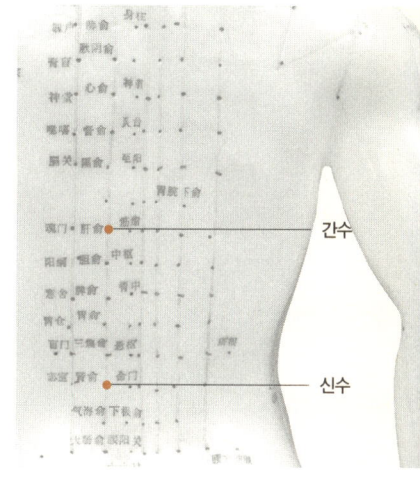

틈만 나면 누우려고 하고 잠을 청해도 깊은 잠을 자지 못하며 하루 종일 몽롱한 것은 만성피로의 일반적인 증세다.

이러한 만성피로의 원인은 두 가지인데, 첫째, 면역력의 약화가 원인으로 허리와 무릎에 힘이 없고, 식욕부진, 발기장애, 손발의 마비, 월경불순 등의 증상이 나타난다. 둘째, 간기능이 허약해져 나타나는 혈액순환기능의 저하를 원인으로 들 수 있다. 혈액의 점도는 높아지고 탁한 어혈이 만성피로, 어지러움, 두통, 소화기능장애, 무기력을 일으키는 것이다.

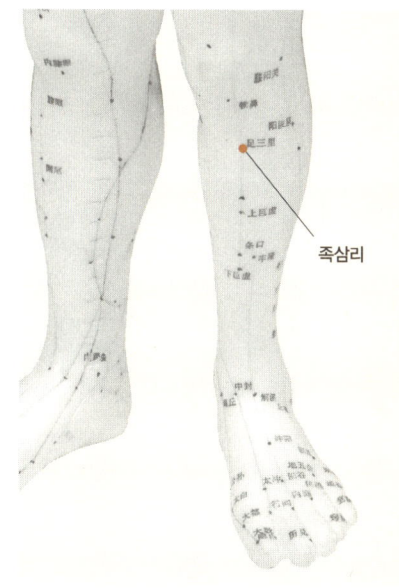

쑥뜸 시작 전 10분간 신체자극
- 10분 스트레칭법, 10분 유산소 운동법 추천

기본혈
- 상완, 신궐, 관원에 우선 뜸을 뜬다.

치료혈
- **간수** : 제9흉추 등뼈 아래에서 양옆으로 1.5촌 떨어진 곳
  효과 : 만성간염, 위장질환, 눈질환, 월경불순, 신경쇠약, 흥분, 코피, 야맹증
- **신수** : 제2허리뼈 아래에서 양옆으로 1.5촌 떨어진 곳
  효과 : 정액이 흐를 때, 요통, 당뇨, 식욕부진, 비뇨기질환, 월경불순, 신장결석
- **족삼리** : (외)독비 아래로 3촌 떨어진 곳
  효과 : 소화불량, 고혈압, 위경련, 반신불수, 눈병, 축농증, 입 안이 헐 때, 변비, 피부 가려움증

뜸뜨는 숫자와 자세
- 기본혈 3곳에 하루 2장씩 20일 정도, 치료혈 3곳에 하루 1장씩 약 3~5주 이상 뜬다.
- 기본혈은 바로 누워서, 간수·신수는 엎드려서, 족삼리는 앉아서 뜸을 뜬다.

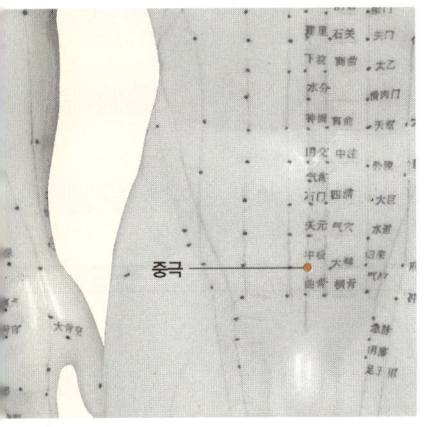

몸을 따스하게 유도한다

오장육부의 양기가 허약하여 인체에 한사가 일어나면 얼굴 창백, 사지 허냉, 소변청장, 국소냉통, 사지불온 등을 호소하게 된다. 또한 한사는 경맥의 흐름을 멈춰 기혈 운행에도 영향을 미치고 생명활동의 정체와 통증을 유발하여 수명을 단축하고 질병을 낳게 된다.

특히 여성의 냉증은 불임, 생리통, 각종 염증을 유발한다. 또한 가임 여성의 생식기능을 저하시켜 호르몬의 분비와 배란을 멈추거나 지연하는 부작용을 낳는다.

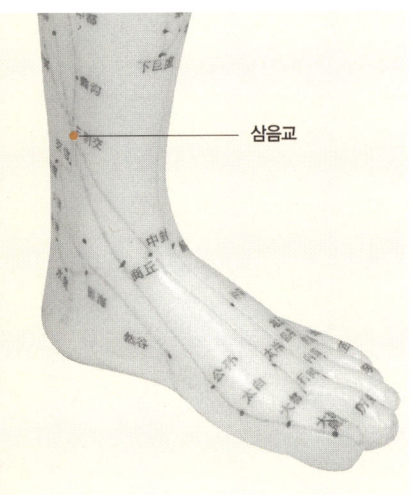

쑥뜸 시작 전 10분간 신체자극
- 10분 마찰요법, 10분 유산소 운동법 추천

기본혈
- 상완, 신궐, 관원에 우선 뜸을 뜬다.

치료혈
- **중극** : 배꼽 정중앙에서 곧장 밑으로 4촌 떨어진 곳
  효과 : 생리불순, 불임증, 방광염, 대하, 좌골신경통, 소변불리, 조루, 요도감염
- **삼음교** : 안쪽 복숭아뼈에서 위로 3촌 올라가 살과 뼈가 살짝 맞닿는 곳
  효과 : 식욕부진, 설사, 월경불순, 신경쇠약, 월경통, 하지마비, 비뇨기질환
- **용천** : 발전체 길이를 3등분 했을 때 위쪽 3분의 1 지점에 해당되는 부위의 정중앙
  효과 : 고혈압, 더위 먹은 병, 부인병, 중풍, 불면, 정신이상, 히스테리, 불임증, 냉증, 황달, 심계항진

뜸뜨는 숫자와 자세
- 기본혈 3곳에 하루 1장씩 15일 정도, 치료혈 3곳에 하루 2장씩 약 4~8주 이상 뜬다.
- 기본혈과 중극은 바로 누워서, 용천은 엎드려서, 삼음교는 앉거나 누워서 뜸을 뜬다.

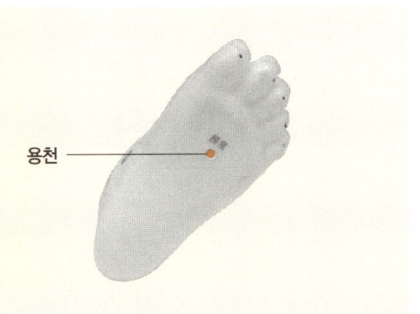

독성 물질 제거하기

인체의 독성은 대개 담음과 습열, 어혈 등의 총칭이며 이들은 뇌혈관장애와 중풍, 고혈압, 지방간, 콜레스테롤 과다, 대장습열, 방광습열, 소아 성장장애, 자궁근종, 불임, 각종 염증 등 수많은 질환을 일으키는 원인 물질이기도 하다. 특히 콜레스테롤은 혈관 내에 불필요한 노폐물을 생성하는 기전이 된다.

심하면 경락과 장부조직을 막아 생사고락을 좌우하는 질환으로 태어난다. 이들 독소를 체내에서 분해하거나 연소 또는 발산시키거나 대소변을 통해 제거해야만 기혈이 막히지 않고 급만성질환의 뿌리를 사전에 잘라낼 수 있다.

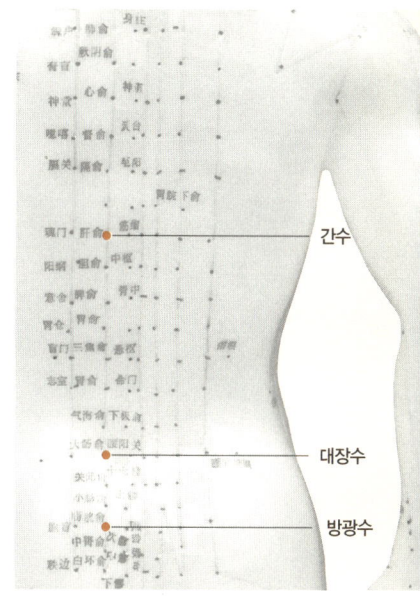

쑥뜸 시작 전 10분간 신체자극
- 10분 마찰요법, 10분 유산소 운동법 추천

기본혈
- 상완, 신궐, 관원에 우선 뜸을 뜬다.

치료혈
- **간수** : 제9흉추 등뼈 아래에서 양옆으로 1.5촌 떨어진 곳
  효과 : 만성간염, 위장질환, 눈질환, 월경불순, 신경쇠약, 흥분, 코피, 야맹증
- **대장수** : 제4허리뼈 아래에서 양옆으로 1.5촌 떨어진 곳으로 보통 허리띠가 걸쳐지는 부위
  효과 : 치질, 변비, 허리 삔 곳, 맹장염, 당뇨, 대하, 심한 설사, 신장질환
- **방광수** : 제2골반뼈(엉덩이) 중앙에서 양옆으로 1.5촌 떨어진 곳
  효과 : 좌골신경통, 변비, 설사, 당뇨, 음부 가려움증, 하지가 찬 경우, 방광염

뜸뜨는 숫자와 자세
- 기본혈 3곳에 하루 1장씩 20일 정도, 치료혈 3곳에 하루 2장씩 약 4~6주 이상 뜬다.
- 기본혈은 바로 누워서, 간수·대장수·방광수는 엎드린 자세로 뜸을 뜬다.

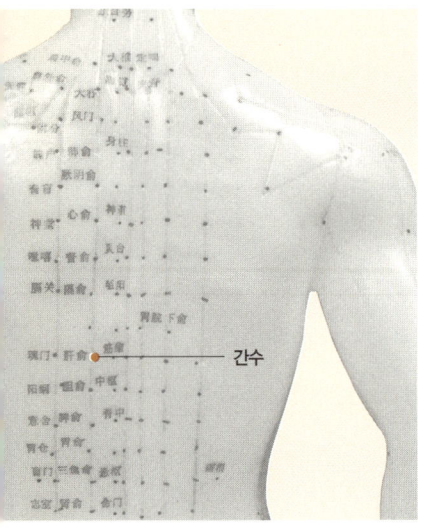

간수

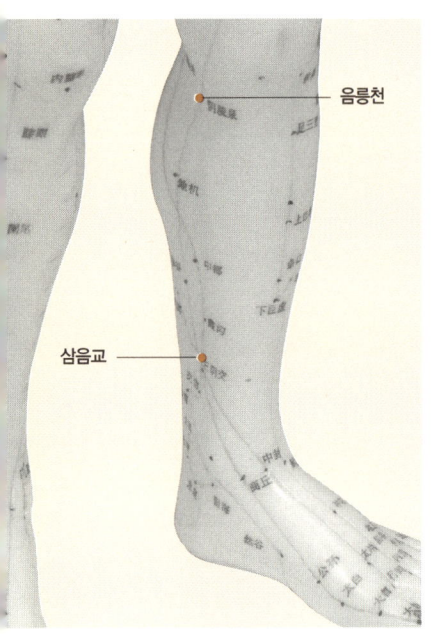

음릉천

삼음교

몸의 화열은 인체의 적신호

화는 열의 극이고, 열은 화의 기본이다. 열은 대개 외부에서 풍열, 서열, 습열로 섞여 인체 내로 침투하고, 화는 오장의 허실로 인해 발생한다.

화는 실화와 허화로 구분되는데, 실화는 출혈, 심번, 변비, 혼미, 불면 등의 고통을 수반하고 급기야 중풍을 낳는다. 허화는 주로 갱년기나 병이 오랫동안 묵어서 나타나는 손발의 화끈거림, 불면, 갈증, 심한 상기 증상, 도한, 가슴에 열감을 호소하는 증상을 말한다. 실화는 청열하는 해법을 쓰고, 허화는 음을 보충하는 치료를 근본으로 한다.

쑥뜸 시작 전 10분간 신체자극
- 10분 스트레칭법, 10분 유산소 운동법 추천

기본혈
- 상완, 신궐, 관원에 우선 뜸을 뜬다.

치료혈
- **간수** : 제9흉추 등뼈 아래에서 양옆으로 1.5촌 떨어진 곳
  효과 : 만성간염, 위장질환, 눈질환, 월경불순, 신경쇠약, 흥분, 코피, 야맹증
- **음릉천** : 경골(정강이뼈) 내측에 엄지손가락을 대고 뼈를 따라 올라가면 무릎 아래 굴곡이 만나는 안쪽 움푹 파인 곳
  효과 : 월경불순, 류머티즘, 소화불량, 고혈압, 불면, 월경통, 소변불리, 갱년기장애, 비뇨질환
- **삼음교** : 안쪽 복숭아뼈에서 위로 3촌 올라가 살과 뼈가 살짝 맞닿는 곳
  효과 : 식욕부진, 설사, 월경불순, 신경쇠약, 월경통, 하지마비, 비뇨기질환

뜸뜨는 숫자와 자세
- 기본혈 3곳에 하루 1장씩 20일 정도, 치료혈 3곳에 하루 2장씩 약 4~6주 이상 뜬다.
- 기본혈은 바로 누워서, 간수는 엎드려서, 음릉천·삼음교는 앉거나 누워서 뜸을 뜬다.

단전을 통해 몸의 균형을 찾는다

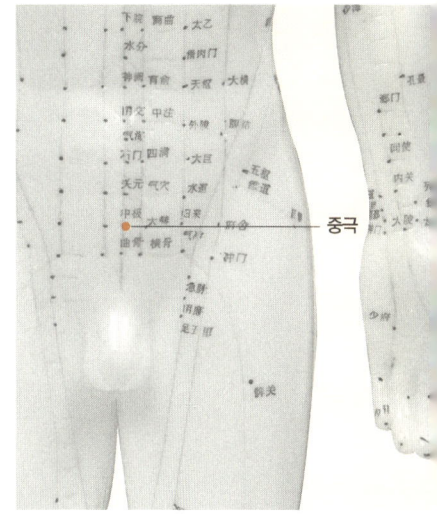

　단전은 보통 배꼽에서 5센티미터 떨어진 부위로 에너지를 모으고 기를 발산하며 인체의 균형과 중심을 바로 서게 한다. 단전호흡을 통해 폐호흡을 복식호흡으로 전환시키면 인체의 깊은 곳까지 기의 흐름을 받아들일 수 있다.

　아랫배 부위가 부풀어 오르도록 천천히 깊게 들이마시고 다시 풍선이 가라앉는 듯한 기분으로 천천히 숨을 내뱉는 과정을 반복하면 기가 단전에 머물게 되면서 흩어져 있는 건강과 발육을 촉진하고 인체호르몬의 분비와 조절을 거쳐 음양의 균형을 맞춰 나간다.

　뇌질환을 예방하는 효과는 물론 산소의 공급이 촉진되어 집중력을 향상시키게 된다. 또한 여성 자궁질환의 근원을 제거하고 생식기·비뇨기질환의 고통을 감소시킨다.

쑥뜸 시작 전 10분간 신체자극
- 10분 유산소 운동법 추천

기본혈
- 상완, 신궐, 관원에 우선 뜸을 뜬다.

치료혈
- **중극** : 배꼽 정중앙에서 곧장 밑으로 4촌 떨어진 곳
  효과 : 생리불순, 불임증, 방광염, 대하, 좌골신경통, 소변불리, 조루, 요도감염

뜸뜨는 숫자와 자세
- 기본혈 3곳에 하루 1장씩 15일 정도, 치료혈 1곳에 하루 2장씩 약 4주 이상 뜬다.
- 기본혈과 중극은 바로 누워서 뜸을 뜬다.

3 » 신경이 예민하면 있던 복도 달아난다

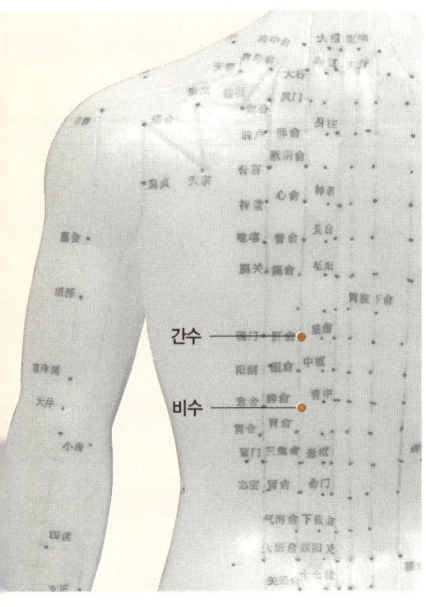

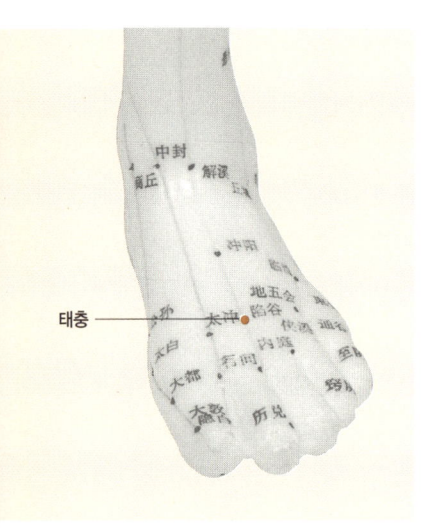

흥분을 삭인다

지나친 흥분은 불안과 초조감을 유발시켜 타인에게 공포감을 줄 뿐 아니라 정신적 안정과 집중력을 무너뜨려 사회생활을 어렵게 한다. 간기의 울결에서 시작되는 흥분은 사소한 일에 대한 감정의 격화, 불면, 피해의식, 가슴의 번조, 쫓기는 듯한 망상, 습관성 변비, 피로 등을 일으킨다. 화병과 열병의 전 단계에 속하는 흥분은 오장에도 전이되어 질병을 유발하기도 하고, 인체 호르몬의 생성과 작용에도 영향을 미쳐 여성의 월경기능은 물론 불임에도 간접적인 원인을 제공한다. 남성의 경우 정액이상, 정액의 액화 불량, 정자수 부족 등을 유발할 수 있다.

쑥뜸 시작 전 10분간 신체자극
- 10분 스트레칭법, 10분 유산소 운동법 추천

기본혈
- 상완, 신궐, 관원에 우선 뜸을 뜬다.

치료혈
- **간수** : 제9흉추 등뼈 아래에서 양옆으로 1.5촌 떨어진 곳
  효과 : 만성간염, 위장질환, 눈질환, 월경불순, 신경쇠약, 흥분, 코피, 야맹증
- **비수** : 제11흉추 등뼈 아래에서 양옆으로 1.5촌 떨어진 곳
  효과 : 복창, 황달, 입 안이 쓸 때, 당뇨, 소화불량, 위궤양, 부종, 빈혈
- **태충** : 행간에서 1.5촌 올라가 제1, 2결합부 발등 뼈마디에서 움푹 파인 곳
  효과 : 고혈압, 불면, 간염, 월경불순, 이명, 난청, 붕루, 족부통증, 생식기질환

뜸뜨는 숫자와 자세
- 기본혈 3곳에 하루 2장씩 15일 정도, 치료혈 3곳에 하루 2장씩 약 3주 이상 뜬다.
- 기본혈은 바로 누워서, 간수·비수는 엎드려서, 태충은 앉아서 뜸을 뜬다.

마음이 여유로워진다

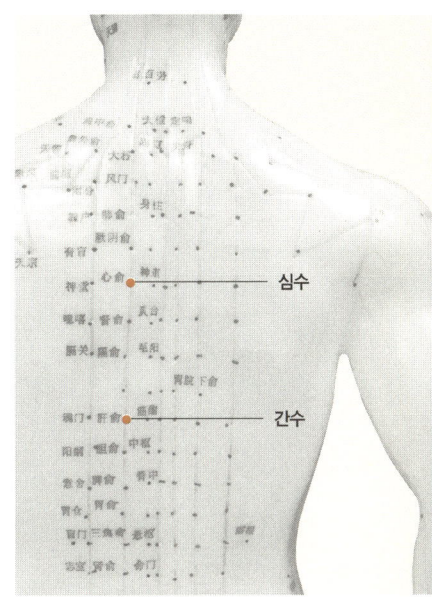

신체의 생리적 균형과 조화는 마음의 여유에서 비롯된다. 마음의 여유를 되찾기 위해선 지나친 사고와 스트레스, 과식과 허기를 피해야 한다. 빠름보다는 느림을 추구하는 생활 습관과 스스로에 대한 믿음을 지녀야 한다. 또한 감정과 지성의 기복이 지나치지 않도록 마음의 중심을 잡아야 한다.

반면 나태하거나 쫓기는 듯한 상태는 히스테리, 신경쇠약, 정신분열, 헛소리, 불면, 화병, 심번 증상을 자초하며 다른 장기의 균형마저도 깨뜨린다. 더불어 지나친 열과 한기에 신체가 노출되지 않도록 하고 오장육부 가운데 특히 심장, 간장이 실증과 허증으로 치우치지 않도록 다스리는 것이 중요하다.

쑥뜸 시작 전 10분간 신체자극
- 10분 치유호흡법, 10분 스트레칭법 추천

기본혈
- 상완, 신궐, 관원에 우선 뜸을 뜬다.

치료혈
- **심수** : 제5흉추 등뼈 아래에서 양옆으로 1.5촌 떨어진 곳
  효과 : 정신분열증, 가슴이 답답할 때, 불안, 건망증, 헛소리, 기침, 위출혈
- **간수** : 제9흉추 등뼈 아래에서 양옆으로 1.5촌 떨어진 곳
  효과 : 만성간염, 위장질환, 눈질환, 월경불순, 신경쇠약, 흥분, 코피, 야맹증

뜸뜨는 숫자와 자세
- 기본혈 3곳에 하루 1~2장씩 10일 정도, 치료혈 2곳에 하루 2장씩 약 4주 이상 뜬다.
- 기본혈은 바로 누워서, 심수·간수는 엎드려서 뜸을 뜬다.

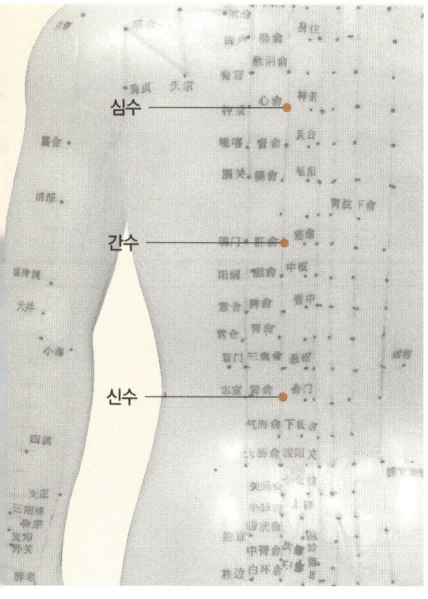

숙면의 세계가 보인다

너무 지나친 사고와 걱정은 심장과 비장을 상하게 하여 수면을 방해한다. 불면은 비장과 위장에 문제를 일으켜 스트레스성 위장질환 및 기능성 위장병을 일으키는 원인이 된다. 또 과중한 업무와 스트레스 역시 간기 울결로 인한 화를 불러들여 깊은 잠을 이룰 수 없게 한다.

이밖에 무절제한 식사, 유독성 음식의 섭취, 과다한 카페인 복용 등도 숙면을 방해하는 요소들이다. 이는 낮과 밤이 바뀌는 악순환을 가져와 오장육부의 상생관계를 전체적으로 흔들어 놓는 병인이 되는 것이다.

쑥뜸 시작 전 10분간 신체자극
- 10분 치유호흡법, 10분 유산소 운동법 추천

기본혈
- 상완, 신궐, 관원에 우선 뜸을 뜬다.

치료혈
- **심수** : 제5흉추 등뼈 아래에서 양옆으로 1.5촌 떨어진 곳
  효과 : 정신분열증, 가슴이 답답할 때, 불안, 건망증, 헛소리, 기침, 위출혈
- **간수** : 제9흉추 등뼈 아래에서 양옆으로 1.5촌 떨어진 곳
  효과 : 만성간염, 위장질환, 눈질환, 월경불순, 신경쇠약, 흥분, 코피, 야맹증
- **신수** : 제2허리뼈 아래에서 양옆으로 1.5촌 떨어진 곳
  효과 : 정액이 흐를 때, 요통, 당뇨, 식욕부진, 비뇨기질환, 월경불순, 신장결석

뜸뜨는 숫자와 자세
- 기본혈 3곳에 하루 2장씩 10일 정도, 치료혈 3곳에 하루 2장씩 약 4주 이상 뜬다.
- 기본혈은 바로 누워서, 심수·간수·신수는 엎드려서 뜸을 뜬다.

쌓인 울화를 풀어준다

간기 울결로 인해 정신이 혼란해지면 기가 소설되지 못하고 쌓여 울화가 발생한다. 지나친 사려 역시 비장을 침범하여 담을 생성시키고 울화를 가속화시킨다.

이를 극복하기 위해서는 자신을 돌아보는 여유가 필요하다. 종교적 믿음을 갖는 것도 도움이 되며 맵거나 단 음식을 피하고 등산 등의 운동으로 기의 흐름을 트게 하는 것도 중요하다. 약성이 차가운 칡차, 단삼 같은 차를 수시로 마시고 울화로 인해 파괴되기 쉬운 각종 비타민을 보충하여 주는 것도 도움이 된다.

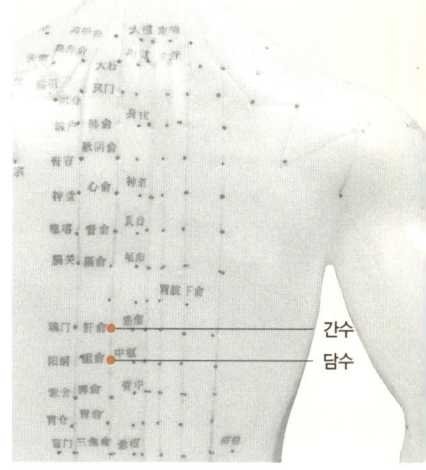

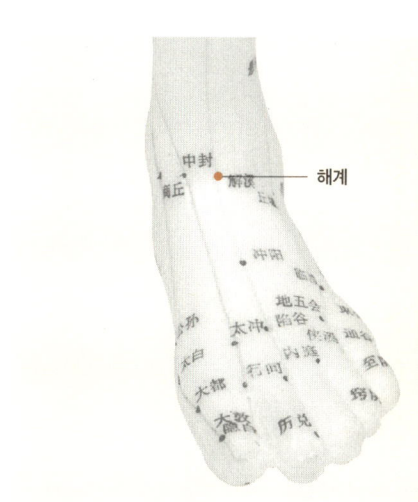

쑥뜸 시작 전 10분간 신체자극
- 10분 스트레칭법, 10분 유산소 운동법 추천

기본혈
- 상완, 신궐, 관원에 우선 뜸을 뜬다.

치료혈
- **간수** : 제9흉추 등뼈 아래에서 양옆으로 1.5촌 떨어진 곳
  효과 : 만성간염, 위장질환, 눈질환, 월경불순, 신경쇠약, 흥분, 코피, 야맹증
- **담수** : 제10흉추 등뼈 아래에서 양옆으로 1.5촌 떨어진 곳
  효과 : 간염, 위염, 황달, 입 안이 쓸 때, 담석증, 구토, 고혈압
- **해계** : 발등에 위치한 발목관절 중앙으로 바깥쪽 복숭아뼈와 수평으로 만나는 곳
  효과 : 발목이 접힌 경우, 눈병이 난 경우, 정신이상, 변비, 어지러움증

뜸뜨는 숫자와 자세
- 기본혈 3곳에 하루 2장씩 15일 정도, 치료혈 3곳에 하루 3장씩 약 4주 이상 뜬다.
- 기본혈은 바로 누워서, 간수·담수는 엎드려서, 해계는 발등을 펴서 뜸을 뜬다.

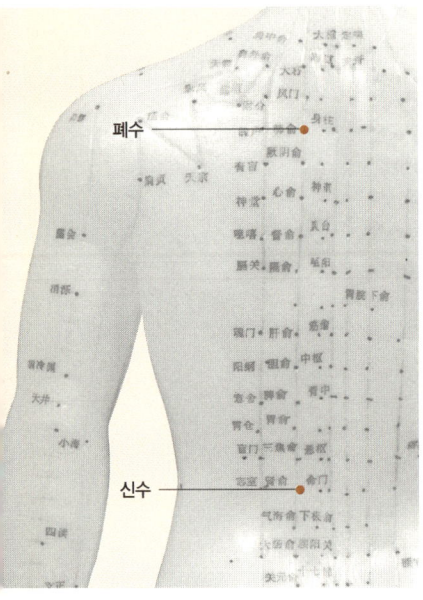

머리를 맑게 한다

머리가 맑지 못하고 어지러우며 무거운 증상은 여러 가지 이유가 있을 수 있으나 먼저 소화기장애를 들 수 있다. 음식의 흡수와 분해에 문제가 생겨 담이 생기면 이것이 혈액순환장애를 유발하여 머리 부위의 기혈을 어지럽게 하기 때문이다. 또 스트레스와 흡연, 음주, 약물중독이 간에 무리를 주어 간 자체의 해독작용을 방해해 머리의 기능을 뿌옇게 하기도 한다.

한편 기가 허하면 맑은 기운을 위로 올려주는 힘이 부족해지고 탁한 기운은 아래로 내려와 순환하는 기능에 문제가 생기게 된다. 이렇게 되면 체내의 상하 흐름이 막혀 끊임없이 머리가 무거워지는 증상이 나타난다.

쑥뜸 시작 전 10분간 신체자극
- 10분 스트레칭법, 10분 유산소 운동법 추천

기본혈
- 상완, 신궐, 관원에 우선 뜸을 뜬다.

치료혈
- **폐수** : 제3흉추 등뼈 아래에서 양옆으로 1.5촌 떨어진 곳
  효과 : 기관지염, 폐렴, 토혈, 호흡기질환, 가슴이 그득하고 뭉칠 때
- **신수** : 제2허리뼈 아래에서 양옆으로 1.5촌 떨어진 곳
  효과 : 정액이 흐를 때, 요통, 당뇨, 식욕부진, 비뇨기질환, 월경불순, 신장결석

뜸뜨는 숫자와 자세
- 기본혈 3곳에 하루 1장씩 10일 정도, 치료혈 2곳에 하루 2장씩 약 3주 이상 뜬다.
- 기본혈은 바로 누워서, 폐수·신수는 엎드린 자세로 뜸을 뜬다.

기억력이 살아난다

기억력 감퇴는 뇌의 기능 저하로 과거 순간의 일들을 기억하지 못하는 현상으로 일종의 병으로 봐도 무관하다. 이것은 선천적인 것보다는 후천적인 영향에 의한 것으로 대부분 심장과 비장의 기 허약에서 비롯된다. 흔히 신정이 허하면 머리의 회전력이 약해져 상초의 기능과 상통할 수 없기 때문에 잘 잊어버리게 된다. 또 비기가 상하면 뇌의 사고하는 영역이 좁아지게 되어 모든 일을 잘 잊게 된다.

기억력을 오래 유지하기 위해서는 기혈의 순환을 깨끗이 하여 담음과 어혈의 생성을 막고 흡연 억제, 혈전제거, 끈적거리는 음식 섭취 등에 신경을 써야 한다.

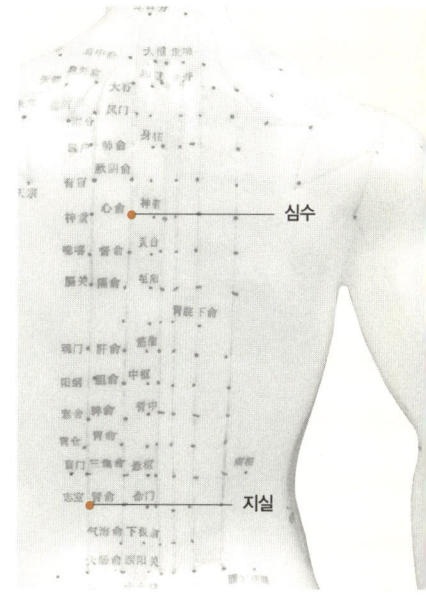

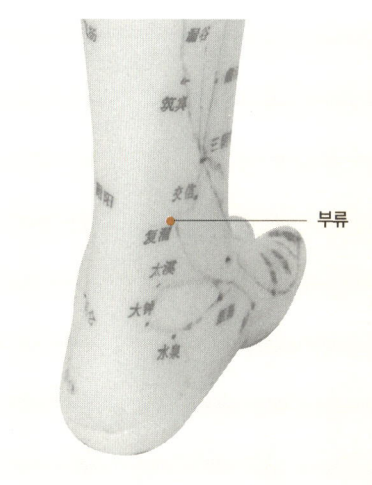

쑥뜸 시작 전 10분간 신체자극
- 10분 치유호흡법, 10분 유산소 운동법 추천

기본혈
- 상완, 신궐, 관원에 우선 뜸을 뜬다.

치료혈
- **심수** : 제5흉추 등뼈 아래에서 양옆으로 1.5촌 떨어진 곳
  효과 : 정신분열증, 가슴이 답답할 때, 불안, 건망증, 헛소리, 기침, 위출혈
- **지실** : 제2허리뼈 아래에서 양옆으로 3촌 떨어진 곳
  효과 : 정액이 흐를 때, 요통, 소화불량, 구토, 수종, 건망증, 대소변불리, 하지마비, 신장염
- **부류** : 태계에서 곧장 위로 2촌 떨어진 곳
  효과 : 신염, 기능성자궁출혈, 대하과다, 요통, 새벽에 식은 땀, 치통, 치질, 정력감퇴

뜸뜨는 숫자와 자세
- 기본혈 3곳에 하루 1장씩 15일 정도, 치료혈 3곳에 하루 2장씩 약 4~6주 이상 뜬다.
- 기본혈은 바로 누워서, 심수·지실은 엎드려서, 부류는 앉아서 뜸을 뜬다.

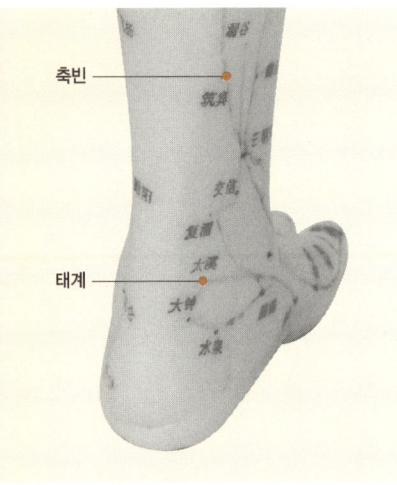

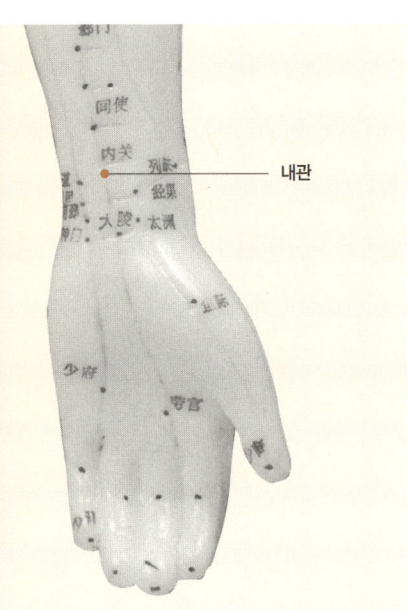

고통스러운 멀미, 미리 차단한다

멀미는 항공기, 배, 자동차 등의 가속도 증가로 몸의 평형 감각을 인지하는 전정기관의 이상 반응 현상이다. 보통은 미식거리면서 구토증상이 생기고 심하면 무기력감, 두통, 어지러움, 창백, 오심, 하품, 발한, 맥박 수 증감 같은 신체적 변화를 동반한다.

사람과 체질에 따라 멀미를 느끼는 정도가 다르며, 특히 혈압이 낮은 사람과 빈혈이 심한 여성이 자주 느낀다. 멀미를 예방하려면 공복에 여행을 떠나지 말고 출발 30분 전에 뜸을 뜨는 것이 효과적이다.

쑥뜸 시작 전 10분간 신체자극
- 10분 스트레칭법, 10분 마찰요법 추천

기본혈
- 상완, 신궐, 관원에 우선 뜸을 뜬다.

치료혈
- **태계** : 안쪽 복숭아뼈 움푹 파인 뒤쪽으로, 복숭아뼈와 아킬레스건의 중간
  효과 : 신장염, 방광염, 치통, 기침, 월경불순, 정력증강, 이명, 탈모, 요통, 당뇨, 기관지염, 족냉, 변비
- **축빈** : 태계에서 곧장 위로 5촌 떨어진 곳
  효과 : 신염, 방광염, 정신분열증, 대하, 소변불리, 쥐가 날 때
- **내관** : 손목 정중앙에 위치한 두 힘줄 사이에서 곧장 2촌 올라간 곳
  효과 : 상지마비와 저림, 가슴통증, 가슴떨림, 흉막염, 히스테리, 불면, 구토, 황달, 위통, 메스꺼움, 억울

뜸뜨는 숫자와 자세
- 기본혈 3곳에 하루 1장씩 3~5일 정도, 치료혈 3곳에 하루 1장씩 약 3~5일 이상 뜬다.
- 기본혈은 바로 누워서, 태계·축빈은 앉거나 누워서, 내관은 급할 때 지압하면 멀미 예방에 특히 효과가 있다.

뇌질환을 물리친다

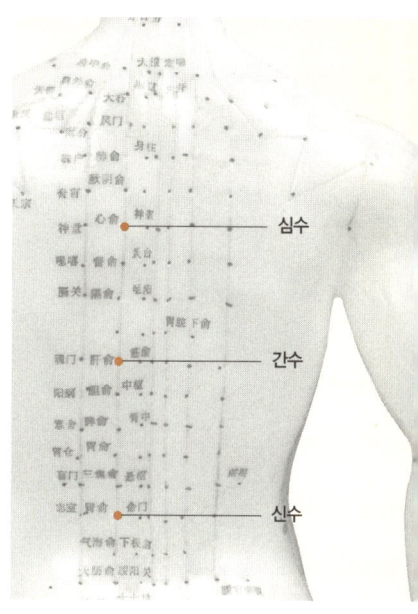

뇌질환은 보통 혈관이 좁아지거나 막혔을 때나 터졌을 때 나타나는 것으로 중풍, 치매, 뇌경색 등 여러 형태로 나타나며 반신불수, 언어장애, 보행장애, 안면마비, 정서문제, 기억력 상실, 이상행동 등을 동반하는 무서운 질환이다.

이런 뇌질환을 예방하고 치료하는 원칙은 거어활혈법(어혈을 제거하여 혈맥을 유통시키는 치료법)으로 어혈을 녹이고 삭이는 것이다. 뇌질환은 체력이 허하여 호흡기·순환기 계통의 기능이 저하된 사람이나 평소에 운동을 게을리하는 40대 이후에 자주 발생한다.

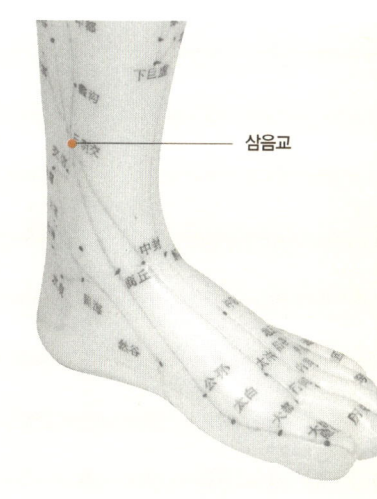

쑥뜸 시작 전 10분간 신체자극
- 10분 스트레칭법, 10분 유산소 운동법 추천

기본혈
- 상완, 신궐, 관원에 우선 뜸을 뜬다.

치료혈
- **심수** : 제5흉추 등뼈 아래에서 양옆으로 1.5촌 떨어진 곳
  효과 : 정신분열증, 가슴이 답답할 때, 불안, 건망증, 헛소리, 기침, 위출혈
- **간수** : 제9흉추 등뼈 아래에서 양옆으로 1.5촌 떨어진 곳
  효과 : 만성간염, 위장질환, 눈질환, 월경불순, 신경쇠약, 흥분, 코피, 야맹증
- **신수** : 제2허리뼈 아래에서 양옆으로 1.5촌 떨어진 곳
  효과 : 정액이 흐를 때, 요통, 당뇨, 식욕부진, 비뇨기질환, 월경불순, 신장결석
- **삼음교** : 안쪽 복숭아뼈에서 위로 3촌 올라가 살과 뼈가 살짝 맞닿는 곳
  효과 : 식욕부진, 설사, 월경불순, 신경쇠약, 월경통, 하지마비, 비뇨기질환

뜸뜨는 숫자와 자세
- 기본혈 3곳에 하루 1장씩 20일 정도, 치료혈 4곳에 하루 1장씩 약 5~6주 이상 뜬다.
- 기본혈은 바로 누워서, 심수·간수·신수는 엎드려서, 삼음교는 앉거나 누워서 뜸을 뜬다.

4 » 여성을 위한 쑥뜸 건강법

피부를 곱고 깨끗하게 한다

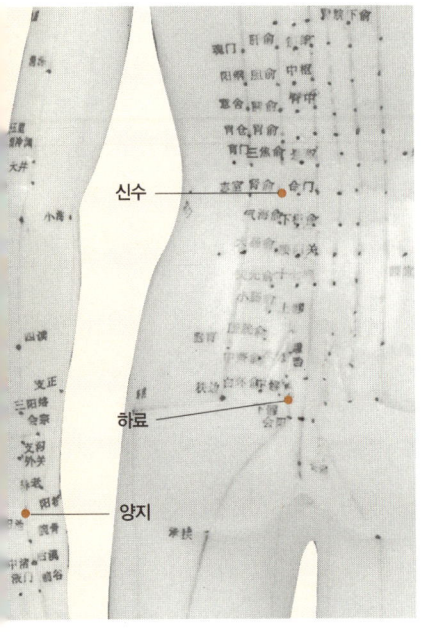

피부가 건조하고 거친 경우는 간기능과 자궁이 메말라서 발생하는 경우로 자궁의 메마름이 심해지면 임신마저도 쉽지 않게 된다. 내장(소장, 대장)의 대사상태가 양호해야 습, 열이 체외로 빠져나가 곱고 깨끗한 피부가 유지되며, 비·위장이 차지 않도록 관리해주고 혈액순환이 잘 되도록 해야 한다. 또 신장기능을 최대화하여 피부에 영양이 공급되도록 해야 한다.

쑥뜸 시작 전 10분간 신체자극
- 10분 치유호흡법, 10분 유산소 운동법 추천

기본혈
- 상완, 신궐, 관원에 우선 뜸을 뜬다.

치료혈
- **신수** : 제2허리뼈 아래에서 양옆으로 1.5촌 떨어진 곳
  효과 : 정액이 흐를 때, 요통, 당뇨, 식욕부진, 비뇨기질환, 월경불순, 신장결석
- **하료** : 제4골반뼈(엉덩이) 중앙에서 양옆으로 0.7~0.8촌 떨어진 곳
  효과 : 자궁내막염, 피부병, 요통, 생식기질환, 장명, 불임증, 소변불리, 설사, 생리불순, 치질
- **곡지** : 팔을 구부릴 때 팔꿈치 부위의 살이 접혀 움푹 파인 곳
  효과 : 고혈압, 빈혈, 알레르기질환, 피부병, 월경불순, 중풍, 결막염증, 위경련, 치통, 두드러기
- **양지** : 중저에서 올라가 손등의 손목이 접히는 부위로 3, 4번째 손바닥뼈가 손목에서 만나는 곳
  효과 : 손목관절염, 상지 신경통, 당뇨, 감기, 난청, 눈 충혈

뜸뜨는 숫자와 자세
- 기본혈 3곳에 하루 1장씩 20일 정도, 치료혈 4곳에 하루 2장씩 약 4~6주 이상 뜬다.
- 기본혈은 바로 누워서, 신수·하료는 엎드려서, 곡지·양지는 앉아서 뜸을 뜬다.

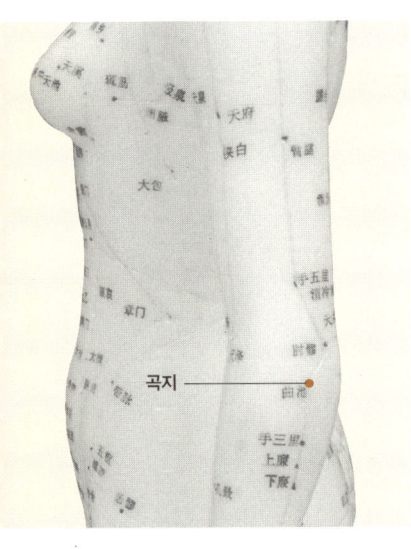

눈 밑 주름 없애기

피부 진피 내에 있는 콜라겐 섬유의 감소와 변성은 탄력을 잃게 하고 주름이 생기는 원인이다. 피부 노화의 일종인 주름살은 주로 자외선, 식생활 문제, 수면, 술, 담배, 화장독 등 여러 가지 외부 요인이 쌓여 발생한다. 또 무리한 다이어트로 인한 급격한 체중 감소가 원인이 되기도 한다.

한방에서는 이런 주름살을 예방하고 치료하기 위하여 얼굴 부위에 영양분을 직접 바르고, 약침, 지압, 전기침, 침구요법 등을 이용하여 기혈 운행을 트는 방법을 주로 쓴다. 특히 비장, 위장, 신장의 기능을 높이고 신체 구석에 박혀 있는 어혈을 제거하는 활혈요법은 아름다운 피부를 재생시키고 유지케 하는 한방치료법이다.

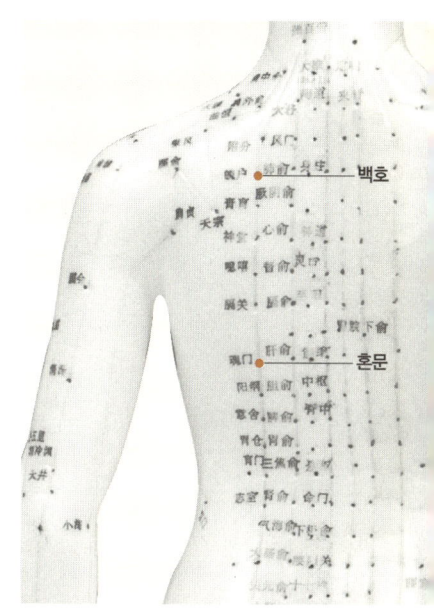

쑥뜸 시작 전 10분간 신체자극
- 10분 마찰요법, 10분 유산소 운동법 추천

기본혈
- 상완, 신궐, 관원에 우선 뜸을 뜬다.

치료혈
- **백호** : 제3흉추 등뼈 아래에서 양옆으로 3촌 떨어진 곳
  효과 : 천식, 목 부위가 뻣뻣할 때, 기관지염, 흉막염, 구토
- **혼문** : 제9흉추 등뼈 아래에서 양옆으로 3촌 떨어진 곳
  효과 : 소화불량, 복명, 간장질환, 장염, 위출혈, 식도협착, 신경쇠약

뜸뜨는 숫자와 자세
- 기본혈 3곳에 하루 1장씩 15일 정도, 치료혈 2곳에 하루 2장씩 약 4~6주 이상 뜬다.
- 기본혈은 바로 누워서, 백호·혼문은 엎드린 자세로 뜸을 뜬다.

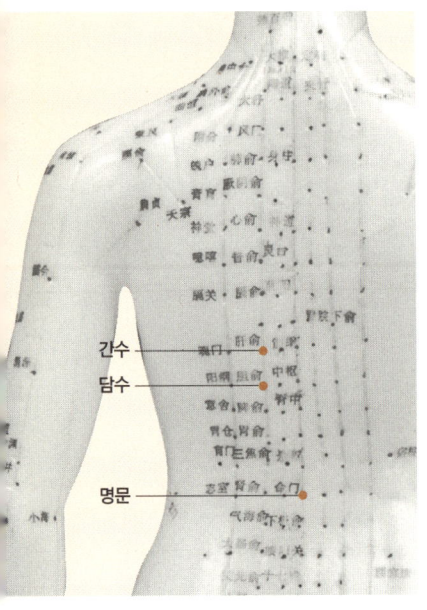

기미를 차단하는 효력이 크다

기미는 일종의 피부질환으로 자외선, 내부 장기의 문제, 여성의 생리 관계, 심한 스트레스 등이 몸의 균형과 기혈상태에 나쁜 영향을 미쳐 기미가 생긴다. 피임약의 장기 사용으로 발생되는 자궁 내 어혈이나 스트레스로 인한 간기능 저하로 발생되는 어혈 역시 기미를 불러온다.

기미는 주로 얼굴의 간장에 해당하는 뺨 주위에 형성되며 오장육부 중 주로 화열을 포함한 어혈에서 원인과 치료법을 찾는다. 일반적으로 경락 지압이나 눈 주위에서 코 양쪽으로 이어지는 부위를 마사지하면 효과가 있다. 한약재 중 도인, 홍화, 천궁, 당귀, 시호 등을 차처럼 복용하는 것도 좋은 방법이다.

쑥뜸 시작 전 10분간 신체자극
- 10분 치유호흡법, 10분 유산소 운동법 추천

기본혈
- 상완, 신궐, 관원에 우선 뜸을 뜬다.

치료혈
- **간수** : 제9흉추 등뼈 아래에서 양옆으로 1.5촌 떨어진 곳
  효과 : 만성간염, 위장질환, 눈질환, 월경불순, 신경쇠약, 흉분, 코피, 야맹증
- **담수** : 제10흉추 등뼈 아래에서 양옆으로 1.5촌 떨어진 곳
  효과 : 간염, 위염, 황달, 입 안이 쓸 때, 담석증, 구토, 고혈압
- **명문** : 제2, 3허리뼈 사이에 위치한 곳
  효과 : 요통, 비뇨기질환, 유뇨, 자궁내막염, 치질, 대하, 이명, 신장염, 자궁질환

뜸뜨는 숫자와 자세
- 기본혈 3곳에 하루 1장씩 15일 정도, 치료혈 3곳에 하루 2장씩 약 6~8주 이상 뜬다.
- 기본혈은 바로 누워서, 간수·담수·명문은 엎드린 자세로 뜸을 뜬다

임신을 유도하는 길이 보인다

한방학적 견해로 불임의 이유는 보통 자궁 허냉성과 허혈성, 신정부족, 간기울체, 습담 적체 등을 임신이 되지 않는 원인으로 보고 있다. 하지만 상당수 여성은 여러 원인 가운데 2가지 이상의 복합적인 기질적 요인에 의해 자궁 기능이 저하되어 불임에 시달리고 있는 경우가 많다. 이 중 하복부와 자궁이 허냉한 경우에 어혈이 뭉쳐 나타나는 여성 불임이 가장 두드러지게 많은 편이다. 자궁의 기질적인 이상을 제외하고 불임의 70~80% 이상이 어혈에서 기인한다.

대표적인 처방의 근본은 자궁의 양기와 기혈을 순환시키고 자궁 내 어혈을 제거하는 치료방법을 쓴다.

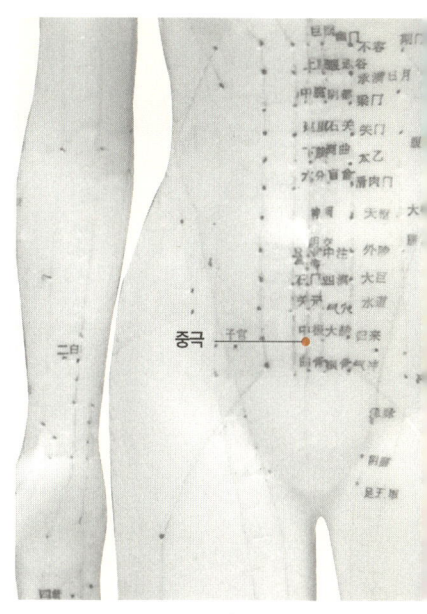

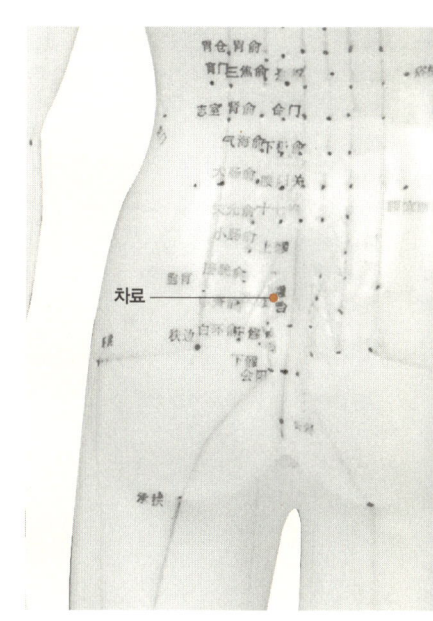

쑥뜸 시작 전 10분간 신체자극
- 10분 치유호흡법, 10분 유산소 운동법 추천

기본혈
- 상완, 신궐, 관원에 우선 뜸을 뜬다.

치료혈
- **중극** : 배꼽 정중앙에서 곧장 밑으로 4촌 떨어진 곳
  효과 : 생리불순, 불임증, 방광염, 대하, 좌골신경통, 소변불리, 조루, 요도감염
- **차료** : 제2골반뼈(엉덩이) 중앙에서 양옆으로 0.7~0.8촌 떨어진 곳
  효과 : 월경부족, 요통, 방광염, 난소염, 소변불리, 대장염, 치질

뜸뜨는 숫자와 자세
- 기본혈 3곳에 하루 1장씩 30일 이상, 치료혈 2곳에 하루 2장씩 약 10주 이상 뜬다.
- 기본혈은 바로 누워서, 중극·차료는 엎드린 자세로 뜸을 뜬다.

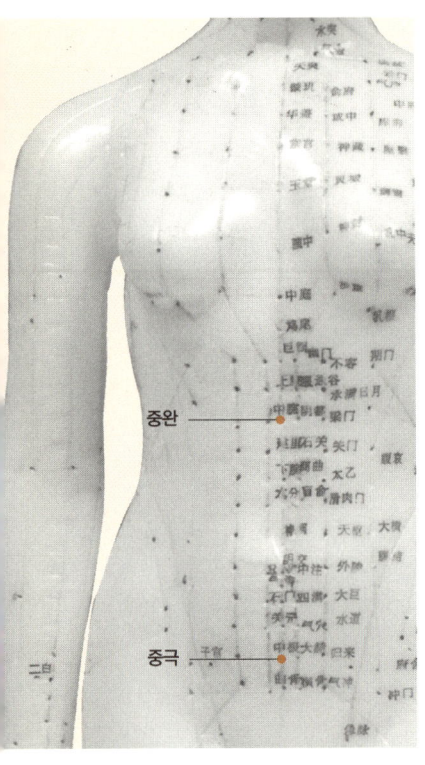

출산 후 몸단속과 어혈이 문제다

일정기간 동안 불면, 전신 통증, 식욕부진, 다한증, 부종, 음부출혈 같은 산후 후유증으로 고생을 하는 산모가 적지가 않다. 이것은 향후 산모의 건강과도 직접 연관되는 부분이므로 각별한 신경과 배려가 필요하다.

이런 산후 허증은 체력 감소로 외부의 병인이 침투하는 빌미를 제공하고 산후 잡병의 원인이 되므로 충분한 기혈을 보충하고 어혈을 삭이는 치료가 필요하다.

어혈은 나쁜 피가 자궁 내에 잔류하여 기혈의 순환장애를 유발하고 혈액을 응고시킨다. 이것이 심해지면 탁한 피가 뭉쳐 열과 냄새를 발생시키며 극심한 하복통과 정신적 장애, 불임, 자궁근종, 습관성 유산 등으로 이어질 수 있다.

쑥뜸 시작 전 10분간 신체자극
- 10분 치유호흡법, 10분 유산소 운동법 추천

기본혈
- 상완, 신궐, 관원에 우선 뜸을 뜬다.

치료혈
- **중완** : 배꼽 정중앙에서 곧장 4촌 올라간 곳이다.
  효과 : 변비, 고혈압, 신경쇠약, 당뇨, 위염, 위하수, 히스테리, 정신병
- **중극** : 배꼽 정중앙에서 곧장 밑으로 4촌 떨어진 곳
  효과 : 생리불순, 불임증, 방광염, 대하, 좌골신경통, 소변불리, 조루, 요도감염

뜸뜨는 숫자와 자세
- 기본혈 3곳에 하루 1장씩 20일 정도, 치료혈 2곳에 하루 2장씩 약 6~8주 이상 뜬다.
- 기본혈과 중완·중극은 바로 누워서 뜸을 뜬다.

산후 묵은 살을 빼준다

출산 후 몸조리를 잘 하는 것은 출산으로 빚어진 기허상태를 빨리 회복시키고, 기혈이 약해져서 쑤시고 저리는 증상을 가라앉히는 방법이다. 산후 신체 부기를 다스리지 않으면 어혈과 불순물이 함께 뭉쳐 비만의 원인이 된다.

산후 부종은 하체가 붓고 누르면 살이 푹 들어가는 증상으로 출산 후 오로가 빠지지 않아 어혈이 잔류해 비만이 되는 경우도 있다. 산후 비만은 불임, 월경불순, 당뇨, 혈압장애, 호르몬분비장애, 위장질환 등의 원인이 된다.

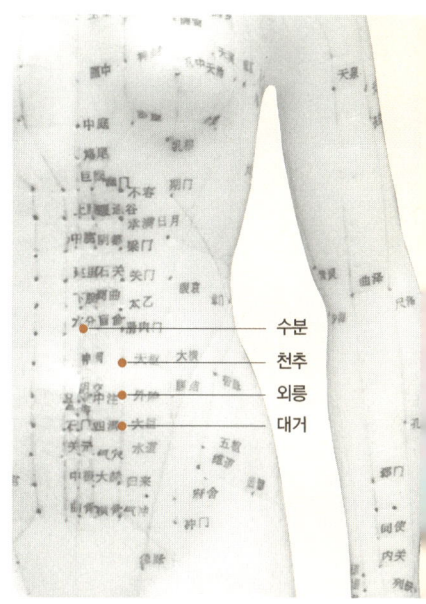

쑥뜸 시작 전 10분간 신체자극
- 10분 스트레칭법, 10분 유산소 운동법 추천

기본혈
- 상완, 신궐, 관원에 우선 뜸을 뜬다.

치료혈
- **천추** : 배꼽 양옆으로 2촌 떨어진 곳
  효과 : 위장염, 신장염, 구토, 설사, 변비, 위경련, 월경불순, 자궁내막염, 신장, 방광질환
- **외릉** : 천추 바로 아래 1촌 떨어진 곳
  효과 : 복통, 월경통, 장경련, 위하수
- **대거** : 외릉 바로 아래 1촌 떨어진 곳
  효과 : 신장질환, 자궁내막염, 불임증, 대하, 월경불순
- **수분** : 배꼽 정중앙에서 곧장 1촌 올라간 곳
  효과 : 구토, 설사, 만성위염, 소변불리, 신장염, 식욕부진, 부종

뜸뜨는 숫자와 자세
- 기본혈 3곳에 하루 1장씩 30일 정도, 치료혈 4곳에 하루 2장씩 약 6~10주 이상 뜬다.
- 기본혈과 천추·외릉·대거·수분은 바로 누워서 뜸을 뜬다.

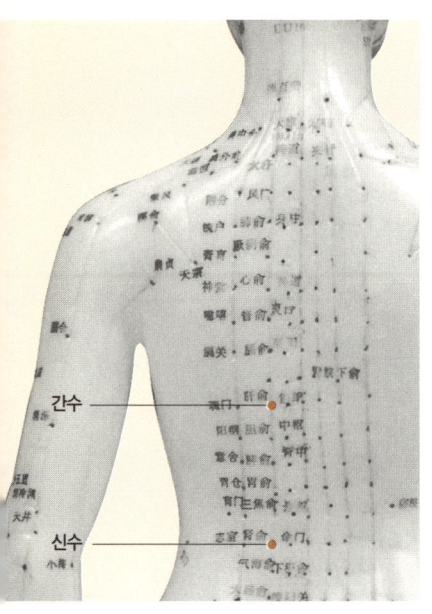

여성질환에 효과가 높은 쑥뜸

여성은 기혈 순환으로 야기되는 질환이 남성에 비해 다양하고 예민하다. 생리불순, 월경통, 불임, 자궁출혈, 냉증, 대하 등 일생을 살면서 겪는 증상들 거의 모두가 혈액순환 불량으로 시작되는 경우가 허다하다. 기혈 순환의 불량은 곧 여성질환의 발병인 셈이다.

이러한 혈액순환기능의 저하는 자궁 내에 찬 기운이 뭉치면 발생한다. 따라서 항상 아랫배를 포함한 하초가 따뜻하도록 신경 쓰고 어혈을 이루는 활성산소의 축적을 막는 지혜를 갖춰야 한다.

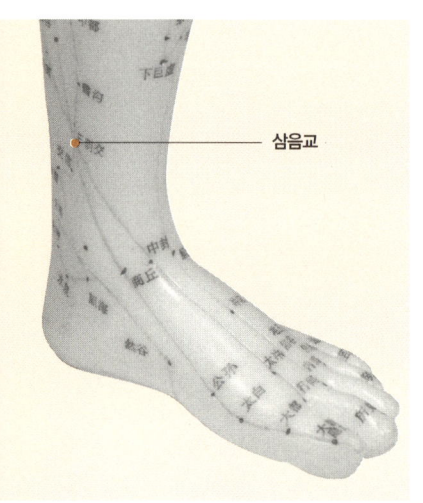

쑥뜸 시작 전 10분간 신체자극
- 10분 치유호흡법, 10분 유산소 운동법 추천

기본혈
- 상완, 신궐, 관원에 우선 뜸을 뜬다.

치료혈
- **간수** : 제9흉추 등뼈 아래에서 양옆으로 1.5촌 떨어진 곳
  효과 : 만성간염, 위장질환, 눈질환, 월경불순, 신경쇠약, 흥분, 코피, 야맹증
- **신수** : 제2허리뼈 아래에서 양옆으로 1.5촌 떨어진 곳
  효과 : 정액이 흐를 때, 요통, 당뇨, 식욕부진, 비뇨기질환, 월경불순, 신장결석
- **삼음교** : 안쪽 복숭아뼈에서 위로 3촌 올라가 살과 뼈가 살짝 맞닿는 곳
  효과 : 식욕부진, 설사, 월경불순, 신경쇠약, 월경통, 하지마비, 비뇨기질환

뜸뜨는 숫자와 자세
- 기본혈 3곳에 하루 1장씩 15일 정도, 치료혈 3곳에 하루 1장씩 약 4~6주 이상 뜬다.
- 기본혈은 바로 누워서, 간수·신수는 엎드려서, 삼음교는 앉거나 누워서 뜸을 뜬다.

골다공증을 예방한다

골다공증은 여성호르몬의 저하와 칼슘 부족이 원인으로 혈액 저장에 관여하는 간장, 영양상태를 담당하는 비장, 호르몬 분비를 조절하는 신장의 기능 저하가 어우러져 뼈의 밀도가 약해진 상태를 말한다. 갱년기와 폐경기를 전후하여 증상이 심해지며 얼굴의 화끈거림, 가슴의 두근거림, 우울증, 신경쇠약 등을 동반한다.

한방에서는 혈을 생성하는 심장의 조혈작용과 골수를 충족시키고 양기를 불러 뼈를 튼튼하게 하는 신정을 강화하는 처방을 주로 사용한다. 평상시 녹각교, 토사자, 숙지황, 두충, 복분자, 산수유, 음양곽 등을 수시로 복용하면 좋다.

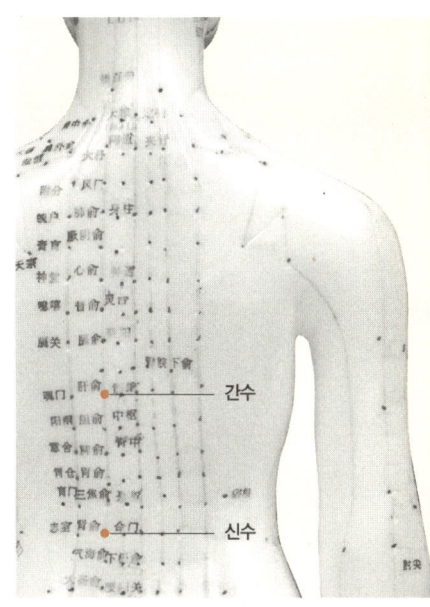

쑥뜸 시작 전 10분간 신체자극
- 10분 마찰요법, 10분 유산소 운동법 추천

기본혈
- 상완, 신궐, 관원에 우선 뜸을 뜬다.

치료혈
- **간수** : 제9흉추 등뼈 아래에서 양옆으로 1.5촌 떨어진 곳
  효과 : 만성간염, 위장질환, 눈질환, 월경불순, 신경쇠약, 흥분, 코피, 야맹증
- **신수** : 제2허리뼈 아래에서 양옆으로 1.5촌 떨어진 곳
  효과 : 정액이 흐를 때, 요통, 당뇨, 식욕부진, 비뇨기질환, 월경불순, 신장결석

뜸뜨는 숫자와 자세
- 기본혈 3곳에 하루 1장씩 20일 정도, 치료혈 2곳에 하루 2장씩 약 5~7주 이상 뜬다.
- 기본혈은 바로 누워서, 간수·신수는 엎드린 자세로 뜸을 뜬다

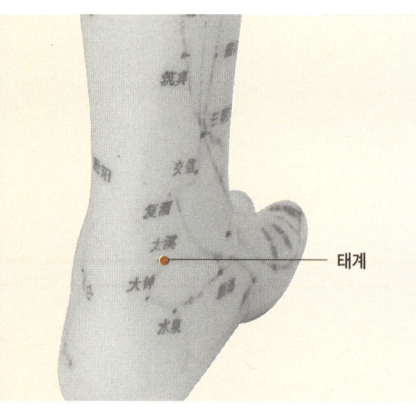

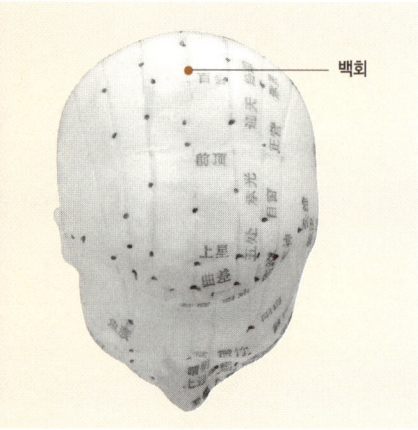

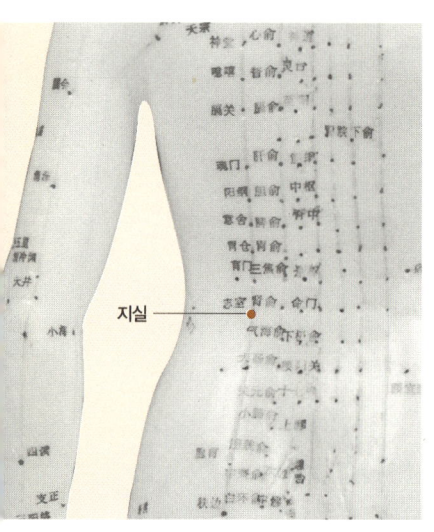

건강한 머릿결을 유지한다

신정과 혈액은 서로 보완하는 관계이며 모발의 상태는 신의 정기에 영향을 받는다. 젊은 청소년의 머리카락이 윤택한 이유는 신기가 충만하고 왕성하기 때문이다. 따라서 모발의 상태로 신장과 혈의 상태를 알 수 있다.

하지만 머릿결의 상태는 생활습관이나 손질 여하에도 영향을 받으므로 두피조직에 마사지나 지압 등으로 신경이나 혈관을 직접 자극하여 혈액순환이 잘 되도록 신경을 쓴다면 머리카락에 고른 영양상태를 공급할 수 있다.

쑥뜸 시작 전 10분간 신체자극
- 10분 치유호흡법, 10분 마찰요법 추천

기본혈
- 상완, 신궐, 관원에 우선 뜸을 뜬다.

치료혈
- **지실** : 제2허리뼈 아래에서 양옆으로 3촌 떨어진 곳
  효과 : 정액이 흐를 때, 요통, 소화불량, 구토, 수종, 건망증, 대소변불리, 하지마비, 신장염
- **태계** : 안쪽 복숭아뼈 움푹 파인 뒤쪽으로, 복숭아뼈와 아킬레스건의 중간
  효과 : 신장염, 방광염, 치통, 기침, 월경불순, 정력증강, 이명, 탈모, 요통, 당뇨, 기관지염, 족냉, 변비
- **백회** : 후정에서 위로 1.5촌 올라간 곳
  효과 : 두통, 이명, 중풍, 반신불수, 시력장애, 치질, 탈항, 건망증, 자궁탈수, 고혈압

뜸뜨는 숫자와 자세
- 기본혈 3곳에 하루 1장씩 15일 정도, 치료혈 3곳에 하루 2장씩 약 4~7주 이상 뜬다.
- 기본혈은 바로 누워서, 지실은 엎드려서, 백회·태계는 앉아서 뜸을 뜬다.

5 » 우리 아이를 위한 쑥뜸 건강법

우리 아이 폐 기운 강화하기

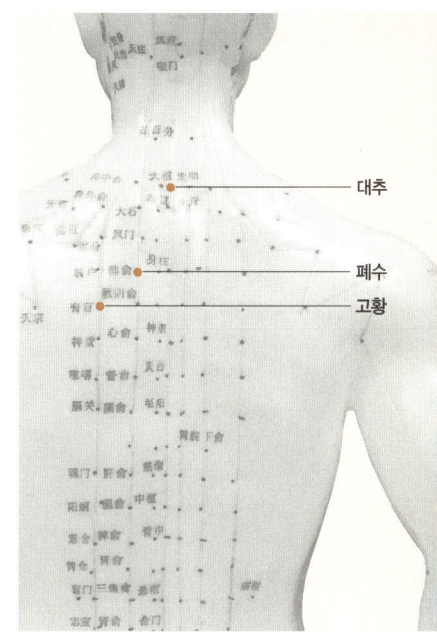

어린이의 경우 오장육부 중 폐 기능이 가장 연약하여 외부의 나쁜 기운이 폐를 침범하면 호흡을 원활히 하지 못할 뿐 아니라 잦은 기침과 가래를 일으켜 심하면 폐렴으로 증세가 확산되는 경우가 많다. 계절에 민감하여 환절기는 코막힘, 가래, 두통, 재치기, 기침, 천식, 축농증, 피로 증상 등이 생긴다.

폐의 면역력을 길러 악성독감 등의 질환에도 대처할 수 있는 내성을 길러야 한다. 평소 향신료가 많이 들어간 음식, 너무 차갑거나 기름진 음식을 피하고 기후 변화에 주의하며 배변의 상태를 양호하게 해 폐를 깨끗하게 하도록 한다.

쑥뜸 시작 전 10분간 신체자극
- 10분 마찰요법, 10분 유산소 운동법 추천

기본혈
- 상완, 신궐, 관원에 우선 뜸을 뜬다.

치료혈
- **대추** : 제7경추 목뼈, 제1흉추 등뼈 사이에 위치한 곳
  효과 : 더위 먹은 병, 목 강직, 두드러기, 기관지염, 결핵, 습진, 정신병, 토혈, 위장질환
- **폐수** : 제3흉추 등뼈 아래에서 양옆으로 1.5촌 떨어진 곳
  효과 : 기관지염, 폐렴, 토혈, 호흡기질환, 가슴이 그득하고 뭉칠 때
- **고황** : 제4흉추 등뼈 아래에서 양옆으로 3촌 떨어진 곳
  효과 : 천식, 위통, 변비, 목 부위가 뻣뻣할 때, 기관지염, 폐결핵, 신경쇠약, 협심증

뜸뜨는 숫자와 자세
- 기본혈 3곳에 하루 1장씩 20일 정도, 치료혈 3곳에 하루 1장씩 약 4주 이상 뜬다.
- 기본혈은 바로 누워서, 대추·폐수·고황은 엎드린 자세로 뜸을 뜬다.

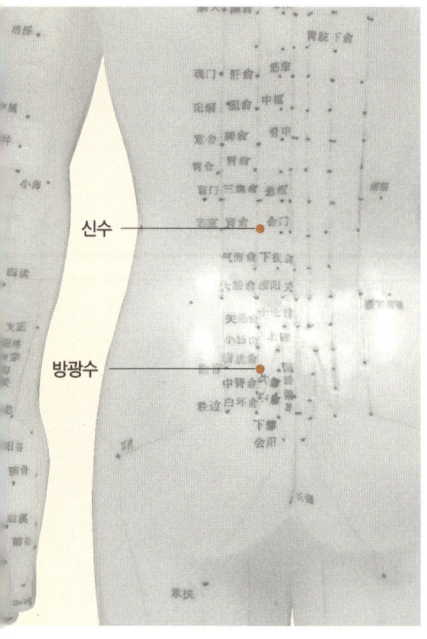

오줌싸개를 건강한 어린이로

한의학에서는 잠자리에서 무의식적으로 이불에 오줌을 싸 버리는 증상을 방광의 허냉과 신장의 양기 부족을 주원인으로 보고 있다. 이런 아이의 대부분은 하체가 약하고 생식계 질환을 앓는 경우가 많다. 또한 선천적으로 발육이 늦은 아이, 영양 상태가 고르지 못한 아이, 정서적으로 불안한 아이에게 찾아오기 쉽다.

야뇨증 어린이는 항상 수분 섭취에도 신경을 써 잠자리에 들기 전에는 물을 먹지 말도록 주의해야 한다. 복분자, 오미자, 검은콩, 녹용, 은행, 도라지 등은 소변의 양과 배설을 조절하는 작용이 있으므로 물 대신 수시로 복용시키는 것도 도움이 된다.

쑥뜸 시작 전 10분간 신체자극
- 10분 치유호흡법, 10분 유산소 운동법 추천

기본혈
- 상완, 신궐, 관원에 우선 뜸을 뜬다.

치료혈
- **신수** : 제2허리뼈 아래에서 양옆으로 1.5촌 떨어진 곳
  효과 : 정액이 흐를 때, 요통, 당뇨, 식욕부진, 비뇨기질환, 월경불순, 신장결석
- **방광수** : 제2골반뼈(엉덩이) 중앙에서 양옆으로 1.5촌 떨어진 곳
  효과 : 좌골신경통, 변비, 설사, 당뇨, 음부 가려움증, 하지가 찬 경우, 방광염

뜸뜨는 숫자와 자세
- 기본혈 3곳에 하루 1장씩 15일 정도, 치료혈 2곳에 하루 1장씩 약 5~7주 이상 뜬다.
- 기본혈은 바로 누워서, 신수·방광수는 엎드린 자세로 뜸을 뜬다.

엄마, 작은 키가 아빠 탓인가요

체중, 신장 등 전반적인 발육부진을 성장장애라고 하는데 활성산소와 어혈이 그 원인이다. 활성산소를 발생시키는 음식섭취가 혈액을 탁하게 하여 혈액순환 기능에 관여하는 적혈구의 활동장애를 가져오고 혈액을 점성케 하여 신체 발육을 저해하게 하는 요인이 된다. 주로 간신기능 부족, 유전적 원인, 체질적 성장지연 등의 선천적 원인과 비장 등의 소화흡수장애로 일어나는 후천적 원인이 있다.

이러한 성장장애 치료는 빠르면 빠를수록 유리하며 유아에서 성장판이 닫히는 시기까지 지속하면 효과가 크다. 여아의 경우는 13세, 남아는 16세에 성장이 둔화되므로 그 이전에 치료하는 것이 좋다.

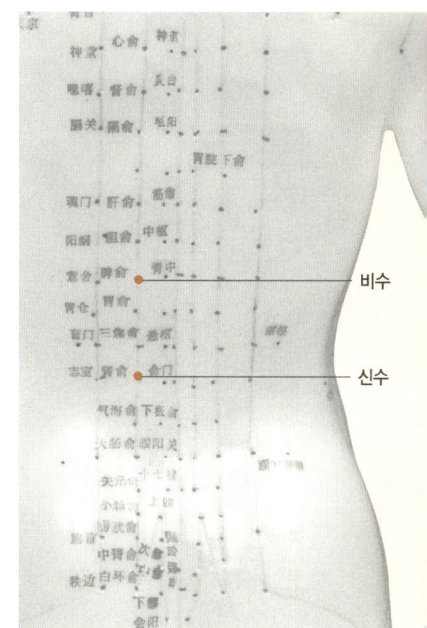

쑥뜸 시작 전 10분간 신체자극
- 10분 스트레칭법, 10분 유산소 운동법 추천

기본혈
- 상완, 신궐, 관원에 우선 뜸을 뜬다.

치료혈
- **비수** : 제11흉추 등뼈 아래에서 양옆으로 1.5촌 떨어진 곳
  효과 : 복창, 황달, 입 안이 쓸 때, 당뇨, 소화불량, 위궤양, 부종, 빈혈
- **신수** : 제2허리뼈 아래에서 양옆으로 1.5촌 떨어진 곳
  효과 : 정액이 흐를 때, 요통, 당뇨, 식욕부진, 비뇨기질환, 월경불순, 신장결석

뜸뜨는 숫자와 자세
- 기본혈 3곳에 하루 1장씩 20일 정도, 치료혈 2곳에 하루 1장씩 약 6~8주 이상 뜬다.
- 기본혈은 바로 누워서, 비수·신수는 엎드린 자세로 뜸을 뜬다.

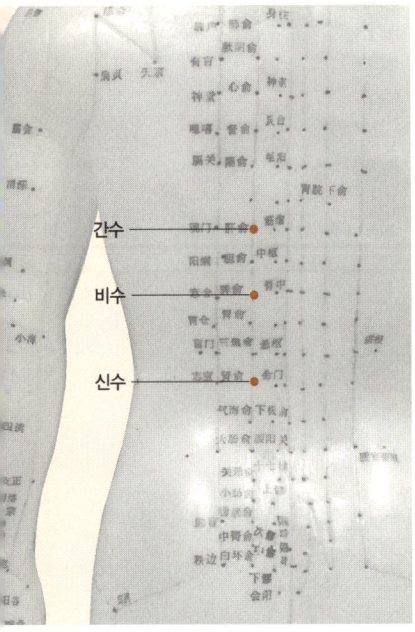

튼튼하게 키우는 보약 같은 쑥뜸

요즈음은 너무 과하게 먹거나 편식이나 위장이 문제가 되어 아이들이 기대 이상으로 크지 않는다. 즉 못 먹어서 크지 못하는 경우를 빼고 성장에 문제가 있다면 흡수장애와 소화불량 등의 검사를 받아보는 것이 좋다.

생후 2~4년 동안에 잦은 병치레를 하거나 지나치게 땀이 많은 아이, 비만 등으로 어혈 수치가 높은 아이는 성장에 장애를 받는다. 또한 잠을 잘 못자는 아이, 평상시에 배꼽 주변이 자주 아프고 변비나 설사가 심한 아이, 천식증상이 있는 아이, 야뇨증, 아토피성 피부증상이 있는 아이들이 대부분 성장이 느리고 약한 편이다.

쑥뜸 시작 전 10분간 신체자극
- 10분 스트레칭법, 10분 유산소 운동법 추천

기본혈
- 상완, 신궐, 관원에 우선 뜸을 뜬다.

치료혈
- **간수** : 제9흉추 등뼈 아래에서 양옆으로 1.5촌 떨어진 곳
  효과 : 만성간염, 위장질환, 눈질환, 월경불순, 신경쇠약, 흥분, 코피, 야맹증
- **비수** : 제11흉추 등뼈 아래에서 양옆으로 1.5촌 떨어진 곳
  효과 : 복창, 황달, 입 안이 쓸 때, 당뇨, 소화불량, 위궤양, 부종, 빈혈
- **신수** : 제2허리뼈 아래에서 양옆으로 1.5촌 떨어진 곳
  효과 : 정액이 흐를 때, 요통, 당뇨, 식욕부진, 비뇨기질환, 월경불순, 신장결석

뜸뜨는 숫자와 자세
- 기본혈 3곳에 하루 1장씩 15일 정도, 치료혈 3곳에 하루 2장씩 약 5~7주 이상 뜬다.
- 기본혈은 바로 누워서, 간수·비수·신수는 엎드린 자세로 뜸을 뜬다.

수험생 건강관리

　수험생들이 겪는 가장 큰 고통은 스트레스에서 비롯되는 심신 불안증이다. 스트레스는 간기 울결로 나타나는데 심해지면 열이 동반되면서 불면과 다몽, 불안, 초조 증세가 나타난다. 때로는 간실증이 악화되어 입 안이 쓰고 밥맛이 떨어지면서 몸무게가 감소하고 신체 저항력이 약화되어 피곤함과 무력감에 빠지게 된다. 이밖에 머리가 늘 무겁고 맑지 못하며 어지럼증을 느끼기도 한다.

　이는 모두 스트레스로 소화기능이 저하되어 나타나는 현상으로 인체의 불필요한 흡수물을 배출하지 못해 얼굴빛이 창백해지고, 배가 자주 아프며 구토와 대변이상증상을 보인다.

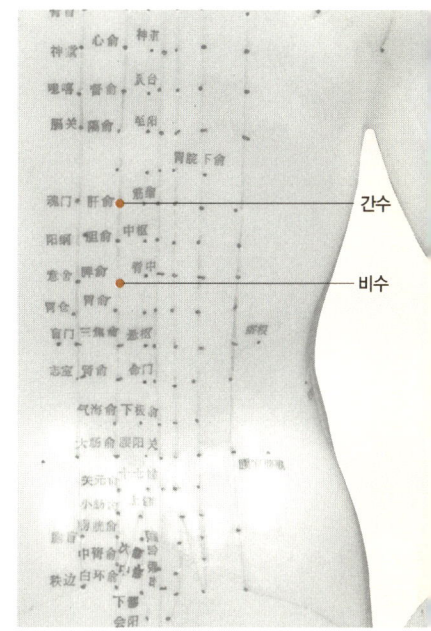

쑥뜸 시작 전 10분간 신체자극
- 10분 스트레칭법, 10분 유산소 운동법 추천

기본혈
- 상완, 신궐, 관원에 우선 뜸을 뜬다.

치료혈
- **간수** : 제9흉추 등뼈 아래에서 양옆으로 1.5촌 떨어진 곳
  효과 : 만성간염, 위장질환, 눈질환, 월경불순, 신경쇠약, 흥분, 코피, 야맹증
- **비수** : 제11흉추 등뼈 아래에서 양옆으로 1.5촌 떨어진 곳
  효과 : 복창, 황달, 입 안이 쓸 때, 당뇨, 소화불량, 위궤양, 부종, 빈혈

뜸뜨는 숫자와 자세
- 기본혈 3곳에 하루 1장씩 20일 정도, 치료혈 2곳에 하루 1장씩 약 4~6주 이상 뜬다.
- 기본혈은 바로 누워서, 간수·비수는 엎드린 자세로 뜸을 뜬다.

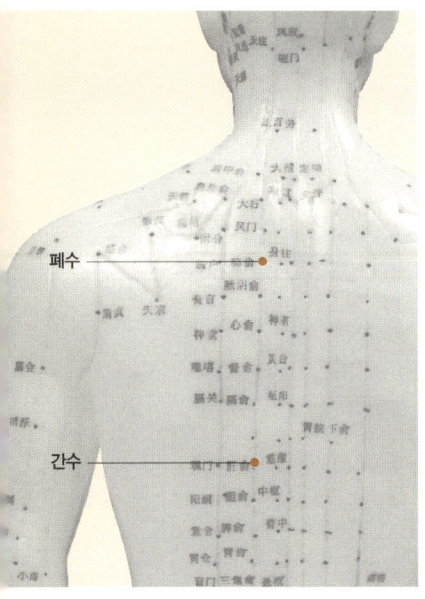

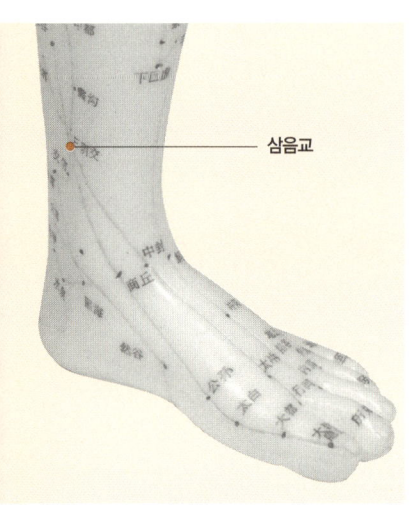

여드름 치료에 꼭 필요한 쑥뜸

혈액 내의 독소가 축적되거나 오장육부 중 폐, 위, 대장에 열독이 쌓이면 얼굴이나 상체 부분에 여드름이 생긴다. 남자는 대개 18세 전후, 여자는 15세 전후로 급격하게 발생하는데 이는 사춘기에 안드로겐 호르몬의 분비 때문이다. 여드름은 좀처럼 치료되기 힘든 경우도 있으므로 초기의 피부 관리가 중요하다. 체질 분류에 따라 소양인은 소화기능과 폐열독에 의해, 태음인은 간열이 직접적 원인이 되어 발생하고, 소음인은 제일 민감한 체질로 생리불순과 혈액순환장애가 심해져 괴로움을 받는다.

쑥뜸 시작 전 10분간 신체자극
- 10분 치유호흡법, 10분 유산소 운동법 추천

기본혈
- 상완, 신궐, 관원에 우선 뜸을 뜬다.

치료혈
- **폐수** : 제3흉추 등뼈 아래에서 양옆으로 1.5촌 떨어진 곳
  효과 : 기관지염, 폐렴, 토혈, 호흡기질환, 가슴이 그득하고 뭉칠 때
- **간수** : 제9흉추 등뼈 아래에서 양옆으로 1.5촌 떨어진 곳
  효과 : 만성간염, 위장질환, 눈질환, 월경불순, 신경쇠약, 흥분, 코피, 야맹증
- **삼음교** : 안쪽 복숭아뼈에서 위로 3촌 올라가 살과 뼈가 살짝 맞닿는 곳
  효과 : 식욕부진, 설사, 월경불순, 신경쇠약, 월경통, 하지마비, 비뇨기질환

뜸뜨는 숫자와 자세
- 기본혈 3곳에 하루 1장씩 15일 정도, 치료혈 3곳에 하루 1장씩 약 6~8주 이상 뜬다.
- 기본혈은 바로 누워서, 폐수·간수는 엎드려서, 삼음교는 앉거나 누워서 뜸을 뜬다.

6 » 남성을 위한 쑥뜸 건강법

쑥뜸으로 스태미나 회복하기

양기의 충만으로 평소 자기관리를 통해 오장의 기혈 흐름이 원활한 사람은 언제나 활기찬 스태미나를 보유할 수 있다. 정력은 음의 대표 물질로 항상 혈액과 연관되어 있다. 그러나 특정한 기의 강화나 혈액의 단순한 보충만 가지고는 정력을 높이기 어렵다.

허리 부위가 부실하면 정력은 떨어지게 마련이다. 따라서 허리를 강화하는 운동과 자극, 곧은 자세 유지와 금연은 정력 증강을 위한 필수 사항이다. 또한 불필요한 담음과 썩은 어혈을 최소화시키는 것이 중요하다.

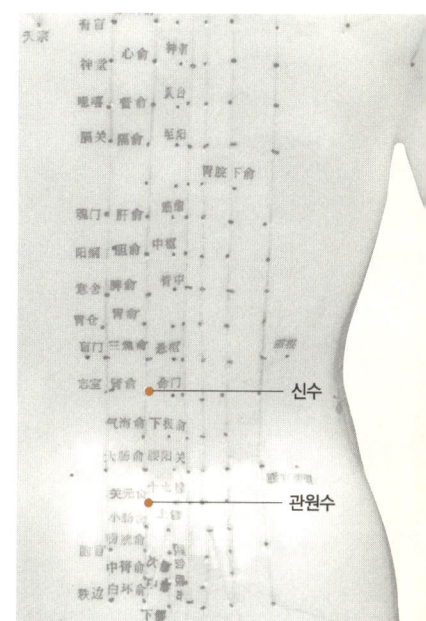

쑥뜸 시작 전 10분간 신체자극
- 10분 유산소 운동법, 10분 마찰요법 추천

기본혈
- 상완, 신궐, 관원에 우선 뜸을 뜬다.

치료혈
- **신수** : 제2허리뼈 아래에서 양옆으로 1.5촌 떨어진 곳
  효과 : 정액이 흐를 때, 요통, 당뇨, 식욕부진, 비뇨기질환, 월경불순, 신장결석
- **관원수** : 제5허리뼈 아래에서 양옆으로 1.5촌 떨어진 곳
  효과 : 당뇨, 빈혈, 방광염, 요통, 소변곤란, 성욕감퇴, 설사

뜸뜨는 숫자와 자세
- 기본혈 3곳에 하루 1장씩 20일 정도, 치료혈 2곳에 하루 2장씩 약 5주 이상 뜬다.
- 기본혈은 바로 누워서, 신수 · 관원수는 엎드린 자세로 뜸을 뜬다.

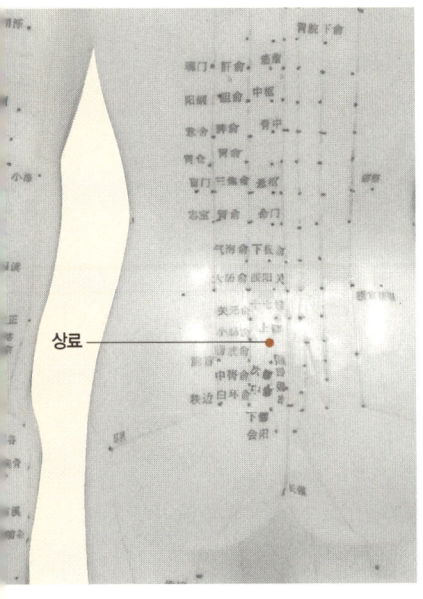

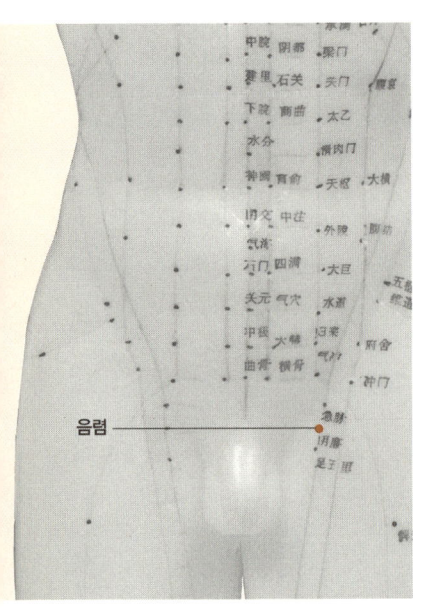

남성 불임을 퇴치한다

불임은 결혼한 지 2년 이상의 건강한 남녀가 정상적인 부부관계에도 불구하고 자식을 갖지 못하는 경우로 최근 기혼 부부 10쌍 중 1.5쌍 정도가 여기에 해당된다.

남성 불임의 원인은 대부분 비뇨기질환, 약물복용 및 중독, 흡연과 알코올 중독, 각종 방사선 치료과정에서 비롯된다. 더불어 사회적 스트레스의 가중으로 인한 정자의 감소와 활동 저하, 고환의 기능 저하, 염색체 이상 반응 등이 불임의 중요 원인이다. 한의학에서는 어혈적체, 간기울결, 습열내적, 신양 부족기능 등을 불임의 원인으로 본다.

따라서 정자의 기능강화, 전립선 염증처리, 고환 기능회복 등의 효과를 끌어내는 치료가 알맞다.

쑥뜸 시작 전 10분간 신체자극
- 10분 스트레칭법, 10분 마찰요법 추천

기본혈
- 상완, 신궐, 관원에 우선 뜸을 뜬다.

치료혈
- **상료** : 제1골반뼈(엉덩이) 중앙에서 양옆으로 0.7~0.8촌 떨어진 곳
  효과 : 좌골신경통, 요통, 자궁내막염, 월경불순, 불임증, 대하, 변비, 월경통, 치질
- **음렴** : 기충(위경)에서 곧장 아래로 2촌, 사타구니가 접히는 부위
  효과 : 월경통, 생리불순, 다리동통, 습관성 유산, 불임증

뜸뜨는 숫자와 자세
- 기본혈 3곳에 하루 1장씩 30일 정도, 치료혈 2곳에 하루 2장씩 약 4~6주 이상 뜬다.
- 기본혈과 음렴은 바로 누워서, 상료는 엎드린 자세로 뜸을 뜬다.

조루, 발기부전을 치료한다

조루는 성관계로 인한 신체적, 감정적 변화와 환경적, 가정적, 사회적 요인이 문제가 되어 발생하는 경우가 많다. 노화 속도가 빠르거나 지나친 자위행위가 원인이 되기도 한다. 또한 발기부전은 정신적 스트레스가 주요한 원인이며 심리적 부담과 아울러 신경계, 혈관계, 내분비계의 장애로 일어난다.

주로 40대 이후에 발현하는 조루와 발기부전은 신장 기능의 저하 시기와 맞물려 증상이 심해지는 경우가 많다. 경락 중에 간장, 비장, 신장의 하체 경혈 등을 늘 자극해주면 도움이 된다.

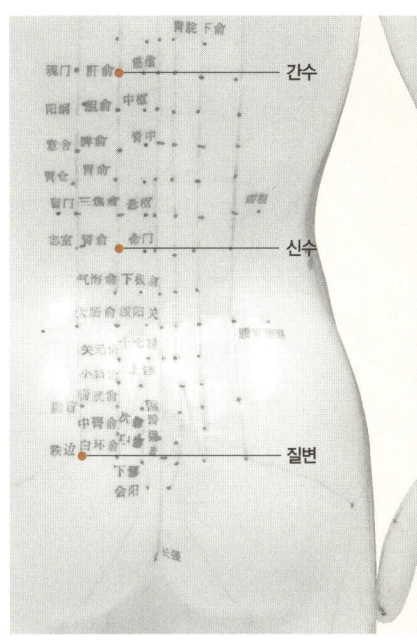

쑥뜸 시작 전 10분간 신체자극
- 10분 치유호흡법, 10분 마찰요법 추천

기본혈
- 상완, 신궐, 관원에 우선 뜸을 뜬다.

치료혈
- **간수** : 제9흉추 등뼈 아래에서 양옆으로 1.5촌 떨어진 곳
  효과 : 만성간염, 위장질환, 눈질환, 월경불순, 신경쇠약, 흥분, 코피, 야맹증
- **신수** : 제2허리뼈 아래에서 양옆으로 1.5촌 떨어진 곳
  효과 : 정액이 흐를 때, 요통, 당뇨, 식욕부진, 비뇨기질환, 월경불순, 신장결석
- **질변** : 제3중앙 골반뼈(엉덩이)에서 양옆으로 3촌 떨어진 곳
  효과 : 방광염, 치질, 부인병질환, 설사, 좌골신경통, 남녀 생식기질환, 하지마비
- **횡골** : 곡골(임맥)의 양옆 0.5촌 부위
  효과 : 오줌싸개, 정액이 새는 경우, 소변불리, 방광염, 발기부족

뜸뜨는 숫자와 자세
- 기본혈 3곳에 하루 2장씩 20일 정도, 치료혈 4곳에 하루 1장씩 약 4~6주 이상 뜬다.
- 기본혈과 횡골은 바로 누워서, 간수·신수·질변은 엎드린 자세로 뜸을 뜬다.

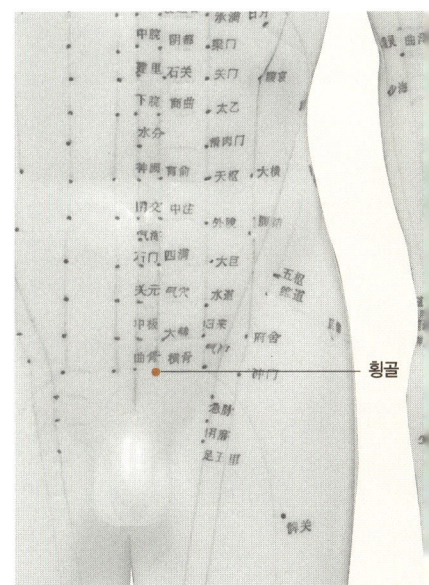

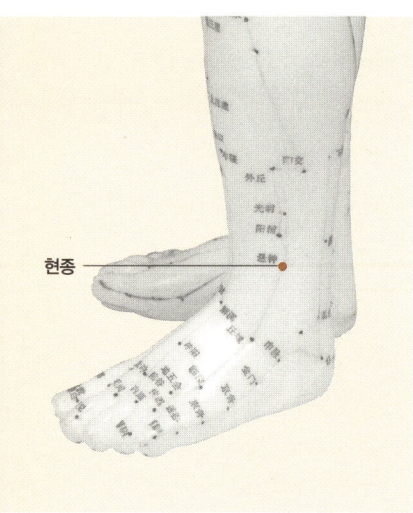

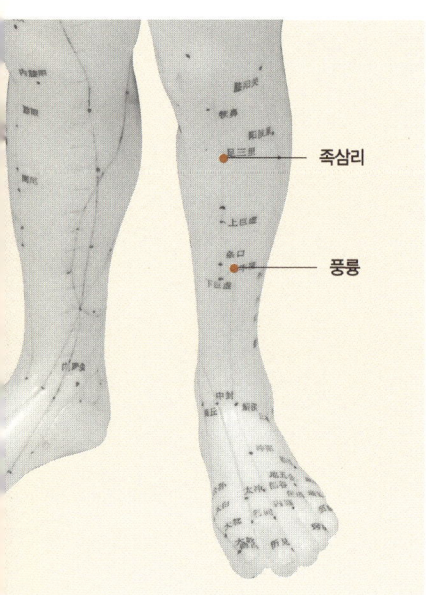

풍을 멀리한다

풍은 두통, 현훈, 부종, 안면마비 등의 증세가 나타나고 관절 구석구석에 침투하여 마비, 저림과 통증, 피부 가려움증을 일으킨다. 풍이 장부 허실에서 비롯된 경우엔 간과 심장의 생리적 관계에 치명타를 가하여 고혈압, 중풍, 동맥경화로 번진다.

이처럼 풍은 단독으로 움직이기도 하지만 많은 경우 다른 병인 요소와 결합하여 가장 약한 신체 부위나 면역력이 떨어진 장소에 박혀 급만성질환으로 변한다. 경풍, 자폐증, 관절염, 중풍, 구안왜사(입이 한쪽 방향으로 돌아가는 증상), 각궁반장(허리와 등이 뒤로 젖혀져서 몸이 활처럼 휘는 증상), 사지 떨림, 수전증, 파상풍 등이 대표적 질환이다.

쑥뜸 시작 전 10분간 신체자극
- 10분 스트레칭법, 10분 유산소 운동법 추천

기본혈
- 상완, 신궐, 관원에 우선 뜸을 뜬다.

치료혈
- **족삼리** : (외)독비 아래로 3촌 떨어진 곳
  효과 : 소화불량, 고혈압, 위경련, 반신불수, 눈병, 축농증, 입 안이 헐 때, 변비, 피부 가려움증
- **현종** : 바깥 복숭아뼈에서 위로 3촌, 다시 뒤로 1촌 떨어진 곳
  효과 : 중풍, 좌골신경통, 반신불수, 목 부위 강직, 치질, 다리저림
- **풍륭** : 조구에서 수평으로 뒤로 1촌 떨어진 곳
  효과 : 해수(기침), 담이 심할 때, 변비, 두통, 하지마비, 부종

뜸뜨는 숫자와 자세
- 기본혈 3곳에 하루 2장씩 15일 정도, 치료혈 3곳에 하루 1장씩 약 4~8주 이상 뜬다.
- 기본혈과 족삼리는 바로 누워서, 현종·풍륭은 옆으로 누워서 뜸을 뜬다.

숙취를 해소한다

숙취의 증상은 대개 기운이 없고, 머리가 무겁고 아프며, 속이 메스껍고, 심하면 토하게 된다. 이것은 간장에서 미처 해독·소화하지 못한 아세트알데하이드라는 독성 성분이 위 점막을 자극하는 동시에 일시적 탈수 현상이 겹쳐서 발생하는 고통이다. 이와 함께 수분과 전해질이 몸밖으로 빠져 나가 정신이 몽롱해지기도 한다.

부득이하게 술을 과하게 마셔야 하는 일이 생긴다면 위가 공복이 되지 않도록 하고 천천히 마시는 것이 알코올 분해가 빨리 되도록 하는 방법이다. 또한 미지근한 물로 반좌욕을 하면 기혈이 순환되어 땀과 소변으로 알코올 성분이 쉽게 배출된다.

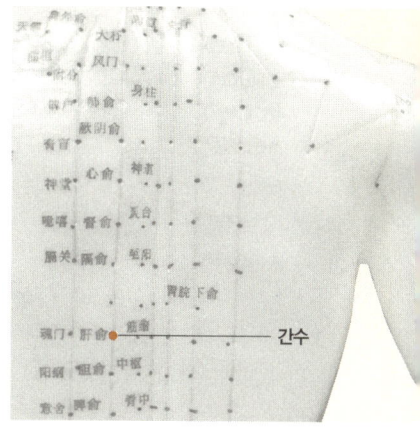

간수

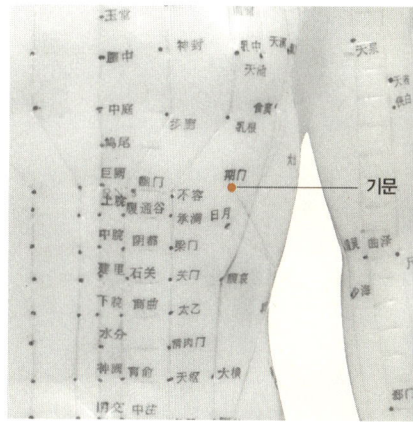

기문

쑥뜸 시작 전 10분간 신체자극
- 10분 치유호흡법, 10분 유산소 운동법 추천

기본혈
- 상완, 신궐, 관원에 우선 뜸을 뜬다.

치료혈
- **간수** : 제9흉추 등뼈 아래에서 양옆으로 1.5촌 떨어진 곳
  효과 : 만성간염, 위장질환, 눈질환, 월경불순, 신경쇠약, 흥분, 코피, 야맹증
- **태충** : 제1, 2 굵은 발등 뼈마디에서 만나 움푹 파인 곳
  효과 : 고혈압, 불면, 간염, 월경불순, 이명, 난청, 붕루, 족부통증, 생식기질환
- **기문** : 거궐(임맥)에서 양옆 3.5~4촌 떨어진 곳
  효과 : 간염, 황달, 흉막염, 늑간신경통, 히스테리, 월경불순, 신장염

뜸뜨는 숫자와 자세
- 기본혈 3곳에 하루 1장씩 15일 정도, 치료혈 3곳에 하루 1장씩 약 3~6주 이상 뜬다.
- 기본혈과 기문은 바로 누워서, 간수는 엎드려서, 태충은 앉아서 뜸을 뜬다.

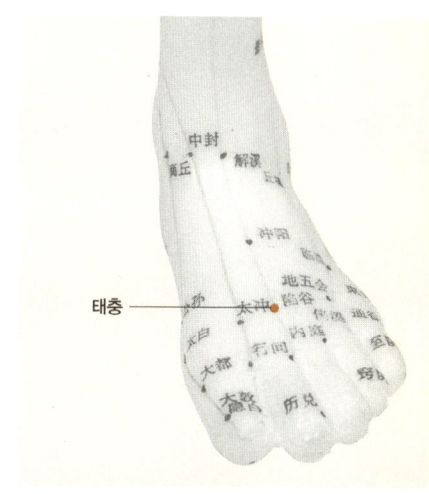

태충

스트레스는 생명을 단축하는 뿌리

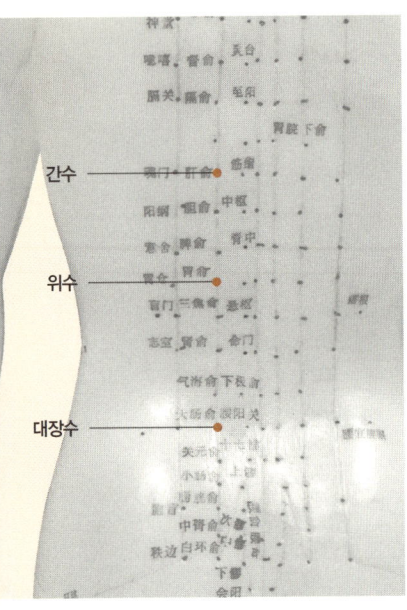

간수
위수
대장수

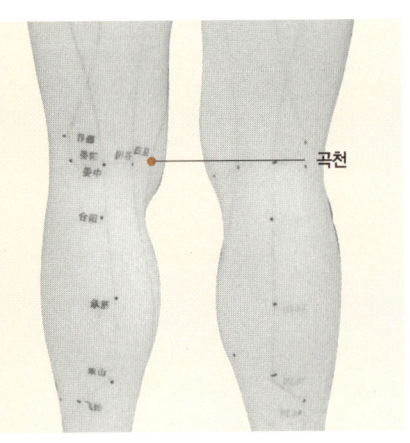

곡천

기혈의 흐름이 막혀 스트레스가 심해지면 울화병이 생겨 분노, 억울, 증오, 불안, 소화장애, 집중력 저하, 가슴 번민, 변비, 불면 등의 증상이 나타난다. 스트레스가 인체에 쌓이면 노화가 촉진되고 성기능장애나 뇌혈관장애를 일으키기도 한다. 이처럼 스트레스는 위장질환, 고혈압, 당뇨, 화병, 심장질환 등 많은 질병을 일으키는 뿌리임을 잊어서는 안 된다.

이에 대한 한방의 치료 원칙은 스트레스로 인해 상초에 뭉친 기를 하부로 내려보내고 중초의 소화기능을 소통시키며 하초의 탁한 기운은 대소변으로 빼내는 처방을 쓴다.

쑥뜸 시작 전 10분간 신체자극
- 10분 스트레칭법, 10분 유산소 운동법 추천

기본혈
- 상완, 신궐, 관원에 우선 뜸을 뜬다.

치료혈
- 간수 : 제9흉추 등뼈 아래에서 양옆으로 1.5촌 떨어진 곳
  효과 : 만성간염, 위장질환, 눈질환, 월경불순, 신경쇠약, 흥분, 코피, 야맹증
- 위수 : 제12흉추 등뼈 아래에서 양옆으로 1.5촌 떨어진 곳
  효과 : 위통, 위염, 식욕부진, 소화불량, 장염, 불면, 위경련, 만성설사
- 대장수 : 제4허리뼈 아래에서 양옆으로 1.5촌 떨어진 곳으로 보통 허리띠가 걸쳐지는 부위
  효과 : 치질, 변비, 허리 삔 곳, 맹장염, 당뇨, 대하, 심한 설사, 신장질환
- 곡천 : 무릎을 구부려 횡문 내측 끝에서 다시 위로 1촌 떨어져 움푹 파인 곳
  효과 : 무릎관절염, 소변불리, 정신분열, 치질, 음부 가려움증, 비뇨기질환

뜸뜨는 숫자와 자세
- 기본혈 3곳에 하루 2장씩 20일 정도, 치료혈 4곳에 하루 1장씩 약 5~7주 이상 뜬다.
- 기본혈과 곡천은 바로 누워서, 간수·위수·대장수는 엎드린 자세로 뜸을 뜬다.

한방차와 쑥뜸의 만남

4

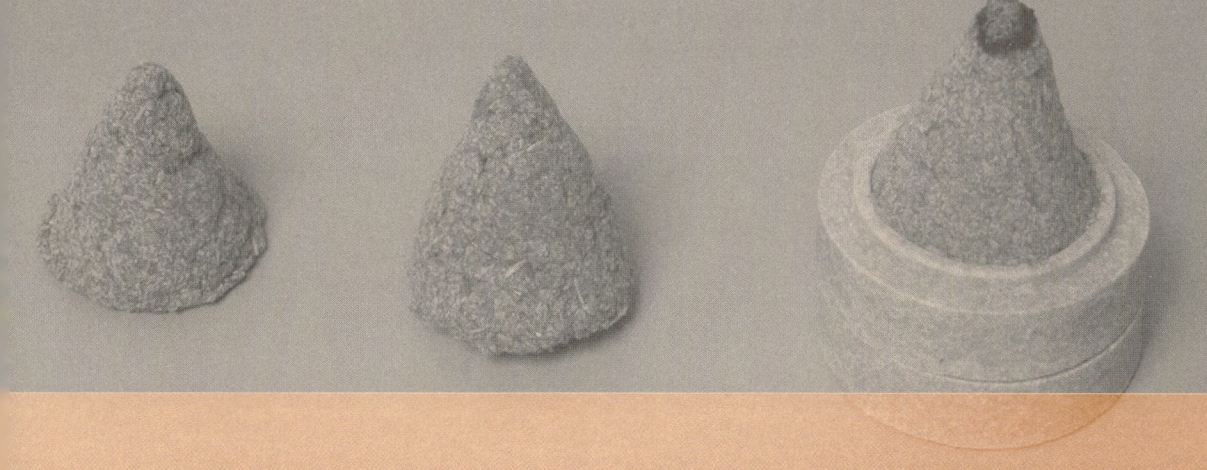

생활 한방 지식을 일상에서 늘 활용하여 건강을 지키는 것은 무병장수를 위한 첫 단추이다. 한약재를 아침, 저녁으로 차처럼 즐겨 질병을 예방하고 차단하는 습관을 들여 건강해지는 비결을 깨닫는다면 산야의 풀 한 포기, 나뭇가지, 잎, 줄기가 자신의 생명을 환원해주는 거름임을 겸손한 삶 속에서 배워 나가게 될 것이다.

모든 약초는 인체 내에서 오장에 귀속되는 길이 있고 이 길을 통해 닫혀 있는 장부의 병은 열리게 된다. 약초의 약성과 성분이 쑥뜸의 효능과 결합한다면 생활 건강 지수는 한층 상승효과를 거두게 될 것이다.

즉 약초로 인체 내부의 병을 치료하고, 외부 자극인 뜸 치료를 통해 생리적 기능을 발생시켜 나가는 복합적 치료행위인 것이다. 한약재를 단방으로 차처럼 달여 마시는 기간은 짧게는 며칠에서 길게는 2~3달 지속적으로 먹는 경우도 있는데 이때 쑥뜸을 뜨는 기간은 대개 차를 마시는 기간에 맞추어 설정하는 것이 효과적이다.

약초와 쑥뜸으로 질환을 치료하는 기간을 설정해 본다면 경증 질환은 약 보름에서 한 달 가량이면 효과를 보고, 중증 질환은 한두 달 정도면 어느 정도 치료가 가능하고 두 달 이상 정성을 쏟는 것이 이상적이라 할 수 있다. 하지만 모든 것은 개인의 몸상태에 따라 조금씩 달라질 수밖에 없다.

알아둬야 할 약초 상식

흔한 질병에는 가장 흔한 약초가 좋은 약이 되며 어렵고 귀한 질병일수록 구하기 힘든 귀한 약초로 병을 고친다는 이야기가 있다. 하지만 일반

인들 대부분은 희귀한 질병으로 고통을 받는 경우가 그리 많지는 않을 것이다.

약초는 자연의 야생식물로 약초마다 채취하여 보관한 뒤 쓰는 시기가 다르다. 잎을 주로 쓰는 약초는 단오 무렵에 채취하는 것이 가장 좋고, 열매를 약재로 쓰는 경우는 열매가 익었거나 약간 덜 익었을 때가 효과가 크다. 뿌리를 주로 쓰는 약초는 땅이 건조해지기 시작하는 가을에서 겨울에 채취하고, 뿌리껍질을 약재로 쓰는 경우는 가을에 채취하며 나무껍질은 대개 5~6월에 채취하는 것이 좋다.

약초에는 독성이 있는 경우가 있는데 이런 독초는 대개 걸쭉한 진이 분비되고 인체의 약한 피부 부위인 겨드랑이, 목, 사타구니 등에 닿으면 발진이나 물집, 가려움증이 심해지면서 부어오르는 증상이 나타난다. 어떤 경우에는 맛을 보면 혀끝이 화끈거리거나 붓고, 심하면 혀가 마비되는 느낌을 받게 된다.

한편 양약을 먹는 도중에 약초를 달여 먹는 것은 그다지 바람직하지 않으며 때로는 피부습진 같은 가려움증으로 고생을 할 수도 있다. 이때 갑자기 양약을 중단하기보다는 양약의 양이나 횟수를 천천히 줄여 나가는 것이 합리적이다.

약초 다듬기

약초로 단방차를 마시기 위해서는 약재상이나 가까운 장에서 쉽게 구하는 방법이 있고, 약초 산행을 통하여 약초를 구하는 경우도 있다. 흔히 약초는 깊은 산속에만 있다고 생각할 수 있으나 실제로 많은 약초는 가까운 산과 들에서 채취가 가능하다.

채취한 약초는 우선 흙을 털고 불필요한 부분은 손질을 한 후 물에 깨끗이 씻어내고 어느 정도 물기가 제거되면 작두로 잘게 썰어 약초를 신문지나 천에 고르게 깔아 바람이 잘 통하는 그늘에서 말린다. 이렇게 그늘에서 잘 말린 약초는 3~4킬로 내외의 비닐봉지나 나무상자에 담아 습기가 없고 환풍이 잘 되는 곳에 보관하면 훌륭한 약재로 거듭나게 된다. 벌레가 먹거나 곰팡이가 피지 않도록 늘 주의하여 보관하며 약성이 떨어지고 변질되거나 발암물질이 되지 않도록 주의하여야 한다.

약초를 달이는 방법과 복용법

좋은 약재를 구입했다면 약초는 인체의 효능을 최대화하기 위하여 달여 먹는 것이 제일 좋다. 약초는 물에 우려서 나온 진액을 복용하는 것이므로 가능한 한 약한 불에 오래 달여야 효과를 볼 수 있다. 달이는 불의 종류에 따라 약성이 변하므로 재래식으로 숯불에 오래 달이는 방법이 제일 효과적이나 가정에서는 숯불의 사용이 사실상 불가능하므로 가스불에 대신할 수밖에 없으므로 불의 세기를 조절하여 쓰면 된다.

달이는 물은 산속에서 자연스럽게 흘러나오는 약수물이 제일 좋다. 물에도 맛이 있어 어느 물에 약초를 끓이느냐에 따라 맛이 부드럽고 효과도 조금씩 달라진다. 가정에서는 생수나 정수된 물을 사용하는 것이 좋으며 받아둔 지 오래된 물이나 수돗물은 절대 사용하지 않는 것이 좋다.

달이는 물의 양은 2리터 가량 물을 부어 이 물이 약 반 정도 줄어들 때까지 달이는 것을 원칙으로 한다. 이때 약초의 전체적인 그램 수를 계산하여 많아진 물의 비율만큼 약초의 용량도 늘어나야 된다.

또 달이는 그릇은 재래식 황토 약탕그릇이 가장 효과적이나 가정에서는 냄비나 스테인리스로 만든 주전자나 그릇을 써도 된다.

불의 세기도 처음에는 센 불에 일시적으로 끓이다가 불을 중간이나 그보다도 약간 약하게 조절하며 이때 김이 빠져 나갈 수 있는 뚜껑을 사용하여 2시간 정도 달이는 것이 이상적이다. 그러나 일반적으로 가정에서는 소량씩 여러 번 끓이게 되므로 약초를 물에 넣고 한 번 바짝 끓으면 중간 불로 줄이고 약 20~30분 가량 다시 끓여 약초를 체로 건져 낸 다음 그 약물을 수시로 나눠 마시면 된다.

이런 과정이 끝나면 정성들여 달인 약을 용기에 담아 보관하는 것이 중요한데 이때 주의할 사항은 약재를 짜지 말고 가볍게 고운 체로 걸러내어 약물을 보관하는 것이 좋다.

달인 약은 서늘하고 햇볕이 없는 상온에서 보관하는 것이 좋으나 날씨가 무덥거나 변질할 우려가 있는 경우에는 냉장고에 반드시 밀봉하여 보관하고 먹을 때마다 데워서 마시거나 찬기가 없어지면 천천히 마시는 것이 효과적이다. 약성의 변질 피해를 막고 효능을 높이기 위해 전체 달인 양이 적어도 3일치가 넘지 않도록 용량을 조절한다.

병이 가슴 위(상부)에 있을 시에는 식후에 복용하고, 병이 배꼽 아래(하부)에 있을 시에는 이른 아침 공복에 복용한다. 병이 골수와 같이 인체의 깊은 부위에 있거나 오래 묵은 병이라면 식사 후 밤에 주로 복용하지만, 몸 안의 흡수를 최대화시키기 위하여 위장 소화기능에 문제가 없다면 식사 30~60분 전 빈속에 하루 2~3번 마시는 것이 제일 좋다. 그러나 급한 병이라면 시간에 구애받지 않는다.

만약 한약재의 특성상 맛이 지나치게 쓴 경우에는 감초 3~4그램을 같이 넣어 끓이거나 벌꿀을 조금 첨가하여 마신다.

쑥뜸기둥 만들기

보통 직접 피부에 닿는 직접구의 뜸기둥은 좁쌀이나 쌀 반 토막 크기에서 보리알, 콩알 정도의 크기를 원추형으로 빚어 사용한다. 시술받는 사람의 몸집, 건강상태, 연령 정도, 질병의 진행 정도에 따라 장수도 구분되어 사용한다. 한약재의 보조약재, 즉 마늘, 소금, 생강 등을 혈자리에 놓고 사용하는 간접구 뜸기둥인 경우는 강낭콩알 정도의 크기가 적당하다.

또 뜸대의 한쪽에 불을 붙여 사용하는 뜸대뜸법은 국소 부위와 3센티

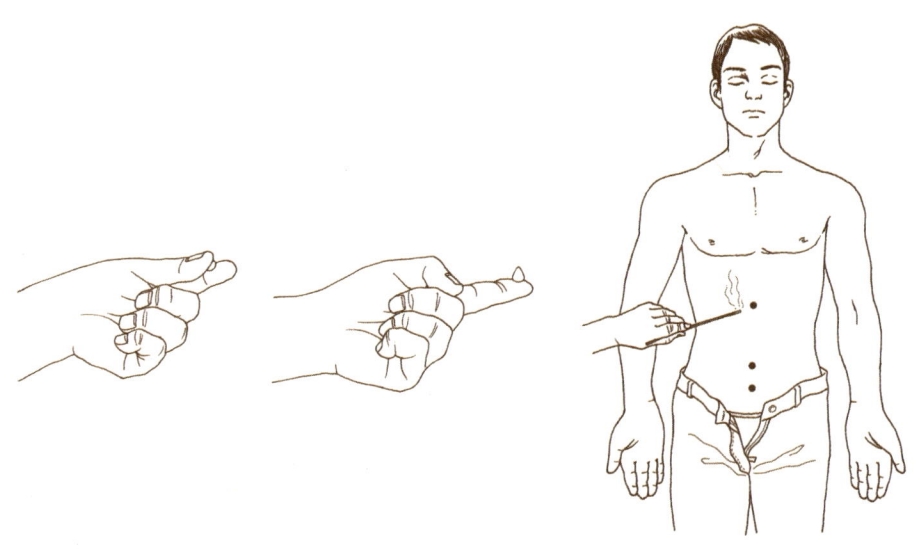

미터 내외로 거리를 두고 살갗에 홍반이 생길 정도까지 경락을 온열자극하는 방법으로 열의 세기와 뜸뜨는 시간을 조절할 수 있고 5~10분 치료하면 류머티즘 같은 질환 예방에도 효과적이다.

직접구 반흔뜸

좁쌀이나 쌀 반 토막 크기에서 크게는 보리알, 콩알 크기의 뜸기둥을 원추형으로 빚어 환자의 상태, 남녀노소 등을 감안하여 직접 피부 위에 뜸을 뜨는 방법이다. 한 부위에 작은 뜸을 3~7장을 뜨면 살갗 조직에 국소 홍반이 생긴다. 환자가 몹시 뜨겁다고 호소하면 살갗 주위를 문질러주거나 툭툭 자극을 주어 열 집중을 분산시킨다. 대부분 상처가 남는 경우가 많으며 될수록 조심하여 흠집을 적게 남기도록 뜸을 떠야 한다. 보법은 탄재 위에 계속 뜸을 뜨며, 사법은 탄 재를 치워가며 뜸을 뜬다.

- 급성일 때 : 뜸기둥은 작고 뜨는 장수도 적게
- 만성일 때 : 뜸기둥은 크고 뜨는 장수도 많게

직접구 무반흔뜸

보법은 보리알, 콩알 크기의 뜸기둥을 밑바닥은 작고 좁게 하여 사용한다. 쑥뜸이 저절로 다 타서 기운을 느끼면 탄 재를 쓸어버리거나 불을 불지 말고 그 혈을 꾹 눌러 놓고 탄재 위에 계속 뜨는 방법으로, 저절로 꺼진 혈자리를 막아 정기의 발산을 차단하는 방법이다.

사법은 뜸기둥의 밑바닥은 크고 넓게 하여 거의 다 타들어 갈 때 탄 재를 쓸어버리고 다시 새 뜸기둥을 놓아 뜸을 뜨는 방법으로, 다 태운 다음 혈자리를 누르지 않고 사기가 분산되도록 하는 것이다.

보법은 허한 상태를 약한 온열에 의해 기력과 양기를 불어넣기 위한 수단이고 사법은 강한 온열자극을 이용하여 사기의 강력한 힘을 퇴치시키는 방법이다.

간접구

간접구는 직접구보다는 뜸기둥이 약간 크며 보통 강낭콩 크기로 빚어 만든다. 간접구에 쓰이는 보조약재로는 소금, 마늘, 부자, 생강 등을 3~5 미리미터로 얇게 썬 다음 여기에 바늘 같은 뾰족한 기구로 구멍을 몇 차례 내어 이곳을 통해 기운이 환부에 전달되도록 한다. 그리고 한 부위에 3~4장의 뜸을 뜨며, 새 보조약재를 갈고 다시 뜬다. 이것은 뜸기둥과 약재가 일정한 간격을 유지하므로 효과는 다소 떨어지는 측면은 있으나 감염의 위험이나 미용상의 이유로 최근 선호하는 경향이 짙다. 보법은 타는 쑥의 불이 저절로 꺼지게 한 후 그 위에 계속 뜸을 뜨며, 사법은 다 탈 때 입으로 재를 불어 내고 새로 뜸을 뜬다.

- 급성일 때 : 뜸기둥은 크고 뜨는 장수도 많게
- 만성일 때 : 뜸기둥은 작고 뜨는 장수도 적게

간접구 쑥뜸을 뜨는 방법

마늘뜸

마늘을 5미리미터 내외로 얇게 썬 다음 뾰족한 도구나 바늘로 구멍을 여러 개 내고 치료받고자 하는 부위에 올려놓고 이 위에 다시 쑥뜸을 올려놓고 뜸을 뜨면 된다. 보통 염증의 초기, 종기가 생긴 부위, 벌레에 물린 자리, 폐결핵 등에 효과가 좋으며 위장염, 구토, 설사에 자주 사용한다. 독이 있는 짐승이나 벌레의 독을 빼는 효과도 있다.

생강뜸

생강을 5미리미터 내외로 얇게 썰거나 절구에 짓찧어서 얇게 만든 다음 바늘로 구멍을 여러 개 내고 치료받을 부위에 올려놓는다. 그 위에 쑥뜸을 올려놓고 뜸을 뜬다. 설사와 복통, 관절이 쑤시고 아픈 증상, 부스럼이 난 경우, 구토, 냉증, 양기가 허해진 경우에 사용하면 좋다.

소금뜸

뜸을 뜨고자 하는 부위에 두꺼운 종이로 높이 1.5센티미터 정도의 원기둥을 만들어 그 속에 소금을 두껍게 깐 후 그 위에 쑥뜸을 올려놓고 뜸을 뜨는 방법이다. 배꼽(신궐)에 소금뜸을 뜨는 경우는 움푹 파인 배꼽에 소금을 채우고 그 위에 뜸을 뜨는 것을 말한다. 냉증이나 토사곽란, 구토, 사지가 냉한 경우와 중풍으로 의식이 없는 경우에 자주 사용한다. 특히 배꼽에 소금뜸을 뜨는 경우 소금에 불이 붙어 튀는 경우를 대비해 소금 위에 얇게 썰은 생강을 먼저 놓고 뜸을 올려놓으면 안전하다.

부자뜸

부자를 이용한 뜸법으로 부자를 잘게 가루를 내고 술이나 물에 개어 떡으로 만든 후 5미리미터 내외로 빚는다. 부자의 약성은 맵고 뜨거운 성질이 있으며 양기를 회복시키는 작용을 한다. 주로 종기의 독을 빼는 데 사용되며, 몸이 저리고 쑤실 때 뜸을 뜨면 효과가 좋다. 부자 떡에 몇 개의 구멍을 내는 일을 잊어서는 안 된다.

뜸대뜸

담배 모양의 뜸대의 한쪽에 불을 붙여 거기서 발산되는 온열을 피부 경락을 따라 조여주는 방법이다. 보통 특정 혈자리에서 3~4센티미터 정도 간격을 두고 환부가 벌겋게 될 때까지 상하좌우로 천천히 5~10분 정도 반복한다. 인체의 어느 부위나 사용이 간편하고 부작용이 거의 없으며 어린이나 노약자에게 특히 유용하다.

약이 되는 한방차와 쑥뜸

한방차 복용과 쑥뜸을 뜨는 기간은 짧게는 며칠에서 길게는 몇 달을 지속적으로 실시하는데 가벼운 질환은 약 보름에서 한 달 가량, 약간 무거운 질환은 한두 달 가량, 무겁고 심한 질환은 두 달 정도 병행하는 것이 효과적이다.

질환의 진행상황은 개인의 몸상태에 따라 달라질 수밖에 없다. 태양인인 경우는 신체적으로 열성인 화가 많은 특성을 지녀서 성질이 급하고 안정감이 없다. 그래서 맑고 깨끗한 한방 약초를 상시 복용하면 좋다. 태음인인 경우는 비만하고 고혈압, 중풍, 당뇨질환에 시달릴 확률이 높고, 코, 편도선, 기관지, 피부질환의 노출이 많기 때문에 주로 습, 담, 열을 빼는 목적으로 한방 약초를 고르면 건강관리에 도움이 될 것이다.

소양인인 경우는 선천적으로 상부의 열이 많은 편으로 성질이 간혹 불 같고, 정신적 스트레스를 받으면 가슴이 답답하고 얼굴 부위에 열이 뜨는 등의 증상에 시달리기 쉬운데 약초 선정에 있어 찬 기운이 많이 포함되어 있는 한방 약초가 건강 유지에 도움이 된다. 소음인인 경우는 전체적으로 몸이 차고 위장의 기능이 약하므로 신체상태가 불량해지면 속이 불편하고 설사를 잘 하거나 소화에 문제가 생기므로 한방 약초의 선택에 있어 따스한 성질의 약재가 건강 유지에 도움이 된다.

- **기본혈** ➡ 중완, 기해, 관원에 우선 뜸을 뜬다.

중완

'중'은 중심·중앙의 의미이며 '완'은 위장을 뜻한다. 중완은 위의 중심부에 있는 중요한 혈자리를 가리킨다. 즉 후천의 기를 생성·육성시키는 중심부를 말한다. 배꼽 위로 4촌 부위에 위치하며 사람이 태어나서 모든 생명활동을 가능케 하는 기혈 발생의 원천이 된다.

- **효과**　❶ 위염, 위궤양, 위하수, 급만성위염, 여드름
　　　　　❷ 위통, 구토, 설사, 변비, 소화불량, 두드러기
　　　　　❸ 고혈압, 신경쇠약, 정신질환, 정력증강

기해

원기의 '바다'라는 의미로 원기의 변화와 변동이 왕성한 혈자리이다. 원기의 충실함이 있어야 모든 질병을 치유하고 병의 발생을 제어하게 된다. 기해 혈자리는 배꼽 아래 1촌 내려간 자리로 병의 예방은 물론 병의 치유에 깊게 관여하여 양기를 충전하고 면역력을 높이게 하는 자생력을 자극한다.

- **효과**
  ① 신경쇠약, 복통, 월경불순, 유뇨
  ② 빈뇨, 유정, 월경통, 양기회복
  ③ 남성 스태미나 충전, 발육촉진, 비뇨기질환

| 관원 |

 '관'은 장소와 존재, 즉 문빗장을 말하고 '원'은 우두머리 혹은 원기나 양기를 뜻하여 인간이 태어나면서부터 지니고 있는 선천의 기를 말한다. 관원은 배꼽 아래 3촌에 위치하며, 선천적 생명활동의 유지와 활동에 필요한 에너지를 자극하여 양기의 근본을 생성케 하는 중요 혈자리다.

- **효과**
  ① 복통, 설사, 이질, 요로감염, 월경부조, 월경통
  ② 생식기질환, 자궁탈수, 음위, 질염
  ③ 기능성 자궁출혈, 수종, 정력증강, 복부비만

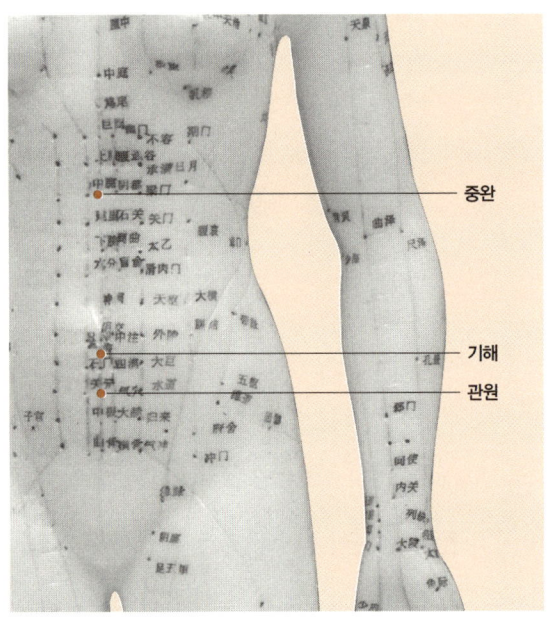

한방차와 쑥뜸 _ 1

길경차

길경(도라지)은 성질이 약간 덥고 맛은 달면서 쓰고 매우며 비경에서 작용한다. 길경은 인후를 유익하게 하고 농을 배출시키는 효능이 있어 주로 기침에 가래가 많고 가슴이 답답한 증상을 치료한다. 또 목이 아프고 쉬는 증상이나 폐 농양으로 고름을 토하는 증상을 치료하는 효능이 있고, 화농성 종양이나 부스럼 등의 증상에도 적용된다.

감초와 함께 사용하면 더욱 효과적이고 이밖에도 진정작용, 진통작용, 소염작용 등이 있다. 한 번에 10~16그램을 달여 차로 나눠 마신다.

■ **복용하면 좋은 체질** _ 길경차는 태음인 체질에 좋다.

기본혈
- 중완, 기해, 관원

치료혈
- **폐수** : 제3흉추 등뼈 아래에서 양옆으로 1.5촌 떨어진 곳
  효과 : 기관지염, 폐렴, 토혈, 호흡기질환, 가슴이 그득하고 뭉칠 때
- **비수** : 제11흉추 등뼈 아래에서 양옆으로 1.5촌 떨어진 곳
  효과 : 복창, 황달, 입 안이 쓸 때, 당뇨, 소화불량, 위궤양, 부종, 빈혈

뜸뜨는 기간과 자세
- 기본혈 3곳과 치료혈 2곳에 약 40일 이상 뜬다.
- 기본혈은 바로 누워서, 폐수·비수는 엎드려서 뜸을 뜬다.

뜸법 택일
- 직접구 반흔뜸 : 쌀알 반 토막 크기로 각 혈마다 3~7장씩 매일 1~2회 뜬다.
- 직접구 무반흔뜸 : 보리알, 콩알 크기로 각 혈마다 5~7장씩 매일 1~2회 뜬다.
- 간접구 마늘뜸 : 강낭콩 크기로 각 혈마다 5~10장씩 매일 또는 이틀에 한 번씩 뜬다.
- 뜸대뜸 : 혈자리에서 3~4센티미터 간격을 두고 5~10분 정도 뜸대로 온열치료한다.

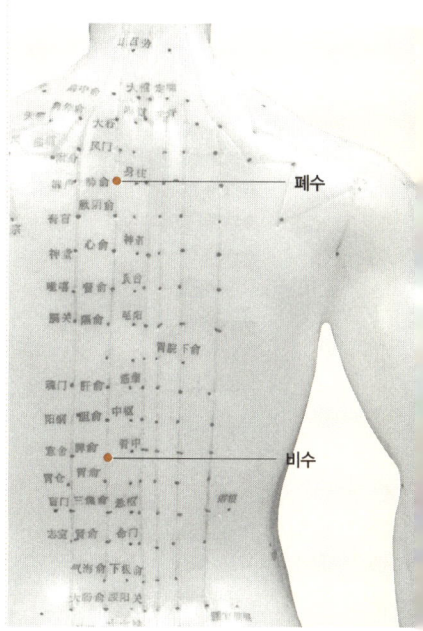

4장 ● 한방차와 쑥뜸의 만남

한방차와 쑥뜸 _ 2

국화차

국화는 맛은 달면서 쓰고 약간 찬 편이다. 국화의 약효는 풍을 흩트리고 열을 내리며 간장을 편안하게 하여 눈을 밝게 하며 풍열에 의한 감기, 어지러움, 눈에 핏발이 서고 바람 때문에 눈물이 나는 증상 등을 개선한다.

이와 함께 항염작용과 관상동맥을 확장시켜 혈류량을 증가시키고 혈압 강하작용과 지혈작용, 항동맥경화, 납 중독을 해독시키는 작용이 있다.

꽃자루와 잎자루를 제거한 후 차로 사용하는 것이 좋다. 기운이 허약하고 소화기능이 약하며 위장이 냉하고 설사를 하는 사람에게는 좋지 않다. 한 번에 6~8그램을 달여 차로 나눠 마신다.

■ **복용하면 좋은 체질** _ 국화차는 태음인 체질에 좋다.

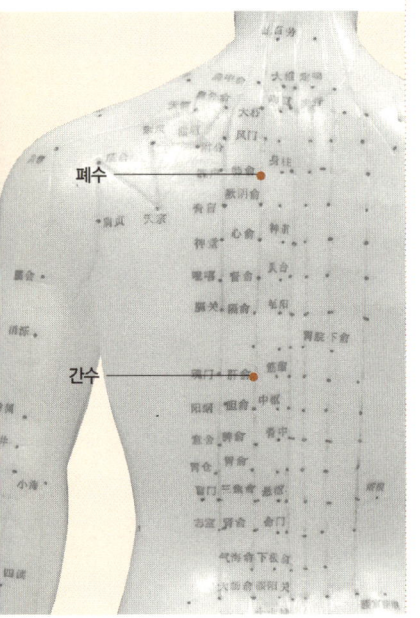
폐수
간수

기본혈
• 중완, 기해, 관원

치료혈
• **폐수** : 제3흉추 등뼈 아래에서 양옆으로 1.5촌 떨어진 곳
  효과 : 기관지염, 폐렴, 토혈, 호흡기질환, 가슴이 그득하고 뭉칠 때
• **간수** : 제9흉추 등뼈 아래에서 양옆으로 1.5촌 떨어진 곳
  효과 : 만성간염, 위장질환, 눈질환, 월경불순, 신경쇠약, 흥분, 코피, 야맹증

뜸뜨는 기간과 자세
• 기본혈 3곳과 치료혈 2곳에 약 40일 이상 뜬다.
• 기본혈은 바로 누워서, 폐수 · 간수는 엎드려서 뜸을 뜬다.

뜸법 택일
• 직접구 반흔뜸 : 쌀알 반 토막 크기로 각 혈마다 3~7장씩 매일 1~2회 뜬다.
• 직접구 무반흔뜸 : 보리알, 콩알 크기로 각 혈마다 5~7장씩 매일 1~2회 뜬다.
• 간접구 마늘뜸 : 강낭콩 크기로 각 혈마다 5~7장씩 매일 또는 이틀에 한 번씩 뜬다.
• 뜸대뜸 : 혈자리에서 3~4센티미터 간격을 두고 5~10분 정도 뜸대로 온열치료한다.

한방차와 쑥뜸 _ 3

홍화차

홍화는 성질이 덥고 맛은 맵고 독은 없다. 심경과 간경에서 작용하고 약효는 경맥을 소통하며 지통작용과 함께 부어오른 증상을 가라앉히는 효능이 있고 주로 경폐와 월경통에 효과가 있다. 또 산후 어혈 복통과 타박상 등의 치료에도 응용하면 좋다. 그러나 하혈 증상이 있거나 임산부인 경우는 그 복용을 삼가한다.

몸이 찬 사람들의 혈액순환을 촉진시키고, 다량 함유된 비타민E, F는 혈관 노화를 방지하고 억제해주는 효능이 있다. 때로는 관상동맥질환과 협심증 같은 증상을 호전시키며, 민간요법으로는 냉증, 갱년기장애가 있을 때 꽃을 따서 말려 약재로 응용한다. 한 번에 6~9그램을 달여 차로 나눠 마신다.

■ **복용하면 좋은 체질** _ 홍화차는 소양인 체질에 좋다.

기본혈
- 중완, 기해, 관원

치료혈
- **심수** : 제5흉추 등뼈 아래에서 양옆으로 1.5촌 떨어진 곳
  효과 : 정신분열증, 가슴이 답답할 때, 불안, 건망증, 헛소리, 기침, 위출혈
- **간수** : 제9흉추 등뼈 아래에서 양옆으로 1.5촌 떨어진 곳
  효과 : 만성간염, 위장질환, 눈질환, 월경불순, 신경쇠약, 흥분, 코피, 야맹증

뜸뜨는 기간과 자세
- 기본혈 3곳과 치료혈 2곳에 약 50일 이상 뜬다.
- 기본혈은 바로 누워서, 심수·간수는 엎드려서 뜸을 뜬다.

뜸법 택일
- 직접구 반흔뜸 : 쌀알 반 토막 크기로 각 혈마다 3~7장씩 매일 1~2회 뜬다.
- 직접구 무반흔뜸 : 보리알, 콩알 크기로 각 혈마다 5~7장씩 매일 1~2회 뜬다.
- 간접구 생강뜸 : 강낭콩 크기로 각 혈마다 3~5장씩 매일 한 번씩 뜬다.
- 뜸대뜸 : 혈자리에서 3~4센티미터 간격을 두고 5~10분 정도 뜸대로 온열치료한다.

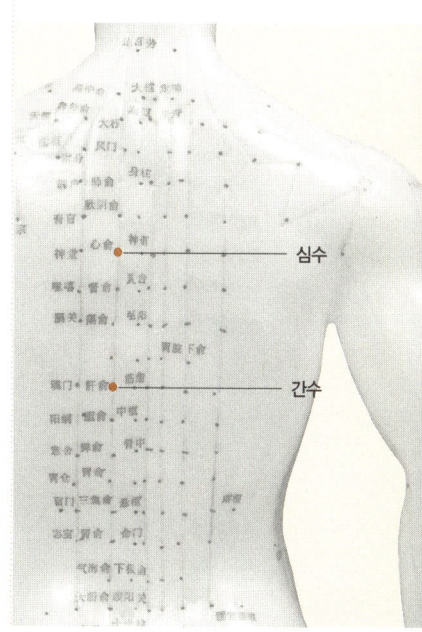

4장 ● 한방차와 쑥뜸의 만남

한방차와 쑥뜸 _ 4

단삼차

단삼은 성질이 냉하고 맛은 쓰고 무독하며 심경과 간경에서 작용한다. 약효는 어혈을 제거하고 피를 식히며 화를 진정시키고 가라앉혀 심신을 안정시키는 효과가 있다. 관절염을 치료하고 가슴 두근거림을 개선하며 불면증, 어혈 복통, 월경불순, 월경통 등의 부인과 증상에 많이 응용된다.

단삼은 단삼 한 가지 약재만 가지고도 숙지황, 당귀, 백작약, 천궁으로 구성된 보혈약인 사물탕에 맞먹을 정도로 약효가 매우 크다. 특히 심혈관질병과 간질환, 간비종대, 고혈압 등의 질병에 효과가 있는 것으로 밝혀졌다. 한 번에 8~13그램을 달여 차로 나눠 마신다.

■ **복용하면 좋은 체질** _ 단삼차는 소음인 체질에 좋다.

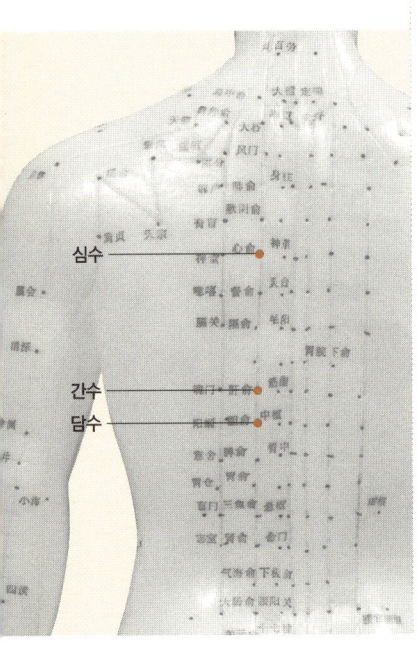

기본혈
- 중완, 기해, 관원

치료혈
- **심수** : 제5흉추 등뼈 아래에서 양옆으로 1.5촌 떨어진 곳
  효과 : 정신분열증, 가슴이 답답할 때, 불안, 건망증, 헛소리, 기침, 위출혈
- **간수** : 제9흉추 등뼈 아래에서 양옆으로 1.5촌 떨어진 곳
  효과 : 만성간염, 위장질환, 눈질환, 월경불순, 신경쇠약, 흥분, 코피, 야맹증
- **담수** : 제10흉추 등뼈 아래에서 양옆으로 1.5촌 떨어진 곳
  효과 : 간염, 위염, 황달, 입 안이 쓸 때, 담석증, 구토, 고혈압

뜸뜨는 기간과 자세
- 기본혈 3곳과 치료혈 3곳에 약 50일 이상 뜬다.
- 기본혈은 바로 누워서, 심수·간수·담수는 엎드려서 뜸을 뜬다.

뜸법 택일
- 직접구 반흔뜸 : 쌀알 반 토막 크기로 각 혈마다 3~7장씩 매일 1~2회 뜬다.
- 직접구 무반흔뜸 : 보리알, 콩알 크기로 각 혈마다 5~7장씩 매일 1~2회 뜬다.
- 간접구 마늘뜸 : 강낭콩 크기로 각 혈마다 4~8장씩 이틀에 한 번씩 뜬다.
- 뜸대뜸 : 혈자리에서 3~4센티미터 간격을 두고 5~10분 정도 뜸대로 온열치료한다.

한방차와 쑥뜸 _ 5

의이인차

의이인은 '율무'로 성질은 냉하고 맛은 달고 싱거우며 비경과 폐경, 위경에서 작용하여 장부를 튼튼하게 하는 효능이 있다. 무더운 계절에 율무차를 자주 복용하면 기를 복돋아주고 관절염이나 비만 억제에도 활용된다.

율무는 성인의 비만, 동맥경화, 심장병, 지방간의 개선에 효과가 있고, 콜레스테롤 수치를 떨어뜨리며 항암물질이 함유되어 있다. 복용할 때는 달여서 먹거나, 분말 형태로 갈아서 먹는다. 하지만 소변을 자주 보는 사람, 땀을 많이 흘리는 사람, 임산부는 주의하여야 한다. 한 번에 10~25그램을 달여 차로 나눠 마신다.

■ **복용하면 좋은 체질** _ 의이인차는 태음인 체질에 특히 좋다.

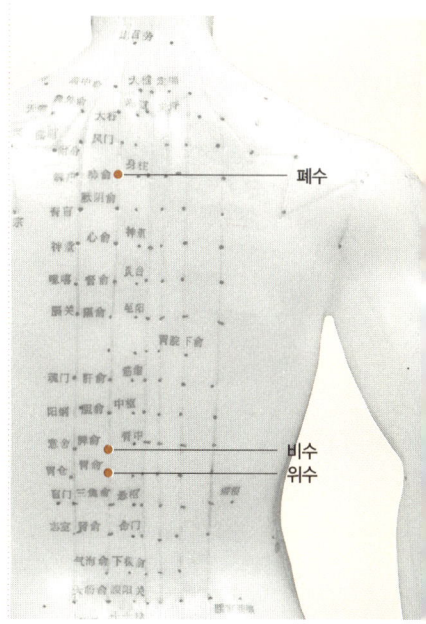

기본혈
- 중완, 기해, 관원

치료혈
- **폐수** : 제3흉추 등뼈 아래에서 양옆으로 1.5촌 떨어진 곳
  효과 : 기관지염, 폐렴, 토혈, 호흡기질환, 가슴이 그득하고 뭉칠 때
- **비수** : 제11흉추 등뼈 아래에서 양옆으로 1.5촌 떨어진 곳
  효과 : 복창, 황달, 입 안이 쓸 때, 당뇨, 소화불량, 위궤양, 부종, 빈혈
- **위수** : 제12흉추 등뼈 아래에서 양옆으로 1.5촌 떨어진 곳
  효과 : 위통, 위염, 식욕부진, 소화불량, 장염, 불면, 위경련, 만성설사

뜸뜨는 기간과 자세
- 기본혈 3곳과 치료혈 3곳에 약 40일 이상 뜬다.
- 기본혈은 바로 누워서, 폐수·비수·위수는 엎드려서 뜸을 뜬다.

뜸법 택일
- 직접구 반흔뜸 : 쌀알 반 토막 크기로 각 혈마다 3~7장씩 매일 1~2회 뜬다.
- 직접구 무반흔뜸 : 보리알, 콩알 크기로 각 혈마다 5~7장씩 매일 1~2회 뜬다.
- 간접구 마늘뜸 : 강낭콩 크기로 각 혈마다 5~9장씩 매일 또는 이틀에 한 번씩 뜬다.
- 뜸대뜸 : 혈자리에서 3~4센티미터 간격을 두고 5~10분 정도 뜸대로 온열치료한다.

한방차와 쑥뜸 _ 6

연자육차

연자육은 맛이 달고 떫으며 성질은 평한 편으로 심경과 비경, 신경에서 작용한다. 약효는 심장과 신장의 기능을 향상시키고 비장을 튼튼하게 하여 설사를 멎게 한다.

연근은 날 것을 먹으면 열을 내리고 어혈을 풀어주며, 익혀서 먹으면 비장을 건강하게 한다. 연꽃 또한 훌륭한 약재로 더위를 먹어 답답한 갈증을 해소하며 예로부터 노화를 방지하는 약재로 널리 알려져 있다. 연꽃 수염은 혈액순환을 개선하고 유정과 빈뇨증상을 다스린다. 또 토혈과 여성 하혈, 대하증 등에 탁월한 효능이 있는 것으로 알려지고 있다. 한 번에 8~12그램을 달여 차로 나눠 마신다.

■ **복용하면 좋은 체질** _ 연자육차는 태음인 체질에 좋다.

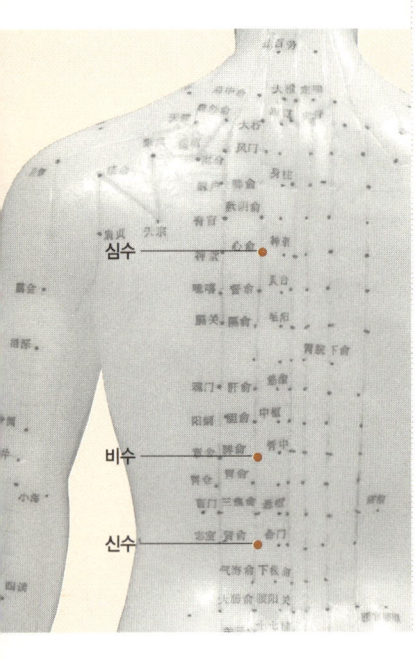

기본혈
• 중완, 기해, 관원

치료혈
• **심수** : 제5흉추 등뼈 아래에서 양옆으로 1.5촌 떨어진 곳
  효과 : 정신분열증, 가슴이 답답할 때, 불안, 건망증, 헛소리, 기침, 위출혈
• **비수** : 제11흉추 등뼈 아래에서 양옆으로 1.5촌 떨어진 곳
  효과 : 복창, 황달, 입 안이 쓸 때, 당뇨, 소화불량, 위궤양, 부종, 빈혈
• **신수** : 제2허리뼈 아래에서 양옆으로 1.5촌 떨어진 곳
  효과 : 정액이 흐를 때, 요통, 당뇨, 식욕부진, 비뇨기질환, 월경불순, 신장결석

뜸뜨는 기간과 자세
• 기본혈 3곳과 치료혈 3곳에 약 40일 이상 뜬다.
• 기본혈은 바로 누워서, 심수·비수·신수는 엎드려서 뜸을 뜬다.

뜸법 택일
• 직접구 반흔뜸 : 쌀알 반 토막 크기로 각 혈마다 3~7장씩 매일 1~2회 뜬다.
• 직접구 무반흔뜸 : 보리알, 콩알 크기로 각 혈마다 5~7장씩 매일 1~2회 뜬다.
• 간접구 생강뜸 : 강낭콩 크기로 각 혈마다 3~6장씩 매일 한 번씩 뜬다.
• 뜸대뜸 : 혈자리에서 3~4센티미터 간격을 두고 5~10분 정도 뜸대로 온열치료한다.

한방차와 쑥뜸 _ 7

오미자차

오미자는 맛이 시큼하고 성질은 덥고 폐경과 심경, 신경에서 작용한다. 설사를 멎게 하고 심신을 안정시키며 천식, 입 안의 건조증, 식은땀, 남성의 유정, 건망증, 불면증, 기침·가래, 만성기관지염, 인후염, 편도선염 등에 효과가 크다. 특히 오미자에 함유돼 있는 비타민 E와 C는 자양강장과 항노화 작용이 있다.

오미자를 끓여 벌꿀을 타서 매일 마시면 좋다. 오미자차는 정신적 스트레스가 쌓인 사람에게 좋지만 감기 초기에는 먹지 말아야 한다. 한 번에 4~9그램을 달여 차로 나눠 마신다.

■ **복용하면 좋은 체질** _ 오미자차는 태음인 체질에 좋다.

기본혈
- 중완, 기해, 관원

치료혈
- **폐수** : 제3흉추 등뼈 아래에서 양옆으로 1.5촌 떨어진 곳
  효과 : 기관지염, 폐렴, 토혈, 호흡기질환, 가슴이 그득하고 뭉칠 때
- **심수** : 제5흉추 등뼈 아래에서 양옆으로 1.5촌 떨어진 곳
  효과 : 정신분열증, 가슴이 답답할 때, 불안, 건망증, 헛소리, 기침, 위출혈
- **신수** : 제2허리뼈 아래에서 양옆으로 1.5촌 떨어진 곳
  효과 : 정액이 흐를 때, 요통, 당뇨, 식욕부진, 비뇨기질환, 월경불순, 신장결석

뜸뜨는 기간과 자세
- 기본혈 3곳과 치료혈 3곳에 약 40일 이상 뜬다.
- 기본혈은 바로 누워서, 폐수·심수·신수는 엎드려서 뜸을 뜬다.

뜸법 택일
- 직접구 반흔뜸 : 쌀알 반 토막 크기로 각 혈마다 3~7장씩 매일 1~2회 뜬다.
- 직접구 무반흔뜸 : 보리알, 콩알 크기로 각 혈마다 5~7장씩 매일 1~2회 뜬다.
- 간접구 생강뜸 : 강낭콩 크기로 각 혈마다 3~7장씩 매일 한 번씩 뜬다.
- 뜸대뜸 : 혈자리에서 3~4센티미터 간격을 두고 5~10분 정도 뜸대로 온열치료한다.

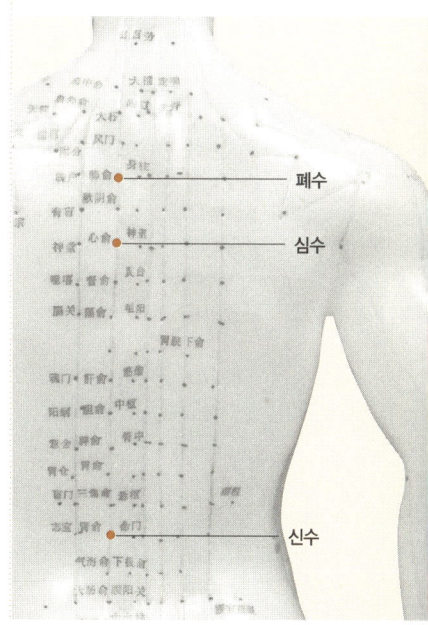

4장 ● 한방차와 쑥뜸의 만남

한방차와 쑥뜸 _ 8

산수유차

산수유는 성질이 약간 덥고 맛은 시큼하며 간경과 신경에서 작용한다. 산수유는 허리나 무릎의 시큰한 통증을 다스리고 현기증이나 이명을 개선한다. 남성 성기능 저하나 발기부전, 유정 등의 증상을 개선하고 여성의 월경과다증에 치료효과가 있다.

산수유는 신장을 보하고 정력을 수렴하며 시력을 개선하고, 카로틴과 비타민A 등 각종 유효성분이 함유돼 있고 자양강장과 항암·항균작용이 있다. 오래전부터 산수유는 건강 장수의 약재로 널리 응용 되어 왔으나 소변불리가 있는 사람은 사용을 자제하여야 한다. 한 번에 10~13그램을 달여 차로 나눠 마신다.

■ **복용하면 좋은 체질** _ 산수유차는 소양인 체질에 좋다.

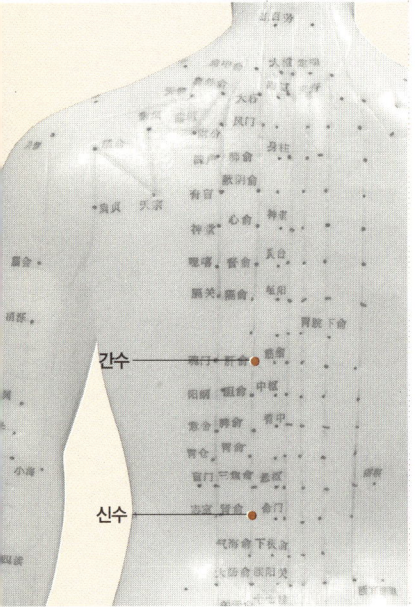

기본혈
- 중완, 기해, 관원

치료혈
- 간수 : 제9흉추 등뼈 아래에서 양옆으로 1.5촌 떨어진 곳
  효과 : 만성간염, 위장질환, 눈질환, 월경불순, 신경쇠약, 흥분, 코피, 야맹증
- 신수 : 제2허리뼈 아래에서 양옆으로 1.5촌 떨어진 곳
  효과 : 정액이 흐를 때, 요통, 당뇨, 식욕부진, 비뇨기질환, 월경불순, 신장결석

뜸뜨는 기간과 자세
- 기본혈 3곳과 치료혈 2곳에 약 50일 이상 뜬다.
- 기본혈은 바로 누워서, 간수·신수는 엎드려서 뜸을 뜬다.

뜸법 택일
- 직접구 반흔뜸 : 쌀알 반 토막 크기로 각 혈마다 3~7장씩 매일 1~2회 뜬다.
- 직접구 무반흔뜸 : 보리알, 콩알 크기로 각 혈마다 5~7장씩 매일 1~2회 뜬다.
- 간접구 생강뜸 : 강낭콩 크기로 각 혈마다 5~7장씩 매일 또는 이틀에 한 번씩 뜬다.
- 뜸대뜸 : 혈자리에서 3~4센티미터 간격을 두고 5~10분 정도 뜸대로 온열치료한다.

한방차와 쑥뜸 _ 9

사삼차

사삼은 성질이 냉하고 맛은 달면서 약간 쓰고 폐경과 위경에서 작용한다. 주요 약효는 음을 자양하고 폐를 보하는 '양음청폐' 그리고 위장을 유익하게 하는 효능이 있다. 따라서 폐열에 의한 마른 기침, 오랫동안 지속된 허로천식을 개선하고 담을 제거하는 효과가 있다.

사삼은 잘 놀라는 경우, 가슴과 명치 부위에 통증이 있는 경우, 늘 피곤하여 졸음을 참지 못하는 경우에 쓰인다. 속이 냉한 증상에 시달리는 사람에게는 복용을 금지하여야 한다. 또 풍한 감기로 기침을 자주하는 경우에는 사용을 절제한다. 한 번에 15~20그램을 달여 차로 나눠 마신다.

■ **복용하면 좋은 체질** _ 사삼차는 태음인 체질에 좋다.

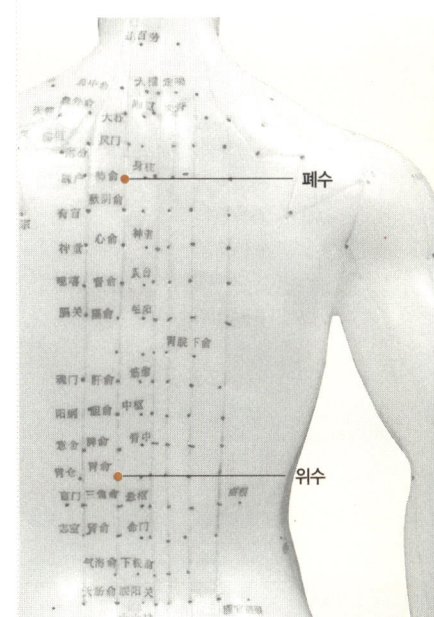

기본혈
- 중완, 기해, 관원

치료혈
- **폐수** : 제3흉추 등뼈 아래에서 양옆으로 1.5촌 떨어진 곳
  효과 : 기관지염, 폐렴, 토혈, 호흡기질환, 가슴이 그득하고 뭉칠 때
- **위수** : 제12흉추 등뼈 아래에서 양옆으로 1.5촌 떨어진 곳
  효과 : 위통, 위염, 식욕부진, 소화불량, 장염, 불면, 위경련, 만성설사

뜸뜨는 기간과 자세
- 기본혈 3곳과 치료혈 2곳에 약 40일 이상 뜬다.
- 기본혈은 바로 누워서, 폐수·위수는 엎드려서 뜸을 뜬다.

뜸법 택일
- 직접구 반흔뜸 : 쌀알 반 토막 크기로 각 혈마다 3~7장씩 매일 1~2회 뜬다.
- 직접구 무반흔뜸 : 보리알, 콩알 크기로 각 혈마다 5~7장씩 매일 1~2회 뜬다.
- 간접구 마늘뜸 : 강낭콩 크기로 각 혈마다 5~10장씩 매일 또는 이틀에 한 번씩 뜬다.
- 뜸대뜸 : 혈자리에서 3~4센티미터 간격을 두고 5~10분 정도 뜸대로 온열치료한다.

동충하초차

동충하초는 성질이 덥고 맛은 달며 폐경과 신경에서 작용한다. 주요 약효는 체질의 허약손상을 보하고 정기를 북돋아준다. 주로 폐결핵 기침, 자주 식은땀이 나는 증상, 남성 성기능 저하, 발기부전, 조루증 등을 개선하고, 허리나 무릎의 시큰한 통증, 여성의 냉, 대하증, 월경불순 등에 응용하면 좋다.

동충하초는 뛰어난 자양강장 효과를 지니고 있으며, 항암효과와 심혈관질환의 예방과 개선에 독특한 효능이 있다. 꾸준히 음용해야 효과를 볼 수 있다. 신체 표면에 나쁜 사기가 머무는 사람은 사용에 주의하여야 한다. 한 번에 6~8그램을 달여 차로 나눠 마신다.

■ **복용하면 좋은 체질** _ 동충하초는 모든 체질에 좋은 약차이다.

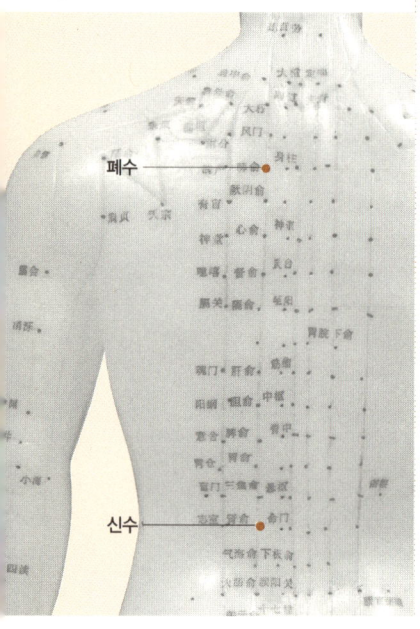

기본혈
- 중완, 기해, 관원

치료혈
- **폐수** : 제3흉추 등뼈 아래에서 양옆으로 1.5촌 떨어진 곳
  효과 : 기관지염, 폐렴, 토혈, 호흡기질환, 가슴이 그득하고 뭉칠 때
- **신수** : 제2허리뼈 아래에서 양옆으로 1.5촌 떨어진 곳
  효과 : 정액이 흐를 때, 요통, 당뇨, 식욕부진, 비뇨기질환, 월경불순, 신장결석

뜸뜨는 기간과 자세
- 기본혈 3곳과 치료혈 2곳에 약 60일 이상 뜬다.
- 기본혈은 바로 누워서, 폐수·신수는 엎드려서 뜸을 뜬다.

뜸법 택일
- 직접구 반흔뜸 : 쌀알 반 토막 크기로 각 혈마다 3~7장씩 매일 1~2회 뜬다.
- 직접구 무반흔뜸 : 보리알, 콩알 크기로 각 혈마다 5~7장씩 매일 1~2회 뜬다.
- 간접구 마늘뜸 : 강낭콩 크기로 각 혈마다 3~7장씩 매일 한 번씩 뜬다.
- 뜸대뜸 : 혈자리에서 3~4센티미터 간격을 두고 5~10분 정도 뜸대로 온열치료한다.

한방차와 쑥뜸 _ 11

인삼차

성질은 약간 따뜻하고 맛이 달고 약간 쓰며 독은 없다. 인삼은 인체 면역력과 각종 스트레스에 대한 적응력을 증강시키고, 원기를 보하며 정신을 안정시킨다. 인삼 진액은 당뇨병의 치료에 어느 정도 기여하고 천식을 멈추게 한다.

몸에 열이 많은 사람, 코피를 자주 흘리거나 각혈을 하는 사람, 혈압이 높아서 목이 뻣뻣한 사람, 감기가 진행 중인 사람은 복용을 금지해야 한다. 여름 더위를 이겨내기 위하여 오미자 등 다른 약재와 섞어 달여 먹으면 지친 여름 나기에 도움이 된다. 한 번에 6~12그램을 달여 차로 나눠 마신다.

■ **복용하면 좋은 체질** _ 인삼차는 소음인 체질에 좋다.

기본혈
- 중완, 기해, 관원

치료혈
- **폐수** : 제3흉추 등뼈 아래에서 양옆으로 1.5촌 떨어진 곳
  효과 : 기관지염, 폐렴, 토혈, 호흡기질환, 가슴이 그득하고 뭉칠 때
- **심수** : 제5흉추 등뼈 아래에서 양옆으로 1.5촌 떨어진 곳
  효과 : 정신분열증, 가슴이 답답할 때, 불안, 건망증, 헛소리, 기침, 위출혈
- **비수** : 제11흉추 등뼈 아래에서 양옆으로 1.5촌 떨어진 곳
  효과 : 복창, 황달, 입 안이 쓸 때, 당뇨, 소화불량, 위궤양, 부종, 빈혈

뜸뜨는 기간과 자세
- 기본혈 3곳과 치료혈 3곳에 약 40일 이상 뜬다.
- 기본혈은 바로 누워서, 폐수·심수·비수는 엎드려서 뜸을 뜬다.

뜸법 택일
- 직접구 반흔뜸 : 쌀알 반 토막 크기로 각 혈마다 3~7장씩 매일 1~2회 뜬다.
- 직접구 무반흔뜸 : 보리알, 콩알 크기로 각 혈마다 5~7장씩 매일 1~2회 뜬다.
- 간접구 생강뜸 : 강낭콩 크기로 각 혈마다 3~5장씩 매일 한 번씩 뜬다.
- 뜸대뜸 : 혈자리에서 3~4센티미터 간격을 두고 5~10분 정도 뜸대로 온열치료한다.

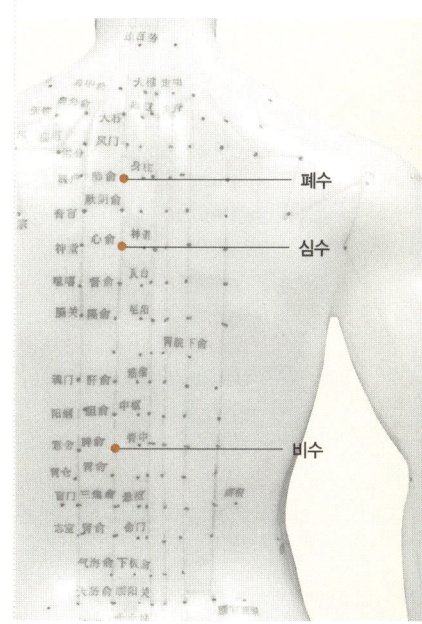

한방차와 쑥뜸 _ 12

구기자차

구기자는 성질이 차고 맛은 달고 간경과 신경에서 작용한다. 약효는 신장을 보하고 정력을 강화시키며, 간장기능을 활성화하여 시력이 좋아지는 작용이 있다. 현기증, 허리나 무릎이 시큰하고 무기력한 증상, 당뇨병, 유정, 성기능 저하, 정력감퇴, 시력감퇴 증상을 개선하는 데 뛰어난 효능이 있다.

구기자를 늘 복용하면 무병장수를 누릴 수 있다. 피로가 누적된 사람이 구기자를 장복하면 정신적 안정과 여유는 물론 윤기 있는 피부와 흰 머리카락을 검게 하는 효능을 볼 수가 있으며 신체가 마르고 급한 사람에게 더욱 효과적이다. 그러나 설사가 잦은 사람은 주의하여 복용한다. 한 번에 8~12그램을 달여 차로 나눠 마신다.

■ **복용하면 좋은 체질** _ 구기자차는 소양인 체질에 좋다.

기본혈
- 중완, 기해, 관원

치료혈
- **간수** : 제9흉추 등뼈 아래에서 양옆으로 1.5촌 떨어진 곳
  효과 : 만성간염, 위장질환, 눈질환, 월경불순, 신경쇠약, 흥분, 코피, 야맹증
- **신수** : 제2허리뼈 아래에서 양옆으로 1.5촌 떨어진 곳
  효과 : 정액이 흐를 때, 요통, 당뇨, 식욕부진, 비뇨기질환, 월경불순, 신장결석

뜸뜨는 기간과 자세
- 기본혈 3곳과 치료혈 2곳에 약 40일 이상 뜬다.
- 기본혈은 바로 누워서, 간수·신수는 엎드려서 뜸을 뜬다.

뜸법 택일
- 직접구 반흔뜸 : 쌀알 반 토막 크기로 각 혈마다 3~7장씩 매일 1~2회 뜬다.
- 직접구 무반흔뜸 : 보리알, 콩알 크기로 각 혈마다 5~7장씩 매일 1~2회 뜬다.
- 간접구 생강뜸 : 강낭콩 크기로 각 혈마다 5~10장씩 매일 또는 이틀에 한 번씩 뜬다.
- 뜸대뜸 : 혈자리에서 3~4센티미터 간격을 두고 5~10분 정도 뜸대로 온열치료한다.

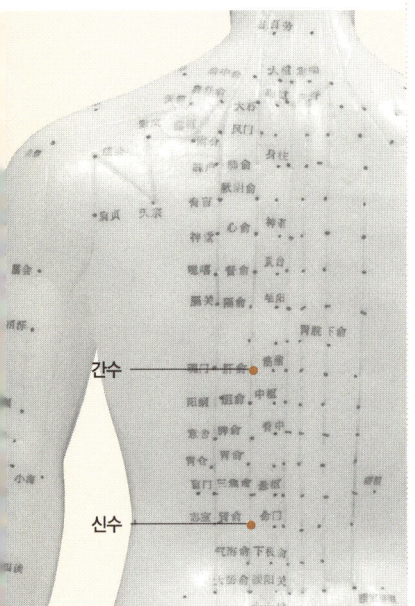

한방차와 쑥뜸 _ 13

육종용차

육종용은 성질이 덥고 맛은 달면서 짜고 신경과 대장경에서 작용한다. 선천적으로 몸이 허약한 사람의 몸을 보해주고 정액을 보충시켜 주는 강정·강장효과를 낸다. 여성의 경우에는 불임이나 습관성 유산, 대하, 골다공증, 음부에 통증이 있을 때 주효하다.

오랫동안 복용해도 부작용이 없고, 오히려 장수를 누릴 수 있다고 전해져 '불로초'라 부른다. 몸에 열이 많아서 얼굴 위로 열이 달아오르는 사람, 설사를 자주 하는 사람은 많이 먹어서는 안 된다. 한 번에 8~10그램을 달여 차로 나눠 마신다.

■ **복용하면 좋은 체질** _ 육종용차는 소양인 체질에 좋다.

기본혈
- 중완, 기해, 관원

치료혈
- **신수** : 제2허리뼈 아래에서 양옆으로 1.5촌 떨어진 곳
  효과 : 정액이 흐를 때, 요통, 당뇨, 식욕부진, 비뇨기질환, 월경불순, 신장결석
- **대장수** : 제4허리뼈 아래에서 양옆으로 1.5촌 떨어진 곳으로 보통 허리띠가 걸쳐지는 부위
  효과 : 치질, 변비, 허리 삔 곳, 맹장염, 당뇨, 대하, 심한 설사, 신장질환

뜸뜨는 기간과 자세
- 기본혈 3곳과 치료혈 2곳에 약 50일 이상 뜬다.
- 기본혈은 바로 누워서, 신수·대장수는 엎드려서 뜸을 뜬다.

뜸법 택일
- 직접구 반흔뜸 : 쌀알 반 토막 크기로 각 혈마다 3~7장씩 매일 1~2회 뜬다.
- 직접구 무반흔뜸 : 보리알, 콩알 크기로 각 혈마다 5~7장씩 매일 1~2회 뜬다.
- 간접구 마늘뜸 : 강낭콩 크기로 각 혈마다 3~5장씩 매일 한 번씩 뜬다.
- 뜸대뜸 : 혈자리에서 3~4센티미터 간격을 두고 5~10분 정도 뜸대로 온열치료한다.

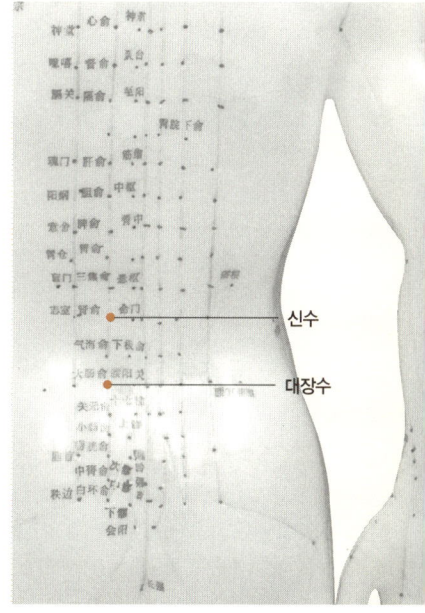

한방차와 쑥뜸 _ 14

음양곽차

음양곽은 맛이 달고 매우며 성질은 덥고 간경과 신경에서 작용한다. 약효는 신장을 덥게 하고 양기를 도우며 풍습을 몰아내는 효능이 있다. 따라서 남성의 발기부전과 조루증, 허리나 무릎의 시큰하고 무기력한 증상, 사지가 냉하고 추위를 많이 타는 증상, 건망증이 심한 증상, 여성의 자궁 발육 부전과 관절 통증에 효과가 있다. 최근에는 소아마비증이나 고혈압, 신경쇠약, 만성기관지염 등의 질환에도 효과가 있는 것으로 알려져 있다.

인체 내에서 열이 뜨는 듯한 열감 증상에는 주의하여 사용하여야 한다. 한 번에 6~10그램을 달여 차로 나눠 마신다.

■ **복용하면 좋은 체질** _ 음양곽차는 소음인 체질에 좋다.

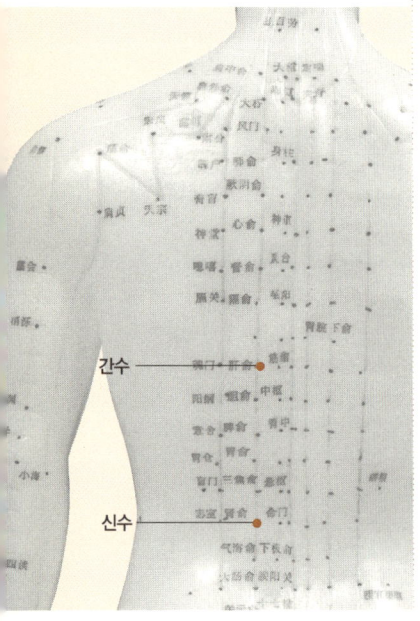

간수 →
신수 →

기본혈
- 중완, 기해, 관원

치료혈
- 간수 : 제9흉추 등뼈 아래에서 양옆으로 1.5촌 떨어진 곳
  효과 : 만성간염, 위장질환, 눈질환, 월경불순, 신경쇠약, 흥분, 코피, 야맹증
- 신수 : 제2허리뼈 아래에서 양옆으로 1.5촌 떨어진 곳
  효과 : 정액이 흐를 때, 요통, 당뇨, 식욕부진, 비뇨기질환, 월경불순, 신장결석

뜸뜨는 기간과 자세
- 기본혈 3곳과 치료혈 2곳에 약 40일 이상 뜬다.
- 기본혈은 바로 누워서, 간수·신수는 엎드려서 뜸을 뜬다.

뜸법 택일
- 직접구 반흔뜸 : 쌀알 반 토막 크기로 각 혈마다 3~7장씩 매일 1~2회 뜬다.
- 직접구 무반흔뜸 : 보리알, 콩알 크기로 각 혈마다 5~7장씩 매일 1~2회 뜬다.
- 간접구 마늘뜸 : 강낭콩 크기로 각 혈마다 5~7장씩 매일 또는 이틀에 한 번씩 뜬다.
- 뜸대뜸 : 혈자리에서 3~4센티미터 간격을 두고 5~10분 정도 뜸대로 온열치료한다.

한방차와 쑥뜸 _ 15

보골지차

보골지는 성질이 덥고 맛은 맵고 쓰며 신경에서 작용한다. 새벽 설사나 남성 성기능 저하, 발기부전, 유정 등의 치료에 널리 응용되고 허리나 무릎이 냉하고 아픈 증상은 물론 냉한 기침과 묵은 천식을 개선시킨다.

옛날부터 신장을 보하고 양기를 크게 북돋아주는 약재로 전해져 내려오고 있으며 정액이 저절로 흘러나오고 음낭이 축축한 질환을 낫게 한다. 원형탈모증을 개선하고 자궁출혈 등에도 좋은 치료효과가 있다. 변비증상이 있는 사람은 복용에 주의하는 것이 좋다. 한 번에 5~9그램을 달여 차로 나눠 마신다.

■ **복용하면 좋은 체질** _ 보골지차는 소음인 체질에 좋다.

기본혈
- 중완, 기해, 관원

치료혈
- **비수** : 제11흉추 등뼈 아래에서 양옆으로 1.5촌 떨어진 곳
  효과 : 복창, 황달, 입 안이 쓸 때, 당뇨, 소화불량, 위궤양, 부종, 빈혈
- **신수** : 제2허리뼈 아래에서 양옆으로 1.5촌 떨어진 곳
  효과 : 정액이 흐를 때, 요통, 당뇨, 식욕부진, 비뇨기질환, 월경불순, 신장결석

뜸뜨는 기간과 자세
- 기본혈 3곳과 치료혈 2곳에 약 50일 이상 뜬다.
- 기본혈은 바로 누워서, 비수·신수는 엎드려서 뜸을 뜬다.

뜸법 택일
- 직접구 반흔뜸 : 쌀알 반 토막 크기로 각 혈마다 3~7장씩 매일 1~2회 뜬다.
- 직접구 무반흔뜸 : 보리알, 콩알 크기로 각 혈마다 5~7장씩 매일 1~2회 뜬다.
- 간접구 생강뜸 : 강낭콩 크기로 각 혈마다 5~10장씩 매일 또는 이틀에 한 번씩 뜬다.
- 뜸대뜸 : 혈자리에서 3~4센티미터 간격을 두고 5~10분 정도 뜸대로 온열치료한다.

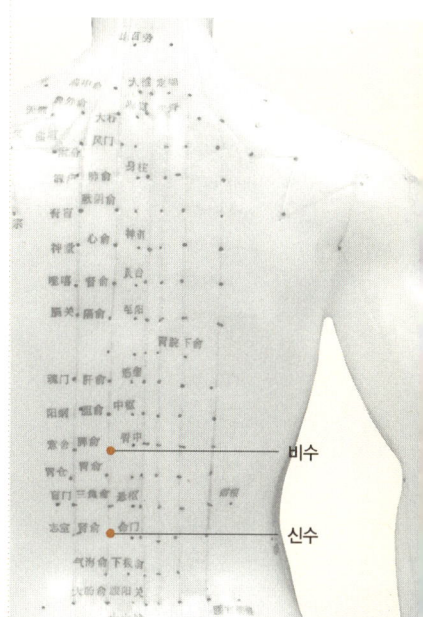
비수
신수

두충차

두충은 그 성질이 덥고 맛은 달면서 약간 맵고 간경과 신경에서 작용한다. 무릎의 시큰한 통증, 무력한 증상, 골다공증, 류머티즘, 퇴행성관절염 등을 다스린다. 특히 운동선수가 복용하면 근력과 뼈를 강화하는 효과가 있으며 호흡기 계통의 염증질환을 치료한다. 여성 음부의 습하고 가려운 증상에 사용하면 좋은 효과를 볼 수 있고 고혈압과 소아마비 후유증에도 적용되고 있다.

두충은 사삼, 당삼, 황기와 마찬가지로 면역을 촉진시키고 저항력을 향상시키는 작용이 있어 장기 복용시 스트레스를 제거하고 피로를 회복하는 데 효과가 크다. 인체에 내열이 있는 사람이나 임산부는 사용에 주의하여야 한다. 한 번에 8~13그램을 달여 차로 나눠 마신다.

■ **복용하면 좋은 체질** _ 두충차는 소음인 체질에 좋다.

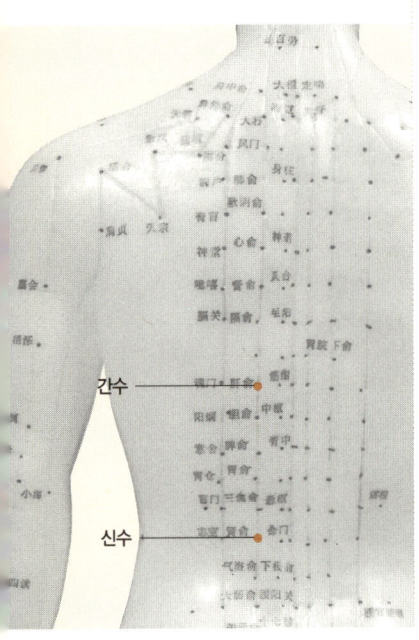

기본혈
- 중완, 기해, 관원

치료혈
- **간수** : 제9흉추 등뼈 아래에서 양옆으로 1.5촌 떨어진 곳
  효과 : 만성간염, 위장질환, 눈질환, 월경불순, 신경쇠약, 흥분, 코피, 야맹증
- **신수** : 제2허리뼈 아래에서 양옆으로 1.5촌 떨어진 곳
  효과 : 정액이 흐를 때, 요통, 당뇨, 식욕부진, 비뇨기질환, 월경불순, 신장결석

뜸뜨는 기간과 자세
- 기본혈 3곳과 치료혈 2곳에 약 50일 이상 뜬다.
- 기본혈은 바로 누워서, 간수·신수는 엎드려서 뜸을 뜬다.

뜸법 택일
- 직접구 반흔뜸 : 쌀알 반 토막 크기로 각 혈마다 3~7장씩 매일 1~2회 뜬다.
- 직접구 무반흔뜸 : 보리알, 콩알 크기로 각 혈마다 5~7장씩 매일 1~2회 뜬다.
- 간접구 생강뜸 : 강낭콩 크기로 각 혈마다 3~5장씩 매일 한 번씩 뜬다.
- 뜸대뜸 : 혈자리에서 3~4센티미터 간격을 두고 5~10분 정도 뜸대로 온열치료한다.

한방차와 쑥뜸 _ 17

용안육차

과실이 둥글고 용의 눈과 비슷하게 생겼다 하여 붙여진 이름의 용안육은 맛이 달고 성질은 덥고 비경과 심경에서 작용한다. 주로 과로 및 만성출혈증이나 불면증, 건망증, 기혈부족, 가슴 두근거림 등의 증상에 사용한다. 또 보혈과 정신 안정, 그리고 심장과 비장의 기능을 돕는 효과가 뛰어나며 단백질과 당질, 지방 등 3대 영양분이 들어있다.

목이 마르거나 피로할 때 달여서 먹으면 좋으나 체격이 마르고 몸에 화가 많아서 가만히 있지 못하고 움직이는 사람, 담이 잘 결리는 사람은 많이 복용하지 않도록 주의하여야 한다. 한 번에 9~14그램을 달여 차로 나눠 마신다.

■ **복용하면 좋은 체질** _ 용안육차는 태음인 체질에 좋다.

기본혈
- 중완, 기해, 관원

치료혈
- **심수** : 제5흉추 등뼈 아래에서 양옆으로 1.5촌 떨어진 곳
  효과 : 정신분열증, 가슴이 답답할 때, 불안, 건망증, 헛소리, 기침, 위출혈
- **비수** : 제11흉추 등뼈 아래에서 양옆으로 1.5촌 떨어진 곳
  효과 : 복창, 황달, 입 안이 쓸 때, 당뇨, 소화불량, 위궤양, 부종, 빈혈

뜸뜨는 기간과 자세
- 기본혈 3곳과 치료혈 2곳에 약 40일 이상 뜬다.
- 기본혈은 바로 누워서, 심수·비수는 엎드려서 뜸을 뜬다.

뜸법 택일
- 직접구 반흔뜸 : 쌀알 반 토막 크기로 각 혈마다 3~7장씩 매일 1~2회 뜬다.
- 직접구 무반흔뜸 : 보리알, 콩알 크기로 각 혈마다 5~7장씩 매일 1~2회 뜬다.
- 간접구 마늘뜸 : 강낭콩 크기로 각 혈마다 3~5장씩 매일 한 번씩 뜬다.
- 뜸대뜸 : 혈자리에서 3~4센티미터 간격을 두고 5~10분 정도 뜸대로 온열치료한다.

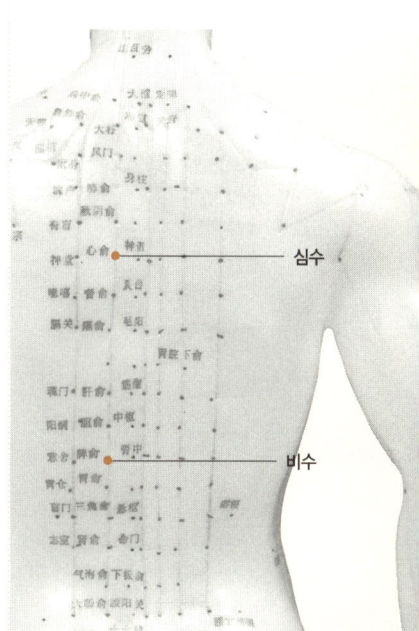

뽕나무차

뽕나무는 열매, 줄기, 잎 등 모두가 약효를 지닌 한약재로 뽕나무의 열매인 오디는 맛이 달고 시큼하며 성질이 냉하고 간장과 신장을 자양하고 풍을 몰아내는 효능이 있다. 뽕나무 잎인 상엽은 맛이 쓰고 달며 성질은 냉하고 폐경과 간경에서 작용하여 기침, 두통, 현기증, 목안이 붓고 아픈 증상을 다스린다.

뽕나무의 가지인 상지는 맛이 쓰고 성질은 평하며 사지가 저리고 쑤시는 증상, 관절염에 효과가 있다. 뽕나무 껍질인 상백피는 맛이 달고 성질이 냉하며 가쁜 숨을 치료하고 당뇨병에도 많이 응용되고 있다. 소화불량이 자주 발생하는 사람은 주의하여 복용한다. 한 번에 12~16그램을 달여 차로 나눠 마신다.

■ **복용하면 좋은 체질** _ 뽕나무차는 태음인 체질에 좋다.

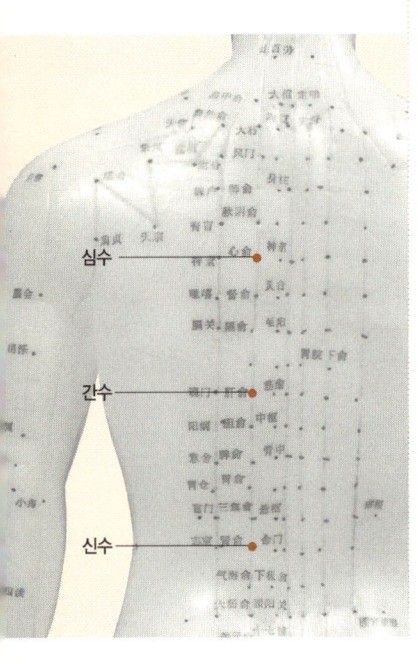

기본혈
- 중완, 기해, 관원

치료혈
- **심수** : 제5흉추 등뼈 아래에서 양옆으로 1.5촌 떨어진 곳
  효과 : 정신분열증, 가슴이 답답할 때, 불안, 건망증, 헛소리, 기침, 위출혈
- **간수** : 제9흉추 등뼈 아래에서 양옆으로 1.5촌 떨어진 곳
  효과 : 만성간염, 위장질환, 눈질환, 월경불순, 신경쇠약, 흥분, 코피, 야맹증
- **신수** : 제2허리뼈 아래에서 양옆으로 1.5촌 떨어진 곳
  효과 : 정액이 흐를 때, 요통, 당뇨, 식욕부진, 비뇨기질환, 월경불순, 신장결석

뜸뜨는 기간과 자세
- 기본혈 3곳과 치료혈 3곳에 약 50일 이상 뜬다.
- 기본혈은 바로 누워서, 심수·간수·신수는 엎드려서 뜸을 뜬다.

뜸법 택일
- 직접구 반흔뜸 : 쌀알 반 토막 크기로 각 혈마다 3~7장씩 매일 1~2회 뜬다.
- 직접구 무반흔뜸 : 보리알, 콩알 크기로 각 혈마다 5~7장씩 매일 1~2회 뜬다.
- 간접구 마늘뜸 : 강낭콩 크기로 각 혈마다 5~7장씩 매일 또는 이틀에 한 번씩 뜬다.
- 뜸대뜸 : 혈자리에서 3~4센티미터 간격을 두고 5~10분 정도 뜸대로 온열치료한다.

한방차와 쑥뜸 _ 19
황정차

황정은 성질이 평하고 맛은 달고 비경과 폐경에 작용한다. 폐 질환에 의한 객혈과 기침을 멎게 하고, 근육과 뼈의 무력증을 치료하고 추위를 잘 견디게 하며 무좀 치료에도 응용한다. 고혈압이나 관상동맥 심장병, 백혈구 감소증, 재생불량성 빈혈 등의 질환에 효과가 크다. 또한 혈당 억제작용이 함유되어 있어 당뇨병의 예방과 치료에 좋다.

장기 복용하면 머리카락이 검게 되고, 혈색이 돌아오며 뼈가 굽지 않는 등 노화를 억제하는 기능이 있다. 다만 소화장애가 있는 사람, 자주 담이 걸리는 사람, 설사가 잦은 사람은 많이 먹어서는 안 된다. 한 번에 9~15그램을 달여 차로 나눠 마신다.

■ **복용하면 좋은 체질** _ 황정차는 모든 체질에 무난하다.

기본혈
- 중완, 기해, 관원

치료혈
- **폐수** : 제3흉추 등뼈 아래에서 양옆으로 1.5촌 떨어진 곳
  효과 : 기관지염, 폐렴, 토혈, 호흡기질환, 가슴이 그득하고 뭉칠 때
- **비수** : 제11흉추 등뼈 아래에서 양옆으로 1.5촌 떨어진 곳
  효과 : 복창, 황달, 입 안이 쓸 때, 당뇨, 소화불량, 위궤양, 부종, 빈혈
- **신수** : 제2허리뼈 아래에서 양옆으로 1.5촌 떨어진 곳
  효과 : 정액이 흐를 때, 요통, 당뇨, 식욕부진, 비뇨기질환, 월경불순, 신장결석

뜸뜨는 기간과 자세
- 기본혈 3곳과 치료혈 3곳에 약 40일 이상 뜬다.
- 기본혈은 바로 누워서, 폐수·비수·신수는 엎드려서 뜸을 뜬다.

뜸법 택일
- 직접구 반흔뜸 : 쌀알 반 토막 크기로 각 혈마다 3~7장씩 매일 1~2회 뜬다.
- 직접구 무반흔뜸 : 보리알, 콩알 크기로 각 혈마다 5~7장씩 매일 1~2회 뜬다.
- 간접구 마늘뜸 : 강낭콩 크기로 각 혈마다 3~5장씩 매일 한 번씩 뜬다.
- 뜸대뜸 : 혈자리에서 3~4센티미터 간격을 두고 5~10분 정도 뜸대로 온열치료한다.

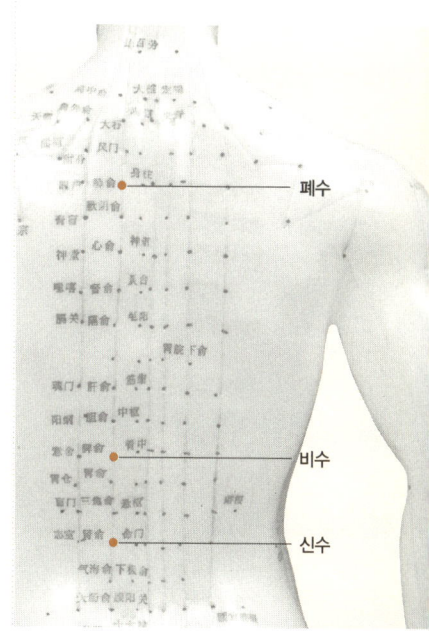

한방차와 쑥뜸 _ 20

하수오차

하수오는 맛이 달고 쓰며 떫은맛이 나고 성질은 약간 온화한 편으로 간경과 신경에서 작용한다. 머리카락이 희어지는 경우, 허리와 무릎이 시큰거리는 통증, 근육과 뼈마디의 통증, 유정, 성기능 저하, 불면증, 여성 출혈증, 설사, 두통, 현기증, 고지혈증, 만성 간염, 피부 가려움증 등을 개선하고 치료한다.

특히 생하수오는 대장의 해독작용과 치질증상에 사용한다. 잦은 설사와 몸 안에 습담이 뭉쳐 있는 사람은 주의하여 복용한다. 한 번에 8~17그램을 달여 차로 나눠 마신다.

■ **복용하면 좋은 체질** _ 하수오차는 소음인 체질에 좋다.

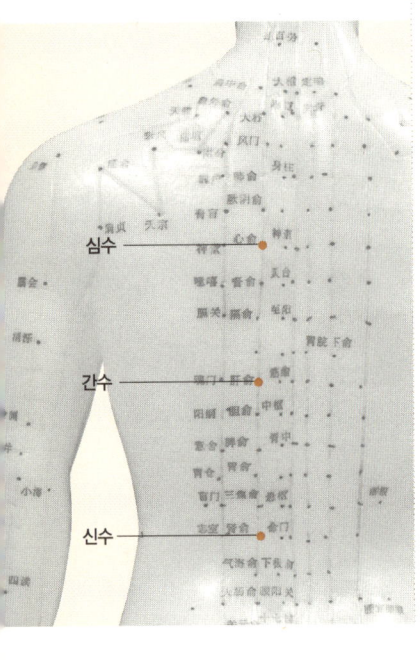

기본혈
- 중완, 기해, 관원

치료혈
- **심수** : 제5흉추 등뼈 아래에서 양옆으로 1.5촌 떨어진 곳
  효과 : 정신분열증, 가슴이 답답할 때, 불안, 건망증, 헛소리, 기침, 위출혈
- **간수** : 제9흉추 등뼈 아래에서 양옆으로 1.5촌 떨어진 곳
  효과 : 만성간염, 위장질환, 눈질환, 월경불순, 신경쇠약, 흥분, 코피, 야맹증
- **신수** : 제2허리뼈 아래에서 양옆으로 1.5촌 떨어진 곳
  효과 : 정액이 흐를 때, 요통, 당뇨, 식욕부진, 비뇨기질환, 월경불순, 신장결석

뜸뜨는 기간과 자세
- 기본혈 3곳과 치료혈 3곳에 약 50일 이상 뜬다.
- 기본혈은 바로 누워서, 심수·간수·신수는 엎드려서 뜸을 뜬다.

뜸법 택일
- 직접구 반흔뜸 : 쌀알 반 토막 크기로 각 혈마다 3~7장씩 매일 1~2회 뜬다.
- 직접구 무반흔뜸 : 보리알, 콩알 크기로 각 혈마다 5~7장씩 매일 1~2회 뜬다.
- 간접구 생강뜸 : 강낭콩 크기로 각 혈마다 4~8장씩 이틀에 한 번씩 뜬다.
- 뜸대뜸 : 혈자리에서 3~4센티미터 간격을 두고 5~10분 정도 뜸대로 온열치료한다.

지황차

건지황은 맛이 달고 쓰며 성질은 냉하고 심경과 간경, 신경에서 작용한다. 내열이 있는 증상에 효과가 크고 당뇨병, 토혈, 뇨혈, 월경불순, 음허 변비, 풍습으로 인해 저린 통증 등에 사용한다. 숙지황은 맛이 달며 성질은 약간 덥고 간경과 신경에서 작용하며 어지러움증, 귀에서 소리가 나며 울리는 증상, 허리통증, 발기부족, 사타구니 주위가 축축하고 소변 줄기가 약하고 힘이 없는 경우, 조루증상에 효과가 크다. 특히 여성의 생리불순, 불임증, 유산 등에 보혈기능이 있다. 소화력이 약한 사람은 복용시 신중하여야 한다. 건지황은 한 번에 8~13그램을 달여 차로 복용하고, 숙지황은 한 번에 8~20그램을 달여 차로 나눠 마신다.

■ **복용하면 좋은 체질** _ 지황차는 소양인 체질에 좋다.

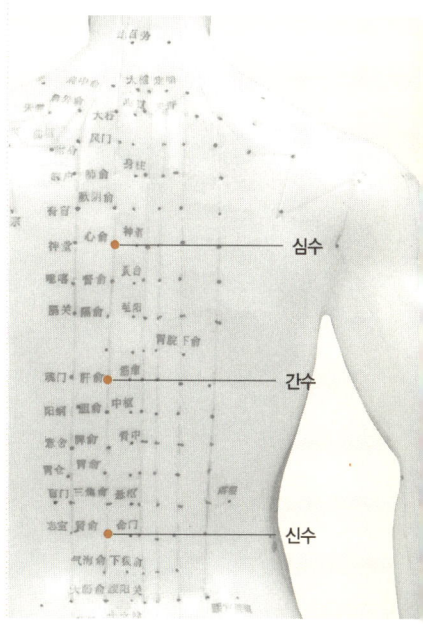

기본혈
- 중완, 기해, 관원

치료혈
- **심수** : 제5흉추 등뼈 아래에서 양옆으로 1.5촌 떨어진 곳
  효과 : 정신분열증, 가슴이 답답할 때, 불안, 건망증, 헛소리, 기침, 위출혈
- **간수** : 제9흉추 등뼈 아래에서 양옆으로 1.5촌 떨어진 곳
  효과 : 만성간염, 위장질환, 눈질환, 월경불순, 신경쇠약, 흥분, 코피, 야맹증
- **신수** : 제2허리뼈 아래에서 양옆으로 1.5촌 떨어진 곳
  효과 : 정액이 흐를 때, 요통, 당뇨, 식욕부진, 비뇨기질환, 월경불순, 신장결석

뜸뜨는 기간과 자세
- 기본혈 3곳과 치료혈 3곳에 약 40일 이상 뜬다.
- 기본혈은 바로 누워서, 심수·간수·신수는 엎드려서 뜸을 뜬다.

뜸법 택일
- 직접구 반흔뜸 : 쌀알 반 토막 크기로 각 혈마다 3~7장씩 매일 1~2회 뜬다.
- 직접구 무반흔뜸 : 보리알, 콩알 크기로 각 혈마다 5~7장씩 매일 1~2회 뜬다.
- 간접구 생강뜸 : 강낭콩 크기로 각 혈마다 5~10장씩 매일 또는 이틀에 한 번씩 뜬다.
- 뜸대뜸 : 혈자리에서 3~4센티미터 간격을 두고 5~10분 정도 뜸대로 온열치료한다.

한방차와 쑥뜸 _ 22

당귀차

당귀는 맛이 달고 맵고 성질은 온화하며 심경과 간경, 비경에서 작용한다. 밤에 더운 증상을 낫게 하고 노인성 만성변비에 사용된다. 피를 고르게 하여 여성의 생리불순, 월경통, 폐경, 산후 어혈 복통, 빈혈, 두통, 현기증, 풍한습으로 근육이 저린 통증을 치료한다. 심혈관 질병의 예방과 치료에 중요한 약재이며 어혈이 뭉쳤을 때와 타박상에 좋다.

몸이 뚱뚱하고 비만한 사람, 수분대사가 느린 사람, 설사를 자주 하는 사람은 복용에 주의해야 한다. 한 번에 6~14그램을 달여 차로 나눠 마신다.

■ **복용하면 좋은 체질** _ 당귀차는 소음인 체질에 좋다.

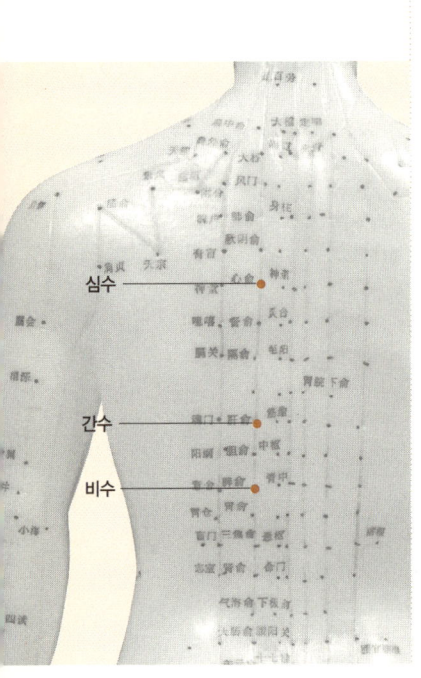

기본혈
- 중완, 기해, 관원

치료혈
- **심수** : 제5흉추 등뼈 아래에서 양옆으로 1.5촌 떨어진 곳
  효과 : 정신분열증, 가슴이 답답할 때, 불안, 건망증, 헛소리, 기침, 위출혈
- **간수** : 제9흉추 등뼈 아래에서 양옆으로 1.5촌 떨어진 곳
  효과 : 만성간염, 위장질환, 눈질환, 월경불순, 신경쇠약, 흥분, 코피, 야맹증
- **비수** : 제11흉추 등뼈 아래에서 양옆으로 1.5촌 떨어진 곳
  효과 : 복창, 황달, 입 안이 쓸 때, 당뇨, 소화불량, 위궤양, 부종, 빈혈

뜸뜨는 기간과 자세
- 기본혈 3곳과 치료혈 3곳에 약 60일 이상 뜬다.
- 기본혈은 바로 누워서, 심수·간수·비수는 엎드려서 뜸을 뜬다.

뜸법 택일
- 직접구 반흔뜸 : 쌀알 반 토막 크기로 각 혈마다 3~7장씩 매일 1~2회 뜬다.
- 직접구 무반흔뜸 : 보리알, 콩알 크기로 각 혈마다 5~7장씩 매일 1~2회 뜬다.
- 간접구 마늘뜸 : 강낭콩 크기로 각 혈마다 4~6장씩 매일 한 번씩 뜬다.
- 뜸대뜸 : 혈자리에서 3~4센티미터 간격을 두고 5~10분 정도 뜸대로 온열치료한다.

산약차

산약은 맛이 달고 성질은 평하고 비경과 폐경, 신경에서 작용한다. 잦은 설사, 묵은 기침, 굵고 탁한 기침, 소갈증, 유정, 빈뇨 등에 치료효과가 있다. 만성신장염과 오줌싸개 어린이, 여성의 대하증 등의 치료에도 좋다. 속이 불편하고 더부룩하거나 위장이 약한 사람에게 더욱 효과적이다. 하초(하부)의 기운을 보하는 약성 때문에 걷거나 오래 서 있는 직업군에 있는 사람의 피로를 풀고 회복하는 효과가 탁월하다. 산약은 용량을 많이 사용하여야 효능을 볼 수 있다. 인체 내 습담이 많은 사람은 신중히 복용하는 것이 좋다. 한 번에 10~18그램을 달여 차로 나눠 마신다.

■ **복용하면 좋은 체질** _ 산약차는 태음인 체질에 좋다.

기본혈
- 중완, 기해, 관원

치료혈
- **폐수** : 제3흉추 등뼈 아래에서 양옆으로 1.5촌 떨어진 곳
  효과 : 기관지염, 폐렴, 토혈, 호흡기질환, 가슴이 그득하고 뭉칠 때
- **비수** : 제11흉추 등뼈 아래에서 양옆으로 1.5촌 떨어진 곳
  효과 : 복창, 황달, 입 안이 쓸 때, 당뇨, 소화불량, 위궤양, 부종, 빈혈
- **신수** : 제2허리뼈 아래에서 양옆으로 1.5촌 떨어진 곳
  효과 : 정액이 흐를 때, 요통, 당뇨, 식욕부진, 비뇨기질환, 월경불순, 신장결석

뜸뜨는 기간과 자세
- 기본혈 3곳과 치료혈 3곳에 약 50일 이상 뜬다.
- 기본혈은 바로 누워서, 폐수 · 비수 · 신수는 엎드려서 뜸을 뜬다.

뜸법 택일
- 직접구 반흔뜸 : 쌀알 반 토막 크기로 각 혈마다 3~7장씩 매일 1~2회 뜬다.
- 직접구 무반흔뜸 : 보리알, 콩알 크기로 각 혈마다 5~7장씩 매일 1~2회 뜬다.
- 간접구 마늘뜸 : 강낭콩 크기로 각 혈마다 3~5장씩 매일 한 번씩 뜬다.
- 뜸대뜸 : 혈자리에서 3~4센티미터 간격을 두고 5~10분 정도 뜸대로 온열치료한다.

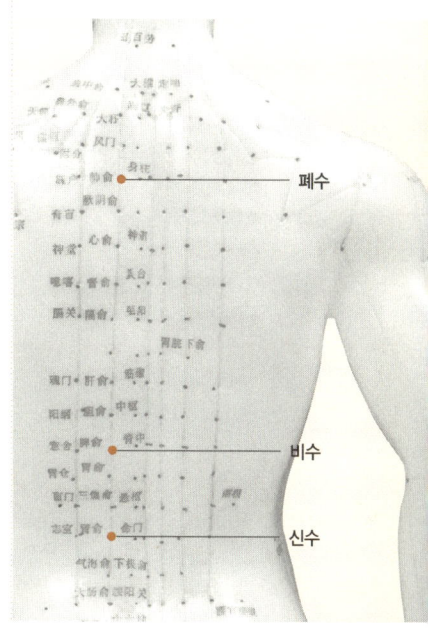

당삼차

당삼은 맛이 달고 성질은 평하며 비경과 폐경에서 작용한다. 위장을 조화롭게 하는 효능이 있어 소화기관의 허약부족을 개선하고 식욕부진에 도움을 준다. 또 설사, 피곤한 증상, 가슴이 답답하며 두근거리고 숨이 찬 경우, 얼굴 부종, 식은땀이 흐르거나 갈증이 심한 증상에 사용하면 치료효과가 뛰어나다.

당삼의 작용은 인삼보다 약하지만 기본적으로 인삼의 기능을 지니고 있어 위급한 상황이 아니라면 대개는 당삼을 인삼 대용으로 대처하여 사용하기도 한다. 당삼은 허한증의 증상에는 적합하나 열증인 사람은 피하는 것이 좋다. 한 번에 8~13그램을 달여 차로 나눠 마신다.

■ **복용하면 좋은 체질** _ 당삼차는 소음인 체질에 효과적이다.

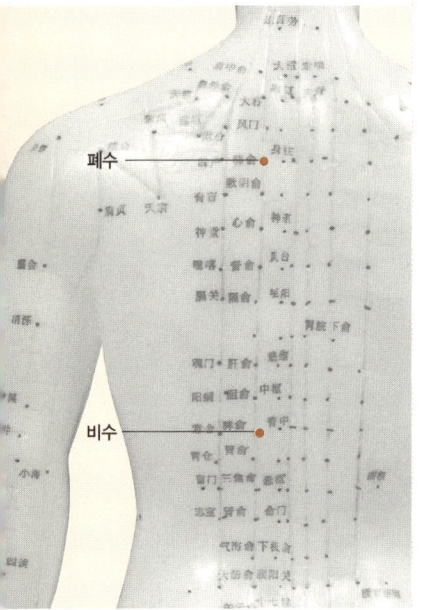

기본혈
• 중완, 기해, 관원

치료혈
• **폐수** : 제3흉추 등뼈 아래에서 양옆으로 1.5촌 떨어진 곳
   효과 : 기관지염, 폐렴, 토혈, 호흡기질환, 가슴이 그득하고 뭉칠 때
• **비수** : 제11흉추 등뼈 아래에서 양옆으로 1.5촌 떨어진 곳
   효과 : 복창, 황달, 입 안이 쓸 때, 당뇨, 소화불량, 위궤양, 부종, 빈혈

뜸뜨는 기간과 자세
• 기본혈 3곳과 치료혈 2곳에 약 40일 이상 뜬다.
• 기본혈은 바로 누워서, 폐수·비수는 엎드려서 뜸을 뜬다.

뜸법 택일
• 직접구 반흔뜸 : 쌀알 반 토막 크기로 각 혈마다 3~7장씩 매일 1~2회 뜬다.
• 직접구 무반흔뜸 : 보리알, 콩알 크기로 각 혈마다 5~7장씩 매일 1~2회 뜬다.
• 간접구 생강뜸 : 강낭콩 크기로 각 혈마다 3~7장씩 이틀에 한 번씩 뜬다.
• 뜸대뜸 : 혈자리에서 3~4센티미터 간격을 두고 5~10분 정도 뜸대로 온열치료한다.

황기차

황기의 성질은 약간 덥고 맛은 달며 폐경과 비경에서 작용한다. 상처가 잘 낫지 않을 때 고름을 삭이고 통증을 멈추게 하는 동시에 새 살이 돋아나게 한다. 최근에는 황기가 신장염, 뇨단백, 소화성궤양, 만성감염, 시력감퇴 등에도 응용되고 있다.

몸이 약하고 허한 사람은 살이 찌게 하고 특히 여성의 부정기적 하혈, 대하 등 부인과 질환을 개선한다. 여름에 땀을 많이 흘려 기가 약해지는 경우, 뾰드라지, 치질, 설사, 이질증상을 개선한다. 하지만 기운이 왕성할 때, 비만인 사람과 열성 체질인 사람은 사용하지 않는 것이 합당하다. 한 번에 4~12그램을 달여 차로 나눠 마신다.

■ **복용하면 좋은 체질** _ 황기차는 소음인 체질에 좋다.

기본혈
- 중완, 기해, 관원

치료혈
- **폐수** : 제3흉추 등뼈 아래에서 양옆으로 1.5촌 떨어진 곳
  효과 : 기관지염, 폐렴, 토혈, 호흡기질환, 가슴이 그득하고 뭉칠 때
- **비수** : 제11흉추 등뼈 아래에서 양옆으로 1.5촌 떨어진 곳
  효과 : 복창, 황달, 입 안이 쓸 때, 당뇨, 소화불량, 위궤양, 부종, 빈혈

뜸뜨는 기간과 자세
- 기본혈 3곳과 치료혈 2곳에 약 50일 이상 뜬다.
- 기본혈은 바로 누워서, 폐수·비수는 엎드려서 뜸을 뜬다.

뜸법 택일
- 직접구 반흔뜸 : 쌀알 반 토막 크기로 각 혈마다 3~7장씩 매일 1~2회 뜬다.
- 직접구 무반흔뜸 : 보리알, 콩알 크기로 각 혈마다 5~7장씩 매일 1~2회 뜬다.
- 간접구 생강뜸 : 강낭콩 크기로 각 혈마다 5~10장씩 매일 또는 이틀에 한 번씩 뜬다.
- 뜸대뜸 : 혈자리에서 3~4센티미터 간격을 두고 5~10분 정도 뜸대로 온열치료한다.

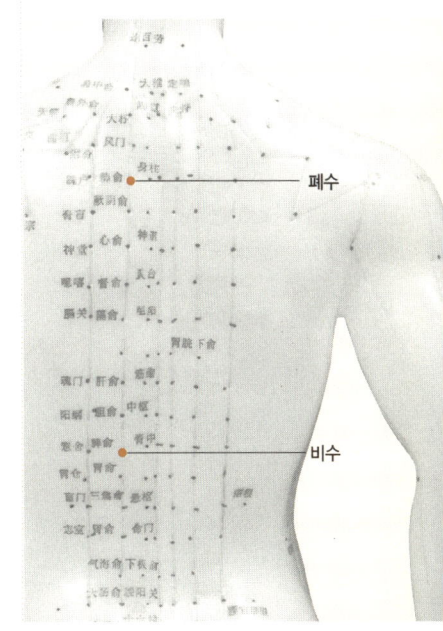

한방차와 쑥뜸 _ 26

오가피차

가시오가피는 맛이 맵고 약간 쓰며 성질은 더운 편으로 비장을 튼튼하게 한다. 불면증, 신경쇠약, 관상동맥 심장병, 백혈구 감소증, 만성 기관지염, 암 등의 치료에 효과가 크며 정력을 북돋아 주는 역할을 한다.

몸이 찬 사람들의 근육과 뼈를 튼튼하게 하므로 급만성관절염, 근육경련, 근육통, 사지 통증, 특히 어린이나 노인이 하체가 힘이 약해서 걷지 못할 때, 여성의 혈액순환 개선에 좋다. 주의사항으로는 몸이 허약하고 열이 많이 나는 사람은 복용을 금해야 한다는 것이다. 한 번에 8~13그램을 달여 차로 나눠 마신다.

■ **복용하면 좋은 체질** _ 가시오가피차는 태양인 체질에 좋다.

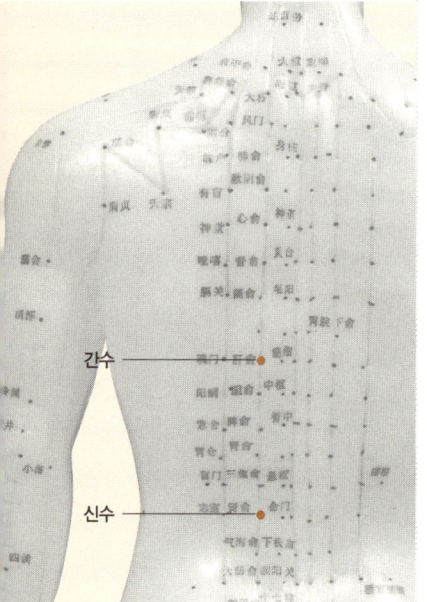

간수
신수

기본혈
• 중완, 기해, 관원

치료혈
• **간수** : 제9흉추 등뼈 아래에서 양옆으로 1.5촌 떨어진 곳
　효과 : 만성간염, 위장질환, 눈질환, 월경불순, 신경쇠약, 흥분, 코피, 야맹증
• **신수** : 제2허리뼈 아래에서 양옆으로 1.5촌 떨어진 곳
　효과 : 정액이 흐를 때, 요통, 당뇨, 식욕부진, 비뇨기질환, 월경불순, 신장결석

뜸뜨는 기간과 자세
• 기본혈 3곳과 치료혈 2곳에 약 50일 이상 뜬다.
• 기본혈은 바로 누워서, 간수·신수는 엎드려서 뜸을 뜬다.

뜸법 택일
• 직접구 반흔뜸 : 쌀알 반 토막 크기로 각 혈마다 3~7장씩 매일 1~2회 뜬다.
• 직접구 무반흔뜸 : 보리알, 콩알 크기로 각 혈마다 5~7장씩 매일 1~2회 뜬다.
• 간접구 마늘뜸 : 강낭콩 크기로 각 혈마다 3~5장씩 매일 한 번씩 뜬다.
• 뜸대뜸 : 혈자리에서 3~4센티미터 간격을 두고 5~10분 정도 뜸대로 온열치료한다.

한방차와 쑥뜸 _ 27

칡차

칡뿌리는 '갈근'으로 불리며 맛이 맵고 달며 비장, 위장에 작용한다. 성질이 비교적 차기 때문에 얼굴에 화기가 있거나 붉어질 때, 짜증이 자주 날 때, 술독에 의해 열이 뜰 때 인체의 열을 식히고 기를 보충해주는 치료효과가 있다. 고혈압, 중풍, 당뇨, 설사, 이질, 심장질환, 황달, 협심증, 불면증, 가슴 번민, 간 해독작용과 숙취 제거, 심한 갈증, 변비, 목 뒤가 뻣뻣한 통증을 동반한 초기 감기, 홍역 초기, 구토에 사용하면 효과가 크다.

감기증상 가운데 땀을 많이 흘리는 경우에는 주의하여 복용하고, 위장이 약하거나 찬 기운이 있는 사람은 장기 복용하면 메스꺼움과 구토증상을 일으킬 수 있다. 한 번에 4~12그램을 달여 차로 나눠 마신다.

■ **복용하면 좋은 체질** _ 칡차는 태음인 체질에 좋다.

기본혈
- 중완, 기해, 관원

치료혈
- **비수** : 제11흉추 등뼈 아래에서 양옆으로 1.5촌 떨어진곳
  효과 : 복창, 황달, 입 안이 쓸 때, 당뇨, 소화불량, 위궤양, 부종, 빈혈
- **위수** : 제12흉추 등뼈 아래에서 양옆으로 1.5촌 떨어진 곳
  효과 : 위통, 위염, 식욕부진, 소화불량, 장염, 불면, 위경련, 만성설사

뜸뜨는 기간과 자세
- 기본혈 3곳과 치료혈 2곳에 약 50일 이상 뜬다.
- 기본혈은 바로 누워서, 비수·위수는 엎드려서 뜸을 뜬다.

뜸법 택일
- 직접구 반흔뜸 : 쌀알 반 토막 크기로 각 혈마다 3~7장씩 매일 1~2회 뜬다.
- 직접구 무반흔뜸 : 보리알, 콩알 크기로 각 혈마다 5~7장씩 매일 1~2회 뜬다.
- 간접구 생강뜸 : 강낭콩 크기로 각 혈마다 7~9장씩 이틀에 한 번씩 뜬다.
- 뜸대뜸 : 혈자리에서 3~4센티미터 간격을 두고 5~10분 정도 뜸대로 온열치료한다.

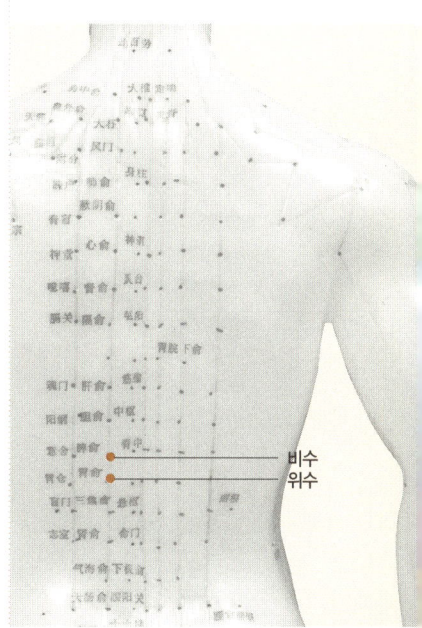

목단피차

목단피는 성질은 냉하고 맛은 쓰면서 맵고 심경과 간경, 신경에서 작용한다. 주로 인체의 열을 내리고 어혈을 삭이고 혈액의 운행을 개선하는 효능이 있다. 최근에는 고혈압, 두드러기, 월경불순과 산전·산후의 부인과 질환을 개선하는 효능이 입증되었다. 주로 여성질환에 있어 여성의 무월경, 자궁 내 어혈, 허리통증, 유산을 일으키는 작용을 개선한다.

차가운 약성은 혈열을 청열하고 매운 맛은 어혈을 분산하고 삭이는 역할을 하여 한편으로는 불임의 원인인 어혈을 제거하는 묘약으로 쓰인다. 월경과다인 사람, 임산부는 사용에 주의해야 한다. 한 번에 7~15그램을 달여 차로 나눠 마신다.

■ **복용하면 좋은 체질** _ 목단피차는 소양인 체질에 좋다.

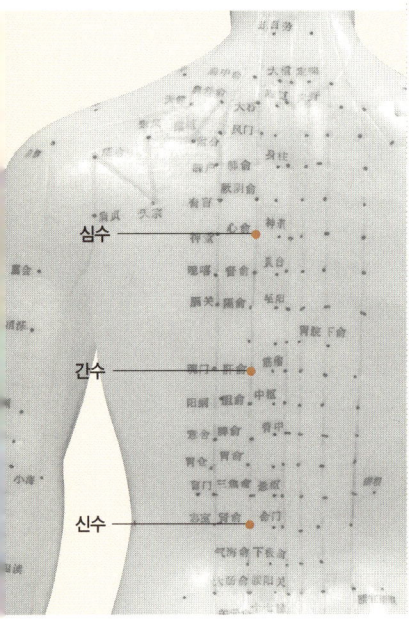

기본혈
- 중완, 기해, 관원

치료혈
- **심수** : 제5흉추 등뼈 아래에서 양옆으로 1.5촌 떨어진 곳
  효과 : 정신분열증, 가슴이 답답할 때, 불안, 건망증, 헛소리, 기침, 위출혈
- **간수** : 제9흉추 등뼈 아래에서 양옆으로 1.5촌 떨어진 곳
  효과 : 만성간염, 위장질환, 눈질환, 월경불순, 신경쇠약, 흥분, 코피, 야맹증
- **신수** : 제2허리뼈 아래에서 양옆으로 1.5촌 떨어진 곳
  효과 : 정액이 흐를 때, 요통, 당뇨, 식욕부진, 비뇨기질환, 월경불순, 신장결석

뜸뜨는 기간과 자세
- 기본혈 3곳과 치료혈 3곳에 약 50일 이상 뜬다.
- 기본혈은 바로 누워서, 심수·간수·신수는 엎드려서 뜸을 뜬다.

뜸법 택일
- 직접구 반흔뜸 : 쌀알 반 토막 크기로 각 혈마다 3~7장씩 매일 1~2회 뜬다.
- 직접구 무반흔뜸 : 보리알, 콩알 크기로 각 혈마다 5~7장씩 매일 1~2회 뜬다.
- 간접구 생강뜸 : 강낭콩 크기로 각 혈마다 3~7장씩 이틀에 한 번씩 뜬다.
- 뜸대뜸 : 혈자리에서 3~4센티미터 간격을 두고 5~10분 정도 뜸대로 온열치료한다.

인체 경혈도

5

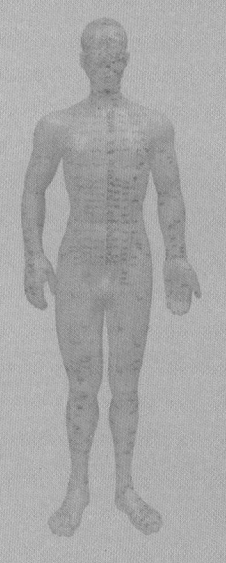

우주 법칙이 만들어낸 12경락의 신비

경혈학은 자연의 음양, 인체의 음양과 함께 하고 있으며 인간이 자연적인 삶을 살아야 함을 강조한다. 상부 체표는 양에 속하는 육부의 탄생을, 하부 체표는 음에 속하는 육장(심포 첨가)의 탄생을 보게 되었다.

12경락에는 상·하부의 흐름이 존재하고 양·음경이 자리잡고 있다. 건강을 유지하고 질병을 파악하거나 치료할 때에는 항상 음양의 상태를 들여다보아야 한다. 자연의 질서, 인체의 질서는 모두 경락의 구조나 기능의 근본원리에서 벗어나지 않기 때문이다. 이 원리의 한가운데에 음양을 맺어주는 경혈이란 자리가 존재하여 서로의 가치와 조화를 이루도록 한다. 이것이 우리를 지켜주는 생명 에너지이다.

경락의 탄생과 작용의 비밀

Tip
기경팔맥(奇經八脈) : 인체의 경맥 중 임맥, 독맥, 충맥, 대맥, 양유맥, 음유맥, 양교맥, 음교맥의 통칭
경근(經筋) : 12경맥의 순행부위상에 분포된 근육 계통의 통칭
5관 9규(五官九竅) : 5관은 코, 눈, 입, 혀, 귀를 말하고, 9규는 눈 2개, 귀2개, 콧구멍2개, 입, 생식기, 항문을 말한다.

경락이란 12경맥을 비롯하여 15낙맥, 12경별, 기경팔맥, 경근 등 하나의 통일적 유기체의 구조적 기능이 근육, 뼈, 피부, 5관 9규에 연관되어 반응하고, 나아가 오장육부와 사지에 서로 영향을 주고받는 생리적 역학관계를 말한다.

경락은 인체의 기혈이 순행하고 음양의 균형과 영양을 공급하고 정기가 사기를 물리치는 인과관계를 유지케 한다. 12경맥은 수족 상하로 나누어져 명명되고 수족에 각각 3양·3음경으로 구분되어 음양과 장부의 기능

및 역할을 분담한다. 경맥이 순환하는 순서는 폐-대장-위-비-심-소장-방광-신-심포-삼초-담-간 순서로 반복된다. 즉 폐의 중부와 간의 기문이 서로의 경맥에 처음과 끝이며 음양의 원칙에 따라 다시 만나기를 반복한다.

보통 경락의 음양을 세분화하면 양은 태양, 소양, 양명, 음은 태음, 소음, 궐음으로 나누어 기능이나 전변의 크기, 분포의 위치를 설명하였고 인체의 내측 면은 음에 속하고 외측 면은 양에 속한다. 따라서 오장은 음에 속하고, 육부는 양에 속한다.

또 인체의 각 면에는 3개의 경락 면이 있다. 음 경맥은 인체의 안쪽면부를 따라 흘러 수족 음경의 외측(바깥쪽)은 태음, 내측(안쪽)은 소음, 중앙(가운데)은 궐음이다. 양 경맥은 인체의 바깥면부를 따라 흘러 수족 양경의 외측(바깥쪽)은 양명, 내측(안쪽)은 태양, 중앙(가운데)에는 소양이 있다. 이렇게 형성된 경맥은 각각 독립된 영역을 가지는 것이 아니라 일정한 질서와 원칙을 근본으로 생명을 연장시킨다.

침구의 치법은 체표의 경혈을 통하여 영향을 주고받으며 경혈의 자극이 이에 연관된 장부에 전도되어 기혈을 소통시키고 장부의 기능을 조절하여 질병을 치료하는 것이다. 여기에 독맥은 배부(등) 정중선을 순행하며 모든 양경을 다스리고, 임맥은 복부 정중선을 순행하며 전신의 음경을 총괄적으로 담당한다.

이렇게 12경맥과 독맥, 임맥으로 구성된 14경맥은 인체 우주의 신비를 품고 있는 상생·상극의 원리와 함께 생명과 죽음을 다스리는 것이다.

14경맥의 주요 증상

경락 변증은 경락이 흐르는 곳을 파악하고 경락 기혈의 순행을 근거로 신체 각 부위와 장부의 속락관계를 연계하여 질병의 예후를 미리 들여다보는 진단법이다. 경락만이 갖는 병후 및 표현 증상을 근거로 치료 경혈을 확정하고 진료의 기준으로 사용한다. 특정 경락이 지나는 부위를 중심으로 특정 질환이 발생하고 이에 맞는 경혈을 찾아 뜸을 뜨면 치료가 된다.

수태음폐경 표현 증상
- 오한발열, 해수, 기천, 효천, 각혈, 인후종통, 두통, 흉부창만, 결분부와 견배 및 수비내측전연통 증상 등

수양명대장경 표현 증상
- 비뉵, 비뷰정체, 치통, 구갈, 인후종통, 상지외측전연통, 장명복통, 설사, 목적통, 적백하리 증상 등

족양명위경 표현 증상
- 장명, 복창, 고열, 학질, 신혼섬어, 수종, 위완통, 구토, 비뉵, 구안왜사, 인후종통, 흉복 및 하지외측전연통, 발열, 발광 증상 등

족태음비경 표현 증상
- 애기, 구토, 위완통, 복창, 장명, 음식감소, 변당, 황달, 신중무력, 설근강통, 대퇴슬내측종창, 궐랭 증상 등

수소음심경 표현 증상
- 심통, 심계, 협통, 실면, 도한, 인건구갈다음, 정신장애, 상비내측통, 수심열 증상 등

수태양소장경 표현 증상
- 이롱, 목황, 경항강직, 구설궤란, 인후통, 협통, 소복창통, 견비외측후연통 증상 등

족태양방광경 표현 증상
- 소변불통, 유뇨, 전광, 학질, 융폐, 목통, 영풍유루, 비색유체, 비뉵, 두통, 항배요둔부 및 하지후면동통 증상 등

족소음신경 표현 증상
- 유뇨, 빈뇨, 유정, 양위, 하지궐냉, 월경부조, 배변곤란, 기천, 해혈, 설건, 인후종통, 수종, 요척통, 대퇴내측후연통, 하지무력. 족심열 증상 등

수궐음심포경 표현 증상
- 심통, 심계, 심번, 흉민, 면적, 액하종, 전광, 상지구급, 의식장애, 수족경련, 수심열 증상 등

수소양삼초경 표현 증상
- 복창, 수종, 소변불리, 빈뇨, 목적통, 이롱, 이명, 외안각통, 협종, 인후종통, 견 비 주외측통 증상 등

족소양담경 표현 증상
- 두통, 외안각통, 함통, 학질, 목현, 안통, 구고, 결분부종통, 액하통, 흉협, 대퇴와 하지외측통 증상 등

족궐음간경 표현 증상
- 두통, 현훈, 요통, 흉통, 소복통, 산기, 두정통, 인건, 구역, 유뇨, 소변불리, 정신이상 증상 등

독맥 표현 증상
- 척주강통, 각궁반장, 두통, 전간 증상 등

임맥 표현 증상
- 대하, 월경부조, 불임, 산기, 유정, 유뇨, 요폐, 위완소복통, 음중통 증상 등

수태음폐경

폐경의 동물 취상은 '소'이고 재물과 연루하여 부유함, 넉넉함을 상징한다. 위부(중초)에서 시작하여 팔과 첫째손가락으로 내려가는 11개 혈자리가 있고 좌우 22개이다. 임상 혈자리는 주로 중부, 척택, 공최, 열결, 경거, 태연, 어제, 소상의 8개 혈자리이다. 안 질환, 해수, 기천, 해혈, 인후, 비색, 기관지, 피부병 등의 질환이 있을 때 이 혈자리를 자극하면 치료효과를 볼 수 있다.

중부 _ 운문 1촌 아래에 손가락으로 누르면 쑥 들어가는 부위, 임맥 정중선에서 6촌 떨어진 자리 또는 젖꼭지에서 3늑간 올라간 위치로 제1늑간에서 좌우 2촌 떨어진 곳이다.
효과 : 호흡기질환에 주로 사용하고 천식, 기관지염, 감기 등에 효과가 뛰어나다.

운문 _ 쇄골 외측단이 끝나는 부위로 중부에서 올라가 1~1.5촌에 위치하며 임맥 정중선에서 6촌 떨어진 곳이다.
효과 : 기관지염, 기침, 편도선염, 흉통이 있을 때, 팔을 들지 못하는 견비통에 자주 쓰인다.

천부 _ 겨드랑이 안쪽에서 팔굽이 접히는 바깥쪽을 향하여 밑으로 3촌 떨어진 곳이다.
효과 : 천식, 기관지염, 정신병, 연탄가스 중독, 고혈압, 뇌졸중에 효과가 탁월하다.

협백 _ 천부에서 아래로 1촌, 척택에서는 5촌 올라간 곳이다.
효과 : 심계항진, 불면, 늑간신경통, 심통증상, 각혈, 천식, 기침이 날 때 쓰인다.

척택 _ 팔을 약간 구부려 팔굽이 접히는 중앙에 상완이두근 건이 있고 바깥쪽 움푹 파인 접경에 위치한다.
효과 : 기관지염, 천식, 각혈, 편도선염, 어린아이 유뇨증상에 효과가 있다. 또 이 부위에 사혈(점자출혈)을 통해 코, 눈, 머리통증을 다스린다.

공최 _ 팔굽이 접히는 부위(척택)와 손목(태연) 연결선상에 있는 혈자리로 손목 태연에서 7촌 올라간 곳이다.
효과 : 호흡기질환, 흉막염, 폐렴, 팔꿈치 주위 관절통에 많이 사용되는 혈이다.

열결 _ 엄지쪽 손목 요골 경상돌기 바로 위 1.5촌에 위치한다.
효과 : 상지마비, 반신불수, 치통, 기관지염, 편도선염에 사용한다.

경거 _ 손목 태연에서 1촌 위에 위치하며 보통 맥진시 셋째 손가락이 맞닿는 곳이기도 하다.
효과 : 어린이 천식성 발작, 구토, 흉통, 기관지염이 있을 때 강 자극한다.

태연 _ 손목이 접히는 곳으로 요골 외측 횡문 끝에 움푹 파인 곳에 위치하며 경거 혈자리 바로 위이다.
효과 : 폐결핵, 두통, 치통, 유행성감기, 손목관절통, 흉통에 좋다.

어제 _ 주먹을 쥘 때 엄지손가락쪽에 두툼하게 튀어 나온 근육 부위의 정중앙쯤에 위치한 혈자리다.
효과 : 과음·과식으로 위장 손상시, 간기능 상태가 나빠졌을 때, 편도선염, 기침, 설사에 효과가 탁월하다.

소상 _ 엄지손가락의 바깥쪽 손톱 끝 부위에서 십자가를 그었을 때 만나는 혈자리다.
효과 : 중풍, 감기, 편도선염, 소화불량, 정신이상에 사혈하거나 자극을 가한다.

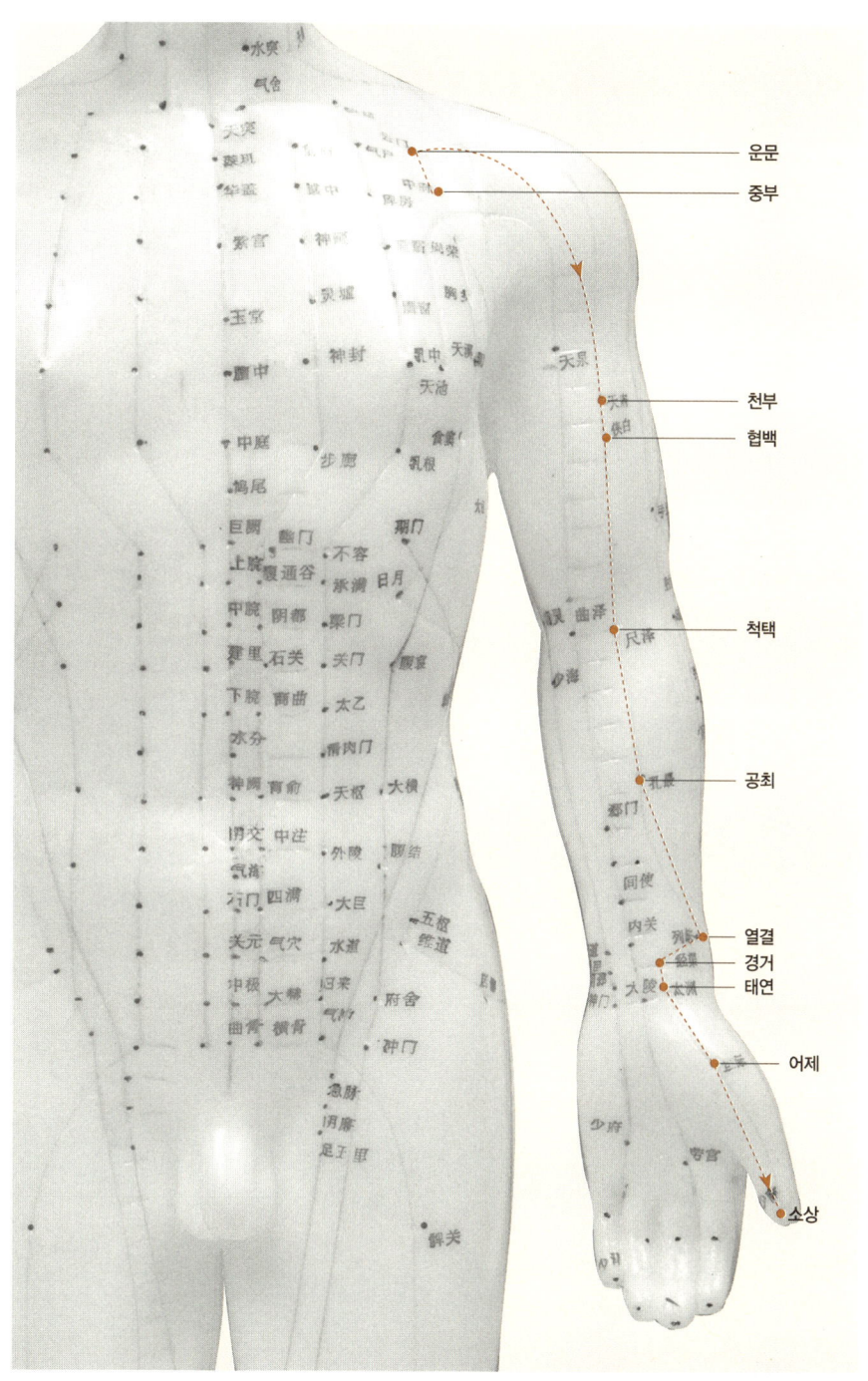

5장 ● 인체 경혈도

수양명대장경

대장경의 동물 취상은 '토끼'로 습을 싫어하고 변이 건조한 특성을 지니고 있다. 대장은 길이가 약 1.5미터, 지름이 약 7.5센티미터 되는 굵은 관으로 대장경락에는 모두 20개 혈자리가 있으며 목, 얼굴, 어깨, 코, 인후, 치통, 팔, 손가락 부위에 분포한다. 좌우 40개 혈자리는 복부동통, 대변당설, 장명 등의 증상에 효과가 있다. 둘째손가락에서 시작하여 코 부위에서 끝나는 경락 구조로 각각의 취법과 침구 요령이 다르다.

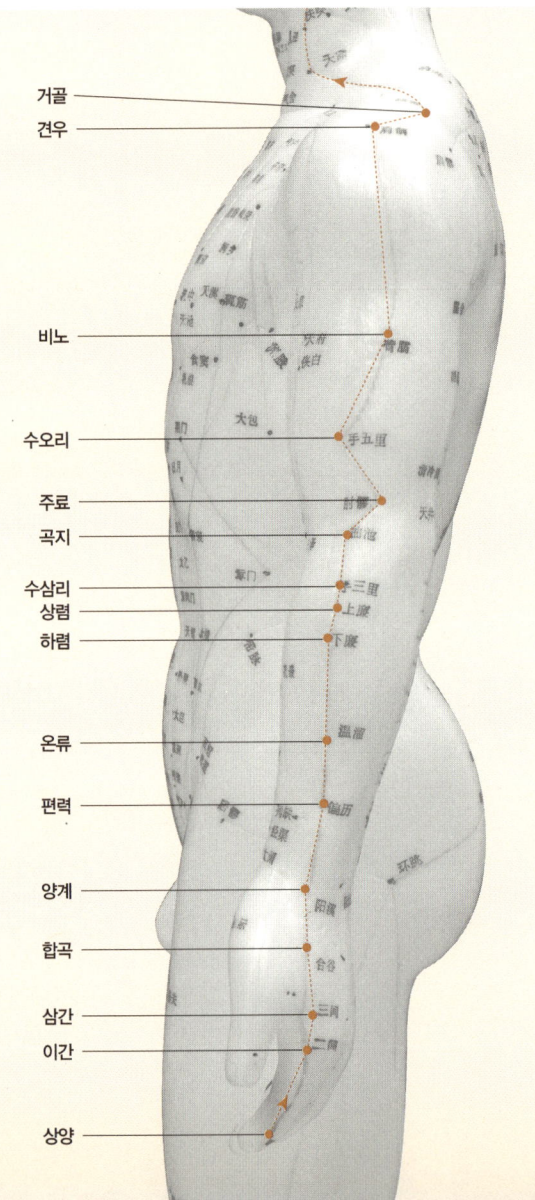

상양 _ 둘째손가락 바깥쪽 손톱 끝 부위에서 십자가를 그었을 때 만나는 혈자리다.
효과 : 눈이 피로할 때, 중풍, 고열, 뇌출혈, 치통, 설사, 가슴이 답답할 때 사용한다.

이간 _ 둘째손가락 첫째 마디와 손바닥이 접하는 안쪽의 움푹 파인 곳이다.
효과 : 안면마비로 음식물을 잘 삼키지 못할 때, 치통, 인후통, 코피가 자주 날 때, 구안왜사, 눈이 잘 보이지 않을 때 사용한다.

삼간 _ 둘째손가락의 첫째 마디에서 언덕을 살짝 넘으면 생기는 움푹 파인 곳이다.
효과 : 치통, 설사, 변비, 상지 신경통, 편도선염, 입이 바짝 마르는 증상과 눈시울이 아픈 경우에 자극한다.

합곡 _ 첫째(엄지)와 둘째손가락(식지) 뼈마디가 만나는 물갈퀴 형태의 깊은 중앙 안쪽으로 약간 식지 측에 위치한다.
효과 : 안면신경마비, 두통이 심할 때, 눈이 흐려 잘 보이지 않을 때, 감기, 치통, 소아 경련, 백내장 증세가 있을 때 치료한다.

양계 _ 엄지를 위로 치켜세웠을 때 두 힘줄 사이로 움푹 파인 중앙점이다.
효과 : 두통, 결막염, 이명, 치통, 손목 관절의 통증, 뇌출혈, 소화불량 증세에 자극을 가한다.

편력 _ 양계 혈에서 곡지 혈을 향해 위로 3촌 부위에 자리한다. 양계와 곡지는 12촌이다.
효과 : 눈이 잘 보이지 않을 때, 코피, 안면마비, 치통, 소화불량, 소변이 잘나오지 않을 때 효과가 크다.

온류 _ 양계 혈에서 곡지 혈을 향해 위로 5촌 부위에 위치한다.
효과 : 어깨 부위가 뻣뻣할 때, 입안이 헐고 짓물릴 때, 두통, 얼굴이 부었을 때, 치질, 반신불수에 강하게 자극한다.

하렴 _ 팔을 굽히고 곡지 혈 아래로 4촌이며 온류에서 팔꿈치 쪽으로 3촌 올라간 곳이다.
효과 : 호흡기질환, 특히 폐질환을 앓고 있는 경우, 두통, 안통, 천식, 설사가 잦은 경우에 효과가 좋다.

상렴 _ 팔을 굽히고 곡지 혈 아래로 3촌이며 온류에서 팔꿈치 쪽으로 4촌 올라간 곳이다.
효과 : 치통, 상지마비, 방광염, 천식, 중풍, 장명, 복통에 탁월한 효과가 있다.

수삼리 _ 팔을 굽히고 곡지 혈 아래로 2촌이며 상렴에서 팔꿈치쪽으로 1촌 올라간 곳이다.
효과 : 어깨통증, 좌골신경통, 감기, 팔관절통, 고혈압, 위장통증, 복통, 설사, 소화불량에 적용된다.

곡지 _ 팔을 구부릴 때 팔꿈치 부위의 살이 접혀 움푹 파이는 곳이다.
효과 : 고혈압, 빈혈, 알레르기질환, 피부병, 월경불순, 중풍, 결막염증, 위경련, 치통, 두드러기에 효과가 크다.

주료 _ 곡지 혈에서 외측으로 비스듬히 1촌 올라가 벗어난 곳이다.
효과 : 주관절 통증, 팔저림, 어깨견비통, 관절염, 뻣뻣해진 팔로 운동이 제한될 때 효과가 탁월하다.

수오리 _ 곡지에서 3촌 올라간 부위로 곡지에서 견우, 선상까지는 12촌이다.
효과 : 폐렴, 기침, 류머티즘 관절염, 어깨저림, 시력장애, 황달에 사용되는 혈자리다.

비노 _ 곡지에서 7촌 올라간 부위로 수오리에서 어깨선을 따라 4촌 올라간 곳이다.

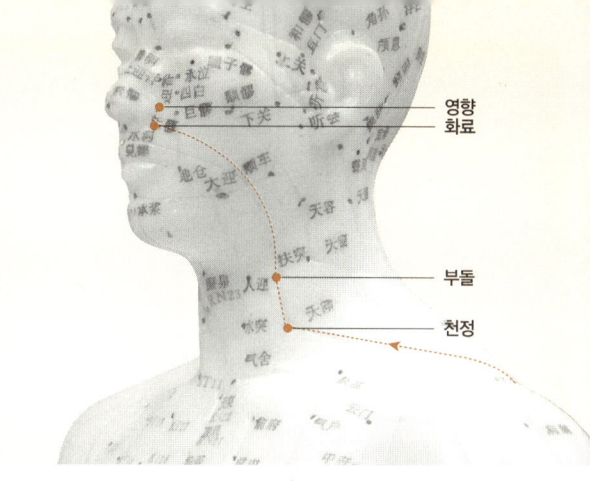

효과 : 목이 뻣뻣해져 통증이 있을 때, 오십견 통증, 팔저림, 피부 가려움증, 눈병에 효과가 크다.

견우 _ 어깨를 수직으로 들었을 때 견부 전방에 생기는 정점 부위로 오목하게 파인 곳이다.
효과 : 치통과 반신불수에 사용하며, 견비통, 습진, 두통에도 효과가 크다.

거골 _ 쇄골과 견갑 극이 만나는 사이에 생기는 정점으로 오목 파인 곳이다.
효과 : 어깨통증과 붓기가 있을 때, 견관절 류머티즘, 위출혈 증상, 폐기종에 강한 자극이 필요하다.

천정 _ 결분과 부돌 중간에 위치하는 혈로 부돌 1촌 아래에 위치한다.
효과 : 편도선염, 말을 하지 못할 때, 인후 부위가 붓고 아플 때 효과가 크다.

부돌 _ 목 복숭아뼈와 수평선상 높이에 위치하며 인영 혈의 뒤 1.5촌에 있다.
효과 : 혈압 하강작용, 기침, 담이 심할 때, 트림이나 속이 울렁거릴 때 효과가 뛰어나다.

화료 _ 콧구멍 아래 수구 혈에서 양옆으로 0.5촌 떨어진 혈자리다.
효과 : 얼굴마비, 코피, 후각감퇴, 비염, 구안왜사, 입을 다물지 못할 때, 축농증에 강 자극한다.

영향 _ 콧구멍 끝자리에서 양옆으로 0.5촌 떨어져 있는 곳이다.
효과 : 후각감퇴, 축농증, 코피, 구안왜사, 콧물이 자주 날 때, 안면신경마비에 많이 사용한다.

족양명위경

위경의 동물 취상은 '닭'이고 위 경락이 튼튼해야 사람의 중심이 잡히는 중요한 경맥이다. 얼굴, 코, 치아, 인후, 위장병, 열성 정신질환에 관계하는 혈자리로 임상에서는 사백, 협차, 지창, 양문, 천추, 족삼리, 풍륭, 내정, 여태 등 9개 혈자리를 주로 사용하며 소화불량, 위장질환, 불면, 수종, 구안왜사 증상에 배합하여 치료한다. 승읍에서 여태까지 45개의 혈자리가 분포하고 있으며 좌우 90개 혈자리가 분포하고 있다.

승읍 _ 아래 눈꺼풀의 중앙에서 바로 아래로 0.7촌 떨어진 곳이다.
효과 : 급만성결막염, 근시, 원시, 색맹, 야맹증, 백내장, 눈 충혈, 구안왜사, 시력장애에 좋다.

사백 _ 승읍에서 바로 아래로 1촌 떨어진 곳이다.
효과 : 각막염, 근시, 안면신경마비, 눈이 붉고 가렵고 아플 때, 언어장애, 비염에 자극을 준다.

거료 _ 콧날 끝에서 0.8촌 떨어진 위치로 승읍 혈자리가 내려와 십자가 형태로 만나는 부위이다.
효과 : 청맹, 구안왜사, 치통, 안면마비, 코피가 날 때 자주 쓰인다.

지창 _ 입술 끝 구각에서 0.4촌 떨어진 혈자리로 승읍, 사백, 거료, 지창은 일직선상에 위치한다.
효과 : 중풍으로 인한 언어장애, 구안왜사, 야맹증, 눈이 가려울 때 효과적이다.

대영 _ 어금니를 살짝 깨물면 턱쪽에 약간 우묵하게 굴곡이 생기고 이 앞쪽에 약한 맥이 뛰는 부위이다.
효과 : 하치통, 안면신경마비, 안면부종, 입 주위 경련, 혀가 뻣뻣해 말을 못하는 경우에 효과가 있다.

협거 _ 귓볼 끝에서 턱 모서리로 선을 긋고 여기서 전 상방을 향해 0.7촌 움푹 들어간 곳이다. 보통은 어금니를 깨물면 교근이 불쑥 뭉치는 곳이다.
효과 : 치통, 구안왜사, 목이 쉴 때, 뺨이 부었을 때, 중풍, 입을 벌리지 못할 때 효과가 탁월하다.

하관 _ 귀 중앙에서 0.7~0.8촌 떨어진 곳으로 광대뼈 아래 위치한 혈자리다.
효과 : 귀머거리, 중이염, 이명, 구안왜사 등에 효과가 있다.

두유 _ 이마 모서리 머리카락이 난 부분에서 0.5

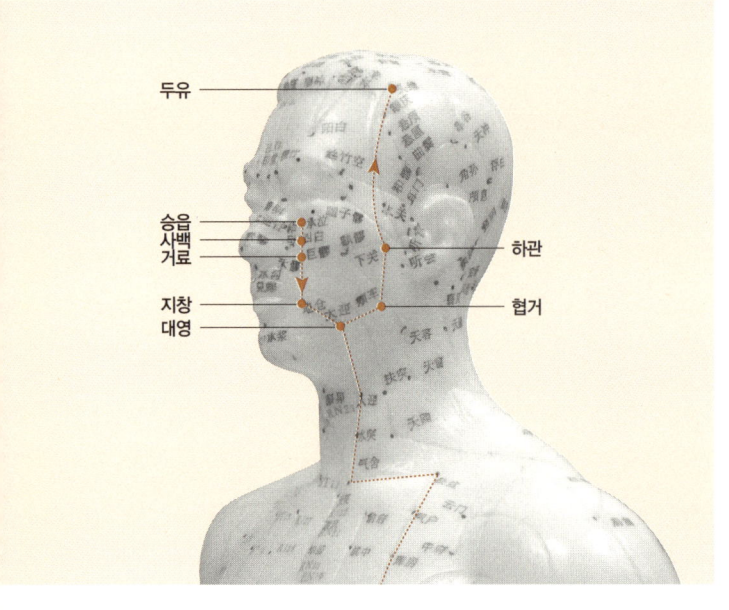

촌 들어간 부위로 이마 중앙에서 4.5촌 떨어진 곳이다.
효과 : 뇌출혈, 편두통, 결막염, 시력감퇴, 정신이상, 어지러움증에 강하게 자극한다.

인영 _ 목 복숭아뼈와 수평선상 높이에 위치하며 양옆 1.5촌에 있다.
효과 : 고혈압, 저혈압, 효천, 두통, 현훈, 가슴이 답답할 때, 목이 부을 때 사용하는 혈자리다.

수돌 _ 인영 혈 아래로 1촌 떨어진 부위이다.
효과 : 기관지염, 후두염, 천식, 목구멍이 붓고 통증이 있을 때 좋다.

기사 _ 쇄골(빗장뼈) 내측단의 위쪽 가장자리 부위에 위치한다.
효과 : 천식, 인후염, 갑상선종, 위장상태가 더부룩하고 답답할 때 효과적이다.

결분 _ 쇄골(빗장뼈)이 임맥쪽에서 끝나는 정중앙 움푹 파인 곳이고 목 복숭아뼈에서 아래로 3촌에 움푹 파인 혈자리다.
효과 : 숨이 가쁠 때, 가슴이 답답할 때, 호흡곤란, 늑막염, 감기, 기관지염에 자극을 가한다.

기호 _ 쇄골(빗장뼈) 정중앙 하단 밑에 위치한 혈자리이다.
효과 : 기관지염, 천식, 늑간신경통, 호흡곤란, 가슴이 아플 때 자극한다.

고방 _ 기호 아래 1.6촌에 위치한 제1늑간(첫째, 둘째 갈비뼈 사이) 부위로 젖꼭지와 일직선상에 있다.
효과 : 기관지염, 가슴이 더부룩할 때, 호흡곤란, 폐결핵에 자극을 준다.

옥예 _ 고방 아래 1.6촌에 위치한 제2늑간(둘째, 셋째 갈비뼈 사이) 부위로 젖꼭지와 일직선상에 있다.
효과 : 기관지염, 유선염, 늑막염, 전신부종, 호흡곤란에 효과가 크다.

응창 _ 옥예 아래 1.6촌에 위치한 제3늑간(셋째, 넷째 갈비뼈 사이) 부위로 젖꼭지와 일직선상에 있다.

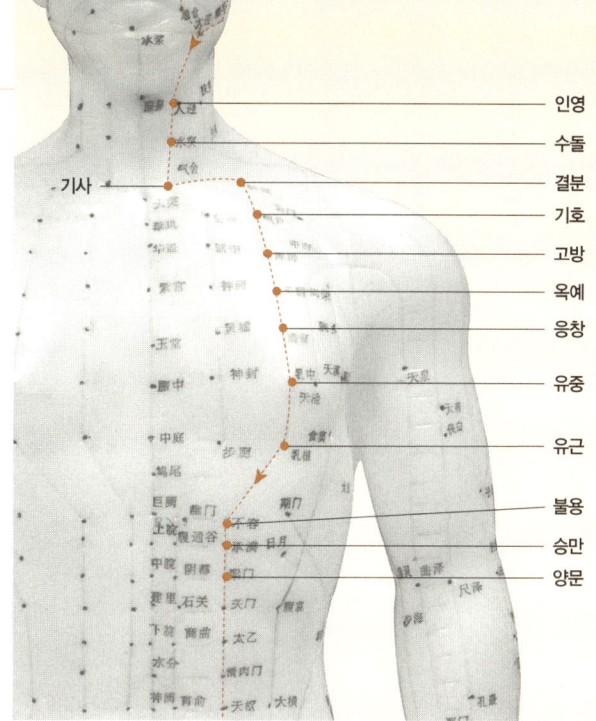

효과 : 기관지염, 젖앓이, 늑막염, 입술이 부을 때, 장염, 복명, 설사에 자극을 준다.

유중 _ 응창 아래 1.6촌에 위치한 제4늑간(넷째, 다섯째 갈비뼈 사이) 부위로 젖꼭지 중앙이다.
효과 : 금침, 금구 혈자리다.

유근 _ 유중 아래 1.6촌에 위치한 제5늑간(다섯째, 여섯째 갈비뼈 사이) 부위이다.
효과 : 유즙부족, 소화불량, 늑간신경통, 가슴이 당기는 통증에 효과적이다.

불용 _ 배꼽 위로 6촌, 다시 양옆으로 2촌 떨어진 곳이다.
효과 : 위통, 위경련, 위산과다, 심계항진, 위 팽만감, 식욕부진에 잘 듣는다.

승만 _ 배꼽 위로 5촌, 다시 양옆으로 2촌 떨어진 곳이다.
효과 : 위통, 위경련, 위산과다, 장명, 황달, 설사, 위 팽만감, 식욕감퇴에 사용한다.

양문 _ 배꼽 위로 4촌, 다시 양옆으로 2촌 떨어진 곳이다.

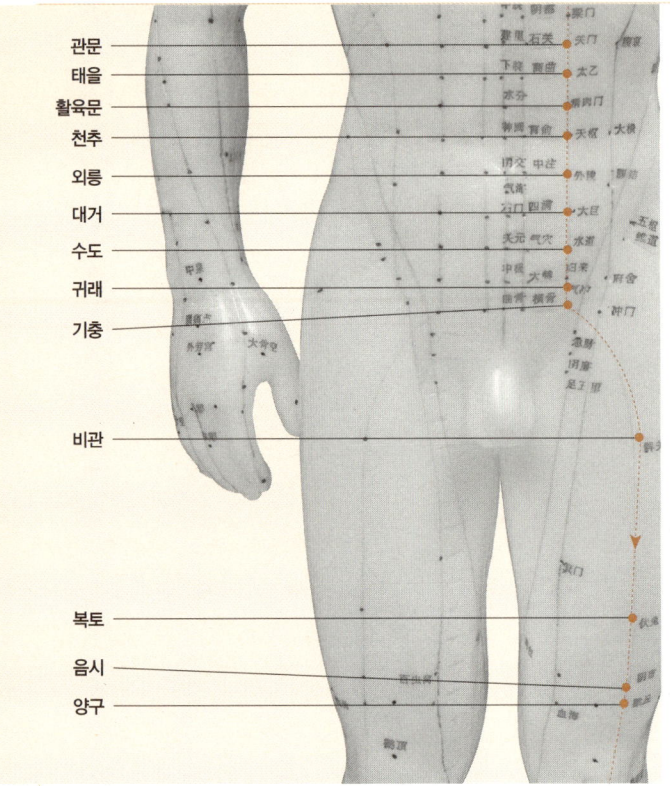

효과 : 위통, 위경련, 위염, 위궤양, 장명, 설사, 복부팽만감, 식욕부진에 효과적이다.

관문 _ 배꼽 위로 3촌, 다시 양옆으로 2촌 떨어진 곳이다.
효과 : 급성위염, 위경련, 장명, 복부팽만감, 설사, 수종, 식욕부진에 좋다.

태을 _ 배꼽 위로 2촌, 다시 양옆으로 2촌 떨어진 곳이다.
효과 : 위통, 유뇨, 신경착란증, 위경련, 전광, 복부팽만감, 식욕감퇴에 맞다.

활육문 _ 배꼽 위로 1촌, 다시 양옆으로 2촌 떨어진 곳이다.
효과 : 위통, 유뇨, 정신과 질환, 위경련, 전광, 혀가 뻣뻣할 때, 월경불순에 좋다.

천추 _ 배꼽 양옆으로 2촌 떨어진 곳이다.

효과 : 위장염, 신장염 구토, 설사, 변비, 위경련, 월경불순, 자궁내막염, 신장, 방광질환에 맞는다.

외릉 _ 천추 바로 아래 1촌 떨어진 곳이다.
효과 : 복통, 월경통, 장경련, 위하수 치료에 도움이 된다.

대거 _ 외릉 바로 아래 1촌 떨어진 곳이다.
효과 : 신장질환, 자궁내막염, 불임증, 대하, 월경불순에 효과가 있다.

수도 _ 대거 바로 아래 1촌 떨어진 곳이다.
효과 : 신염, 방광염, 복수, 소변불리, 자궁하수, 자궁내막염, 월경곤란에 효과가 좋다.

귀래 _ 수도 바로 아래 1촌 떨어진 곳이다.
효과 : 불임, 월경불순, 자궁내막염, 비뇨기질환, 남성 생식기질환에 사용한다.

기충 _ 귀래 바로 아래 1촌 떨어진 곳이다.
효과 : 고환통, 월경폐지, 방광염, 요통, 불임증, 남성 생식기질환에 사용한다.

비관 _ 무릎(슬개골)에서 올라가 12촌에 위치하며 회음부와 수평되는 높이에 있다.
효과 : 요통, 중풍, 무릎이 시리고 통증이 있을 때, 하지마비, 복통, 반신불수에 효과가 크다.

복토 _ 무릎(슬개골) 외측에서 올라가 6촌에 위치한다.
효과 : 하지마비, 다리냉증, 슬 관절염, 중풍, 좌골신경통, 위장병에 효과가 좋다.

음시 _ 무릎(슬개골) 외측에서 올라가 3촌에 위치한다.
효과 : 허리와 다리가 시리고 아플 때, 당뇨, 슬 관절염, 하복부동통에 도움이 된다.

양구 _ 무릎(슬개골) 외측에서 올라가 2촌에 위치한다.
효과 : 위염, 위통, 슬 관절염, 설사, 체한 경우, 반신불수, 위경련에 좋다.

독비 _ 무릎을 구부렸을 때 묵직한 오목한 뼈 바로 위에 좌우 움푹 들어간 곳이다.
효과 : 슬 관절염, 류머티즘, 마비증, 무릎 속이 쑤시고 시릴 때 치료에 좋다.

족삼리 _ (외)독비 아래로 3촌 떨어진 곳이다.
효과 : 소화불량, 고혈압, 위경련, 반신불수, 눈병, 축농증, 입 안이 헐 때, 변비, 피부 가려움증에 도움이 된다.

상거허 _ 족삼리 아래로 3촌 떨어진 곳이다.
효과 : 복통, 설사, 위염, 슬 관절염, 충수염, 요통에 효과가 크다.

조구 _ 상거허 아래로 2촌 떨어진 곳이다.
효과 : 하지마비, 슬 관절염, 위통, 장염, 견관절염, 하지냉증에 사용한다.

하거허 _ 조구 아래로 1촌 떨어진 곳이다.
효과 : 급만성장염, 급성간염, 식욕부진에 치료 효과가 좋다.

풍륭 _ 조구에서 수평으로 뒤로 1촌 떨어진 곳이다.
효과 : 해수(기침), 담이 심할 때, 변비, 두통, 하지마비, 부종에 자극을 준다.

해계 _ 발등에 위치한 발목관절 중앙으로 바깥쪽 복숭아뼈와 수평으로 만나는 곳이다.
효과 : 발목이 접힌 경우, 눈병이 난 경우, 정신이상, 변비, 어지러움증에 효과가 좋다.

충양 _ 발등에서 가장 높은 부위 바로 앞으로 동맥이 감지되는 곳이기도 하다.
효과 : 안면부종, 반신불수, 정신이상, 하지마비, 신경통, 식욕부진에 도움이 된다.

함곡 _ 내정 혈에서 위로 2촌 올라간 곳으로 제2, 3 굵은 발등 뼈마디에서 만나 움푹 파인 곳이다.
효과 : 안구충혈, 안면부종, 장명, 복통, 다리가 찬 경우에 효과가 좋다.

내정 _ 제2, 3 발가락 사이 움푹 파인 접합부 혈자리다.
효과 : 치통, 장명, 신경쇠약, 설사, 식욕부진, 식중독에 좋은 치료효과가 있다.

여태 _ 둘째발가락 바깥쪽 발톱 끝 부위에서 십자가를 그었을 때 만나는 혈자리다.
효과 : 소화불량, 코피가 날 때, 간장염, 치통, 구안와사, 빈혈, 히스테리 증상에 효과가 크다.

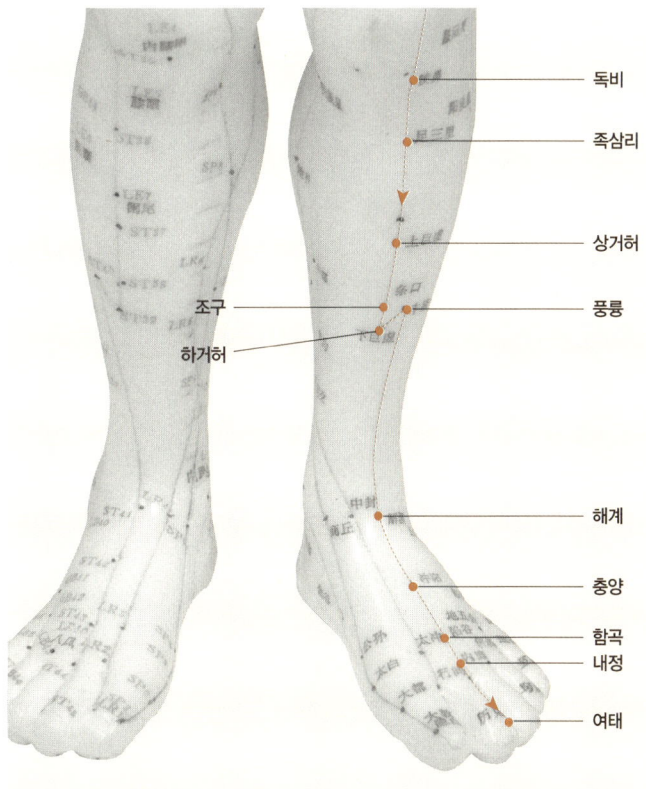

족태음비경

비경의 동물 취상은 '염소(양)'이고 소화기능을 담당하며 인체를 통솔하는 지도자의 역할을 한다. 비경의 상용 혈은 '은백'이며 이곳에서 마지막 혈인 대포까지는 21개 혈 자리가 있고 좌우 42개 혈자리가 분포한다. 대개 월경불순, 붕루, 하혈, 변혈, 뇨혈, 복통, 위완통, 속이 더부룩하고 명치 부위에 통증이 있을 때 사용하는 경혈점이다. 은백에서 다리 안쪽을 타고 올라가 아랫배와 가슴으로 연결되는 부위의 경락과 장부 질환에 이용하면 효과가 크다.

은백 _ 엄지발가락 안쪽 발톱 끝 부위에서 십자가를 그었을 때 만나는 혈자리다.
효과 : 위경련, 소화불량, 급성장염, 월경과다, 하지궐냉, 소아경풍, 정신병, 코피가 날 때 효과가 있다.

대도 _ 엄지발가락 첫째 마디 내측 아래에 있는 혈자리다.
효과 : 복창, 설사, 위통, 부종, 소화불량, 숭뭉에 자극을 준다.

태백 _ 대도에서 발 뒤쪽으로 밀고 가 언덕을 넘으면서 끝나는 움푹 파인 곳이다.
효과 : 소화불량, 구토, 변비, 설사, 다리가 찰 때, 히스테리, 무릎이 쑤실 때 효과적이다.

공손 _ 태백에서 발 뒤쪽으로 1~1.5촌 떨어진 곳이다.
효과 : 식욕감퇴, 장출혈, 설사, 월경불순, 불임증, 고혈압, 정신이상에 좋다.

상구 _ 안쪽 복숭아뼈 약간 앞쪽 아래에 위치한다.
효과 : 장명, 위하수, 변비, 치질, 발목통증, 속이 더부룩할 때 자극을 주면 된다.

삼음교 _ 안쪽 복숭아뼈에서 위로 3촌 올라가 살가뼈가 살짝 맞닿는 곳이다.
효과 : 식욕부진, 설사, 월경불순, 신경쇠약, 월경통, 하지마비, 비뇨기질환, 유뇨에 좋다.

누곡 _ 안쪽 복숭아뼈에서 위로 6촌 올라간 곳이다.
효과 : 신경쇠약, 장명, 하지마비, 남녀 비뇨기질환, 협심증에 좋다.

지기 _ 안쪽 복숭아뼈에서 위로 9촌 올라간 곳이다.
효과 : 위경련, 식욕부진, 자궁출혈, 요통, 소변불리, 당뇨, 정력감퇴, 하지마비, 부종에 효과가 크다.

음릉천 _ 경골(정강이뼈) 내측에 엄지손가락을 대고 뼈를 따라 올라가면 무릎 아래 굴곡이 만나는 안쪽 움푹 파인 곳에 있다.
효과 : 월경불순, 류머티즘, 소화불량, 고혈압, 불면, 월경통, 소변불리, 갱년기장애, 비뇨질환에 좋다.

혈해 _ 무릎(슬개골) 내측에서 올라가 2촌에 위치한다.
효과 : 월경불순, 자궁출혈, 생식기질환, 습진, 자궁

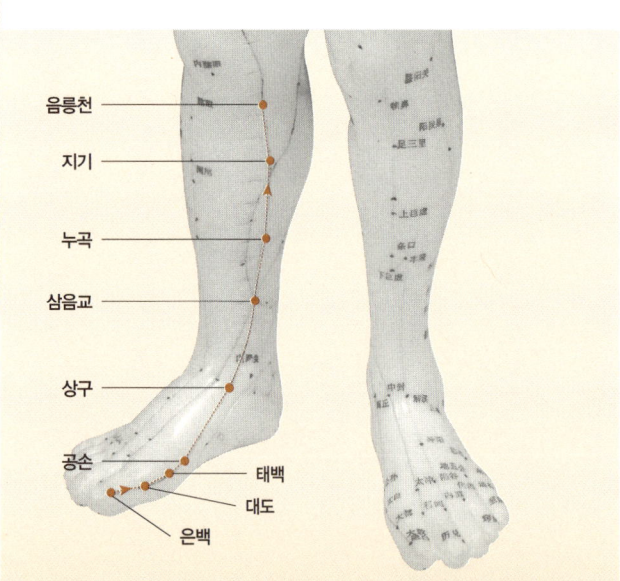

내막염, 갱년기장애, 피부 가려움증에 탁월한 효과가 있다. 특히 피부미용에 사용한다.

기문 _ 무릎(슬개골) 내측에서 올라가 8촌에 위치한다.
효과 : 뇨도염, 남성 생식기질환, 소변불통, 치질, 위경련에 번갈아 사용한다.

충문 _ 의자에 앉았을 때 접히는 부위로 사타구니 중앙지점이다
효과 : 자궁내막염, 치통, 소변불리, 자궁출혈, 난소염에 치료한다.

부사 _ 충문에서 위로 0.7촌 올라간 곳이다.
효과 : 장염, 맹장염, 변비, 설사, 발이 시린 경우, 복부가 딱딱하게 뭉쳤을 때 효과가 있다.

복결 _ 부사에서 위로 3촌 올라간 곳이다.
효과 : 설사, 변비, 배꼽 주위 통증, 위장병, 맹장염 치료에 도움이 된다.

대횡 _ 복결에서 위로 1촌 올라간 곳이고 배꼽 양옆으로 3.5~4촌 떨어진 곳이다.
효과 : 설사, 습관성 변비, 유행성감기, 월경곤란, 장마비증, 신경쇠약에 효과가 크다.

복애 _ 대횡에서 위로 3촌 올라간 곳이다.
효과 : 배꼽 주위 통증, 소화불량, 변비, 위경련 증상에 개선효과가 있다.

식두 _ 젖꼭지 아래로 1.6촌 내려와 다시 외측으로 2촌 지점이다.
효과 : 폐렴, 늑막염, 가슴통증, 장명, 숨이 가쁘고 기침이 심할 때 사용하면 효과가 크다.

천계 _ 젖꼭지 중앙에서 외측으로 2촌 지점이다.
효과 : 기관지염, 천식, 딸꾹질, 폐렴, 유즙부족, 심계항진 치료에 맞다.

흉향 _ 천계에서 바로 위로 갈비뼈 하나를 넘어가면 있는 혈자리다.
효과 : 딸꾹질, 늑간신경통, 기침, 유방이 붓고 아플 때, 가슴 옆구리가 쑤실 때에 도움이 된다.

주영 _ 흉향에서 바로 위로 갈비뼈 하나를 넘어가면 있는 혈자리로 중부 혈에서 바로 아래 1.6촌 내려온

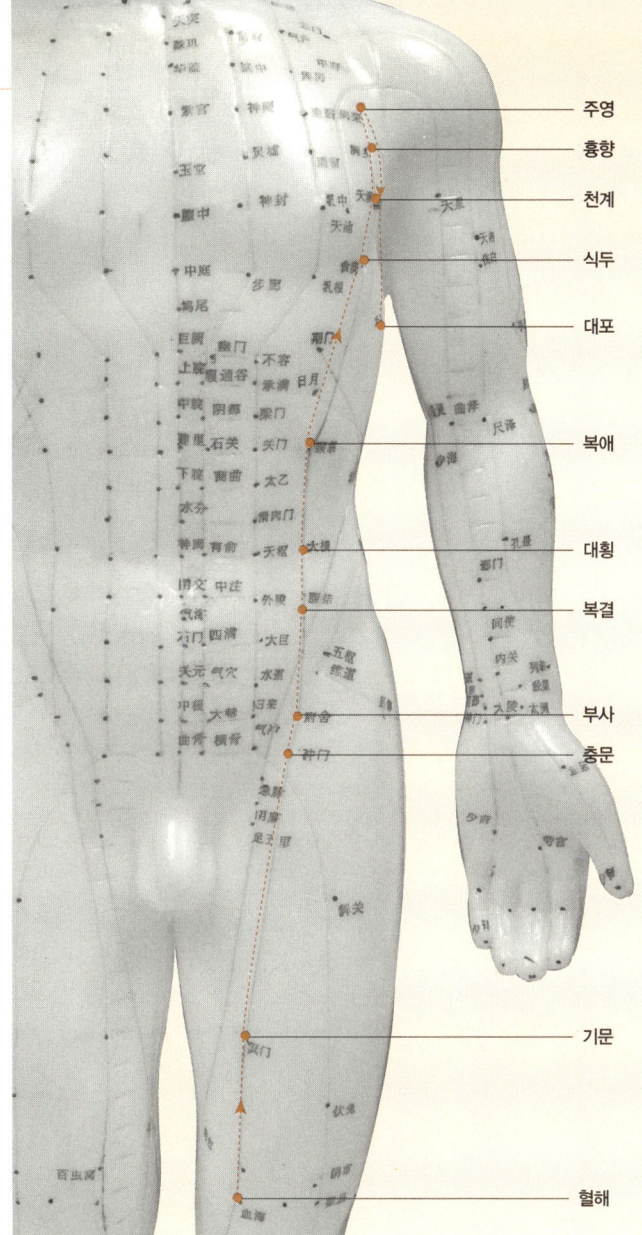

곳이다.
효과 : 유선염, 기관지염, 기침, 흉막염, 늑간신경통 치료에 좋다.

대포 _ 겨드랑이 중앙에서 제11갈비뼈 사이를 직선으로 이은 중간지점이 혈자리로 12촌의 중간인 6촌 부위이다.
효과 : 전신이 쑤시고 아플 때, 천식, 늑간신경통, 사지무력으로 힘이 없을 때 도움이 된다.

수소음심경

심경의 동물 취상은 '말'로, 예술 감각은 물론 정열과 도도함을 뜻하며 얼어붙은 심장을 녹이는 역할을 담당한다. 심경은 9개 혈자리로 경맥 중 가장 적고 좌우 18개 혈자리가 분포한다. 심장병을 치료하는 것 이외에도 경맥이 순행하는 부위의 질병을 치료할 수 있고 흉부, 설, 가슴, 정신질환에 치료효과를 거둘 수 있다. 겨드랑이 극천에서 시작하여 다섯째손가락 끝에 소충 혈이 자리한다. 심장에 속하고 소장에 낙하는 표리관계는 물론 폐, 신장과도 직접 연관되어 치료가 가능하다.

극천 _ 겨드랑이 정중앙에 있는 두 개의 힘줄 사이에 위치한다.
효과 : 어깨관절염, 심통, 협늑통, 히스테리, 가슴이 답답할 때에 효과가 있다.

청령 _ 팔꿈치를 90도 접으면 주름이 잡히는데 이곳에서 겨드랑이까지는 12촌이다. 팔꿈치 주름에서 겨드랑이 위로 3촌 올라가 힘줄 사이가 혈자리다.
효과 : 황달, 팔을 들지 못할 때, 오십견, 신경통, 가슴이 울렁거릴 때 치료한다.

소해 _ 팔꿈치를 90도 접으면 주름이 잡히는 오목한 부위이다.
효과 : 정신분열증, 늑간신경통, 신경쇠약, 두통, 오십견, 심장질환, 건망증에 사용한다.

영도 _ 손목관절 부위 굵은 건의 내측 오목한 곳에서 위로 1.5촌 떨어진 곳이다.
효과 : 갑자기 말을 못할 때, 팔목관절염, 숨이 찬 경우, 심장질환, 정신이상에 효과적이다.

통리 _ 손목관절 부위 굵은 건의 내측 오목한 곳에서 위로 1촌 떨어진 곳이다.
효과 : 월경이상, 천식, 자궁출혈, 말을 못할 때, 팔목관절염, 숨이 찬 경우, 심장질환, 정신이상에 효과적이다.

음극 _ 손목관절 부위 굵은 건의 내측 오목한 곳에서 위로 0.5촌 떨어진 곳이다.
효과 : 신경쇠약, 코피, 소아경련, 심계항진, 새벽에 식은 땀, 폐결핵 치료에 좋다.

신문 _ 손목관절 접히는 부위 굵은 건의 내측 오목한 곳이다.
효과 : 전간, 심계항진, 불면, 심장병, 눈이 노래질 때, 숨이 찰 때, 신경쇠약증을 치료한다.

소부 _ 주먹을 쥐었을 때 새끼손가락이 닿는 부위로 제4, 5 손바닥뼈 사이에 있다.
효과 : 심계, 소변불리, 유뇨, 히스테리, 위경련, 월경과다에 자극한다.

소충 _ 새끼손가락 바깥쪽 손톱 끝 부위에서 십자가를 그었을 때 만나는 곳이다.
효과 : 중풍혼미, 심계항진, 황달, 히스테리, 목이 마를 때, 가슴이 답답할 때, 열병에 사용한다.

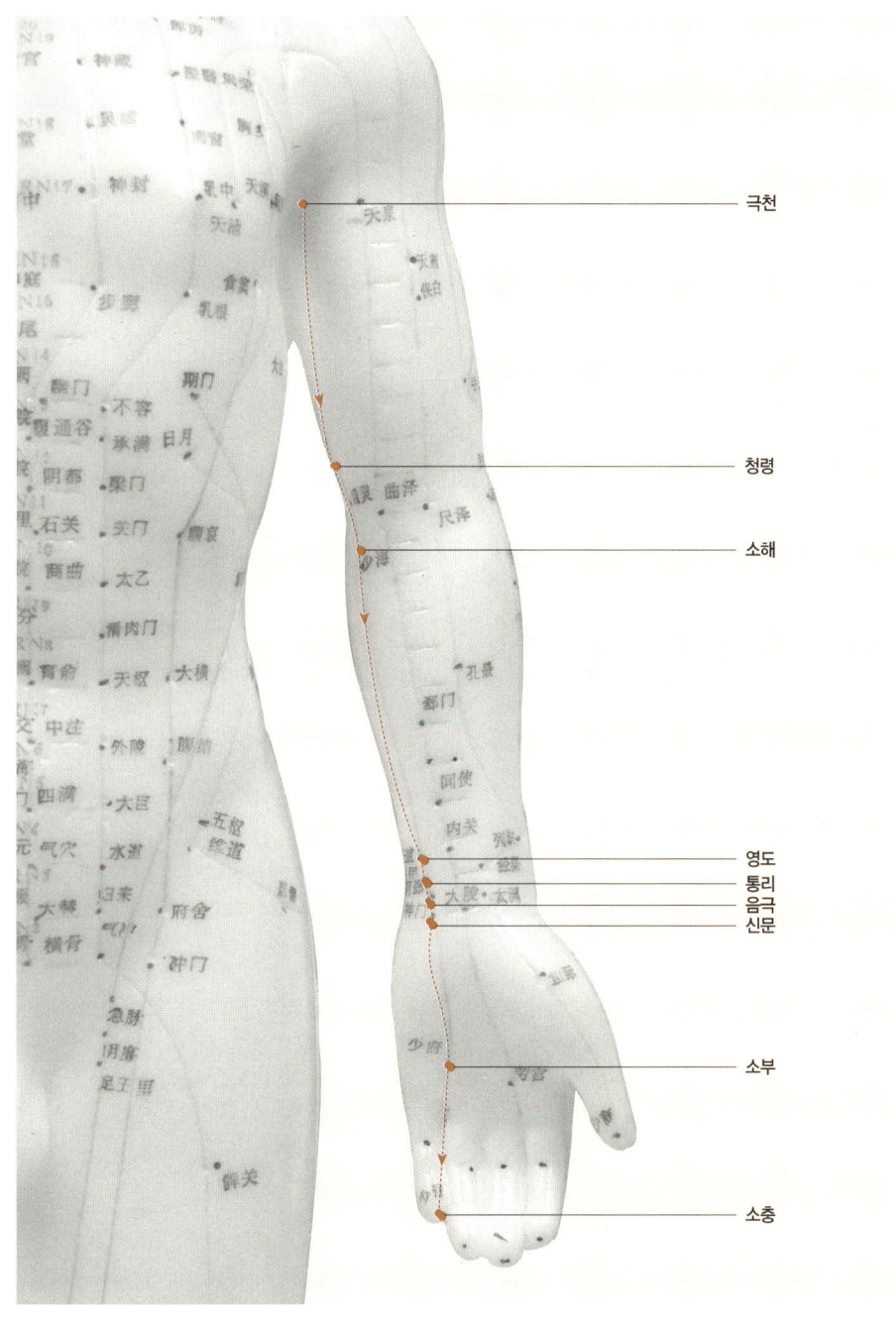

수태양소장경

소장경의 동물 취상은 '개'로 사람에게 충성과 용맹을 바치는 한편 인체의 장부 혈허 증상을 치료하는 대표 경락이다. 소장경은 19개 혈자리가 있고 좌우 38개 경혈점이 분포하여 소장의 기능과 병리적 상태 등에 문제가 발생할 때 사용한다. 다섯째 손가락에서 시작하여 얼굴 측면 청궁에서 끝나는 혈자리로 목 부위, 어깨, 팔, 눈, 귀, 인후, 정신질환 방면을 치료하며 각종 질환에 다른 경맥과 배합하여 많이 응용되는 경락이다. 특히 여성질환에 주로 이용되는 혈자리이기도 하다.

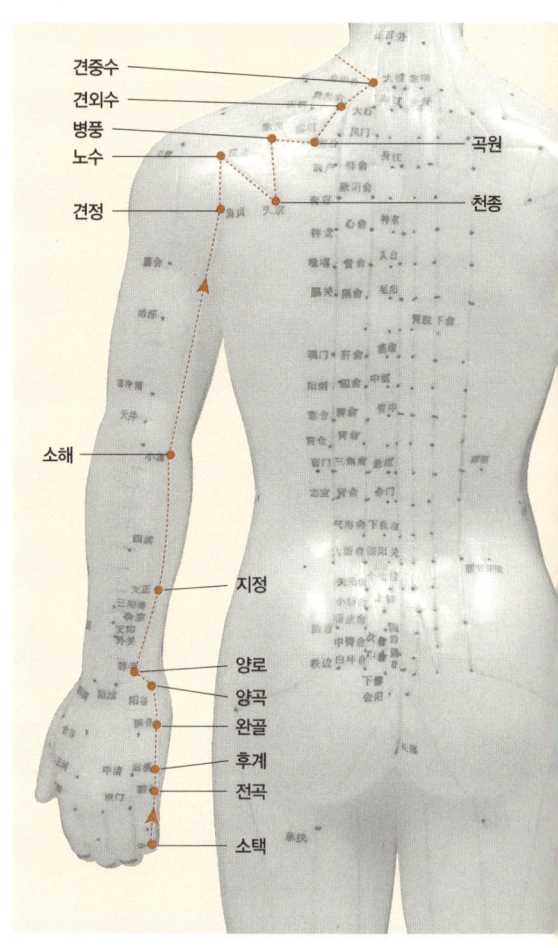

소택 _ 새끼손가락 안쪽 손톱 끝 부위에서 십자가를 그었을 때 만나는 곳이다.
효과 : 두통, 유선염, 유즙부족, 정신혼미, 이명, 반신불수, 백내장에 탁월한 효과가 있다.

전곡 _ 새끼손가락 첫째 마디와 손바닥이 접하는 앞 안쪽의 움푹 파인 곳이다.
효과 : 유즙부족, 이명, 기침, 손바닥이 굳을 때, 코피, 목이 부을 때 사용한다.

후계 _ 새끼손가락의 첫째 마디에서 언덕을 살짝 넘으면 생기는 움푹 파인 곳이다.
효과 : 정신분열, 히스테리, 새벽에 식은 땀, 허리통증, 열병, 팔목의 마비 경련, 황달을 치료한다.

완골 _ 후계 뒤로 약 3촌 정도 쭉 밀고 올라가면 움푹 파인 곳이다.
효과 : 두통, 황달, 손목통증, 감기, 소아경련, 위염, 구토, 이명에 효과적이다.

양곡 _ 완골 뒤로 굵은 언덕을 살짝 넘으면 움푹 파인 손목부위이다.
효과 : 이명, 귀머거리, 정신질환, 숨이 갑갑할 때, 치통, 혀가 뻣뻣할 때에 치료된다.

양로 _ 양곡에서 1촌 손등 방향으로 올라가 튀어나온 경상돌기에 손가락을 살짝 얹고 가슴을 향해 손목을 돌리면 움푹 파인 곳이다.
효과 : 견비통, 안질환, 요통, 팔이 저린 경우, 얼굴의 종기 등에 치료효과가 있다.

지정 _ 양곡에서 직선으로 위로 올라가 4촌 떨어진 곳이다. 양곡에서 흔히 팔꿈치를 잘못 짚어 전기가 오는 곳까지(소해)는 12촌이다.
효과 : 목이 뻣뻣할 때, 신경쇠약, 수족이 나른할 때, 피곤, 현기증 개선에 도움이 된다.

소해 _ 흔히 팔꿈치를 잘못 짚어 전기가 오는 곳으로 팔꿈치 정점에서 내측으로 0.5촌 떨어진 곳이다.
효과 : 헛소리 할 때, 정신분열증, 치통, 귀머거리, 심장질환에 효과적이다.

견정 _ 팔뚝을 옆구리에 붙이고 겨드랑이 뒤쪽에서 1촌 위로 올라간 곳이다.
효과 : 견관절염, 이명, 두통, 난청, 팔뚝을 들지 못할 때에 자극한다.

노수 _ 견정에서 바로 위로 2촌 올라가다 견갑극 아래와 만나는 움푹 파인 곳이다.
효과 : 중풍, 반신불수, 오십견, 고혈압에 치료효과가 크다.

천종 _ 제4번 척추뼈와 동일선상에 있으며 견정에서 안쪽 어깻죽지뼈로 2촌 들어온 곳으로, 노수 혈에서 안쪽 어깻죽지뼈로 2촌 들어오고 다시 아래로 2촌 내려와 만나는 오목한 곳이다.
효과 : 반신불수, 전광, 유즙부족, 오십견, 안면부 종기, 어깨통증에 자극한다.

병풍 _ 천종에서 2촌 바로 올라가 어깻죽지뼈를 살짝 넘자마자 접히는 부위이다.
효과 : 상지신경통, 오십견, 폐렴, 반신불수, 어깨마비 증세에 자극한다.

곡원 _ 병풍에서 척추쪽으로 1.5~2촌 어깻죽지뼈를 밀고 가면 걸리는 움푹 파인 곳이다.
효과 : 어깨가 아파서 움직이지 못할 때, 어깨관절통, 어깨가 뻣뻣할 때 치료효과가 있다.

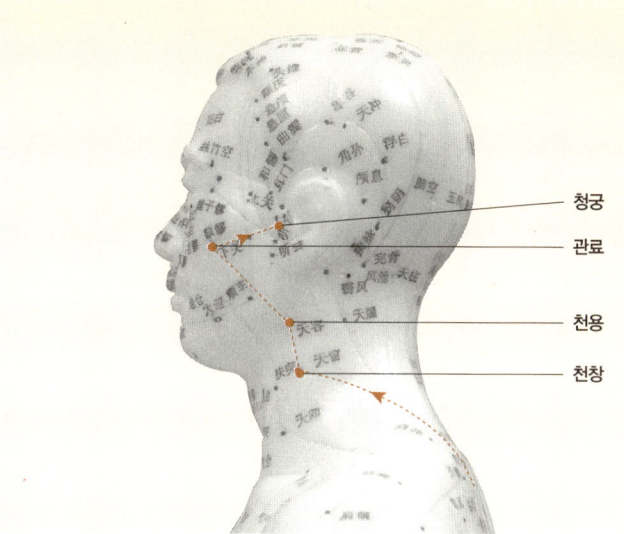

견외수 _ 제1흉추뼈 사이에서 옆으로 3촌 떨어진 곳이며 곡원에서 등뼈 방향으로 1촌 들어간 부위이다.
효과 : 신경쇠약, 폐렴, 어깨마비, 목이 움직이지 않을 때 자극을 준다.

견중수 _ 독맥의 대추에서 옆으로 2촌 떨어진 곳이다.
효과 : 기관지염, 천식, 목이 강직할 때, 호흡곤란, 어깨마비에 자주 사용한다.

천창 _ 목 복숭아뼈와 수평선상 높이에 위치하며 부돌에서 뒤로 0.5~1촌 떨어진 곳이다.
효과 : 이명, 귀머거리, 호흡곤란, 편도선염, 인후부 통증, 갑상선염, 중이염에 잘 듣는다.

천용 _ 귓볼 바로 아래 각진 턱의 모서리 후방, 천창에서 1촌 올라간 곳이다.
효과 : 이명, 귀머거리, 목이 뻣뻣할 때, 호흡곤란, 구역질 날 때에 자극을 준다.

관료 _ 영향과 수평을 이루는 곳에 있으며 광대뼈 아래에 위치한다.
효과 : 상치통, 구안왜사, 뺨이 부을 때, 눈이 노랗게 될 때, 얼굴 미용에 특효다.

청궁 _ 귀젖 뿌리 바로 앞에 위치한 혈자리다.
효과 : 치통, 구안왜사, 시력감퇴, 이명, 기억력 감퇴, 두통, 어지러움에 효능이 있다.

족태양방광경

방광경의 동물 취상은 '용'으로 물(水)의 영향을 받고 태동하는 기능과 병리를 대변하는 경락이다. 14경맥 중 경혈 숫자가 가장 많은 67개 혈자리가 있으며 좌우 134개 혈자리가 있다. 머리에서 발끝까지 고루 분포되어 있으나 대부분 등쪽과 허리 부근에 혈자리가 몰려 내장과 밀접한 관계를 지니고 있다. 머리에 7개, 하지쪽에 19개, 머리 부위에 4개 정도 혈자리가 상용 혈자리다. 방광질환은 물론 뇌와 심장과도 연계되어 있고 주로 두통, 이명, 눈병, 요통, 소변불리, 소복동통, 유뇨 등 내장질환, 얼굴 정명에서 발가락 지음으로 경락이 지나가는 부위의 어깨, 허리, 관절 등 질병에 치료효과가 있다.

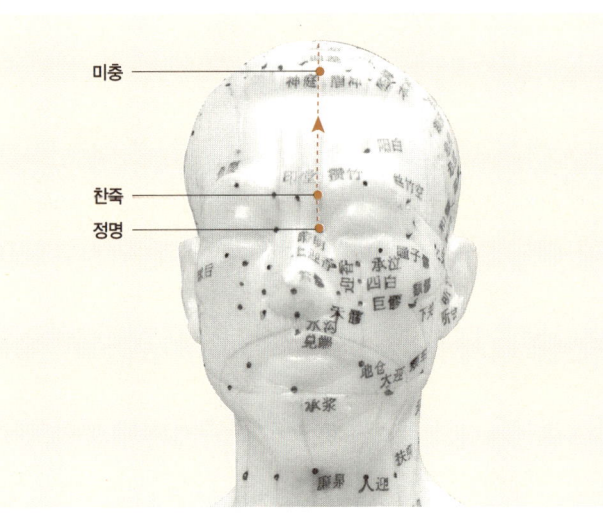

정명 _ 안쪽 눈꼬리에서 0.1촌 떨어져 약간 올라간 곳이다.
효과 : 눈병, 안구충혈, 눈 부위가 가려울 때, 근시, 원시, 안면신경마비, 눈이 붉고 아플 때에 사용한다.

찬죽 _ 눈썹 내측이 끝나는 접경이 혈자리다.
효과 : 눈 부위가 떨릴 때, 결막염, 눈병, 고혈압, 두통, 시력장애에 좋다.

미충 _ 찬죽에서 곧장 올라가 앞이마 머리카락이 난 부분에서 0.5촌 들어간 곳이다.
효과 : 두통, 어지러움, 코피, 코막힘, 정신이상에 효과가 크다.

곡차 _ 앞이마 머리카락이 난 부분에서 0.5촌 위에 있으며, 독맥, 신정 혈 옆으로 1.5촌 되는 곳이다.
효과 : 두통, 코피, 눈질환, 시력감퇴, 고혈압에 효과가 탁월하다.

오처 _ 곡차에서 머리 위로 0.5촌 더 떨어진 부위이다.
효과 : 두통, 어지러움, 정신이상, 중풍, 시력감퇴에 자극을 준다.

승광 _ 오처 뒤로 1.5촌 간격 떨어져 있는 혈자리로 독맥 옆으로 1.5촌 되는 곳이다.

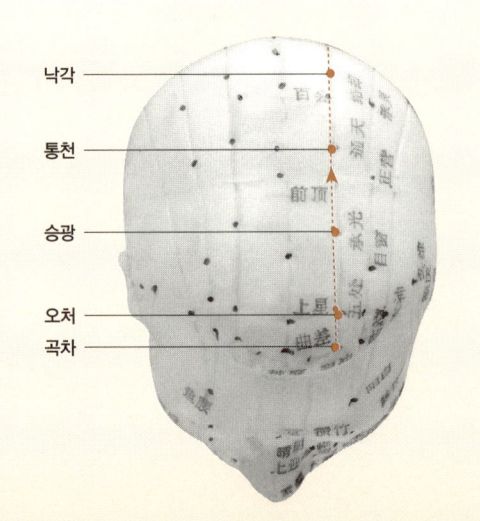

효과 : 두통, 어지러움, 정신이상, 감기, 비염, 코피, 구토, 중풍에 고루 사용된다.

통천 _ 승광 뒤로 1.5촌 떨어져 있는 혈자리로 독맥 옆으로 1.5촌 되는 곳이다.
효과 : 두통, 현훈, 정신이상, 비염, 코피, 구토, 축농증에 고루 사용된다.

낙각 _ 통천 뒤로 1.5촌 떨어져 있는 혈자리로 독맥 옆으로 1.5촌 되는 곳이다.
효과 : 현훈, 정신이상, 이명에 고루 사용된다.

옥침 _ 천주에서 위로 2촌 올라간 곳이다.
효과 : 근시, 두통, 어지러움을 해소한다.

천주 _ 뒤통수 아래 머리카락이 난 부분에서 0.5촌 들어간 곳이다.
효과 : 두통, 눈질환, 히스테리, 신경쇠약, 정신장애, 고혈압, 목덜미가 뻣뻣할 때에 효과적이다.

대저 _ 제1흉추 등뼈 아래에서 양옆으로 1.5촌 떨어진 곳이다.
효과 : 감기, 기관지염, 폐렴, 어깨 관절통, 슬 관절염, 목이 뻣뻣할 때 이용하는 혈자리다.

풍문 _ 제2흉추 등뼈 아래에서 양옆으로 1.5촌 떨어진 곳이다.
효과 : 감기초기, 두통, 고혈압, 심계항진, 폐렴, 피부병에 자극을 준다.

폐수 _ 제3흉추 등뼈 아래에서 양옆으로 1.5촌 떨어진 곳이다.
효과 : 기관지염, 폐렴, 토혈, 호흡기질환, 가슴이 그득하고 뭉칠 때, 황달에 효과적이다.

궐음수 _ 제4흉추 등뼈 아래에서 양옆으로 1.5촌 떨어진 곳이다.
효과 : 신경쇠약, 구토, 기침, 늑간신경통, 정신이상, 불면을 개선하는 혈자리다.

심수 _ 제5흉추 등뼈 아래에서 양옆으로 1.5촌 떨어진 곳이다.
효과 : 정신분열증, 가슴이 답답할 때, 건망증, 불안, 헛소리, 기침, 위출혈에 자극한다.

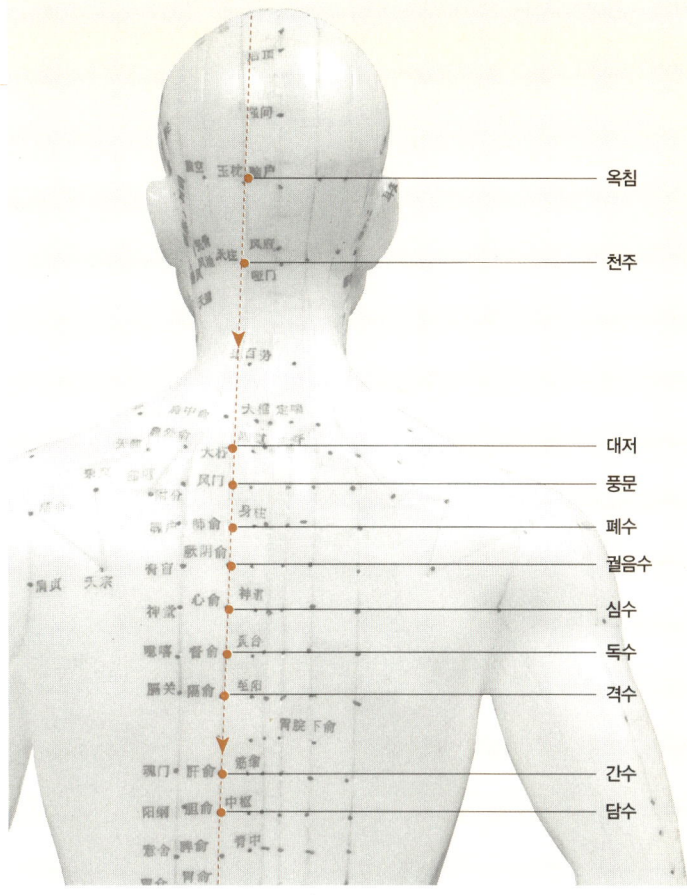

독수 _ 제6흉추 등뼈 아래에서 양옆으로 1.5촌 떨어진 곳이다.
효과 : 복통, 장명, 탈모, 피부가려움, 흉통에 개선 효과가 있다.

격수 _ 제7흉추 등뼈 아래에서 양옆으로 1.5촌 떨어진 곳이다.
효과 : 위암, 빈혈, 각종 혈액병, 소화불량, 심장비대, 새벽에 식은땀, 설사에 개선효과가 있다.

간수 _ 제9흉추 등뼈 아래에서 양옆으로 1.5촌 떨어진 곳이다.
효과 : 만성간염, 위장질환, 눈질환, 월경불순, 신경쇠약, 흥분, 코피, 야맹증에 효과 있다.

담수 _ 제10흉추 등뼈 아래에서 양옆으로 1.5촌 떨어진 곳이다.
효과 : 간염, 위염, 황달, 입 안이 쓸 때, 담석증, 구토, 고혈압에 자극한다.

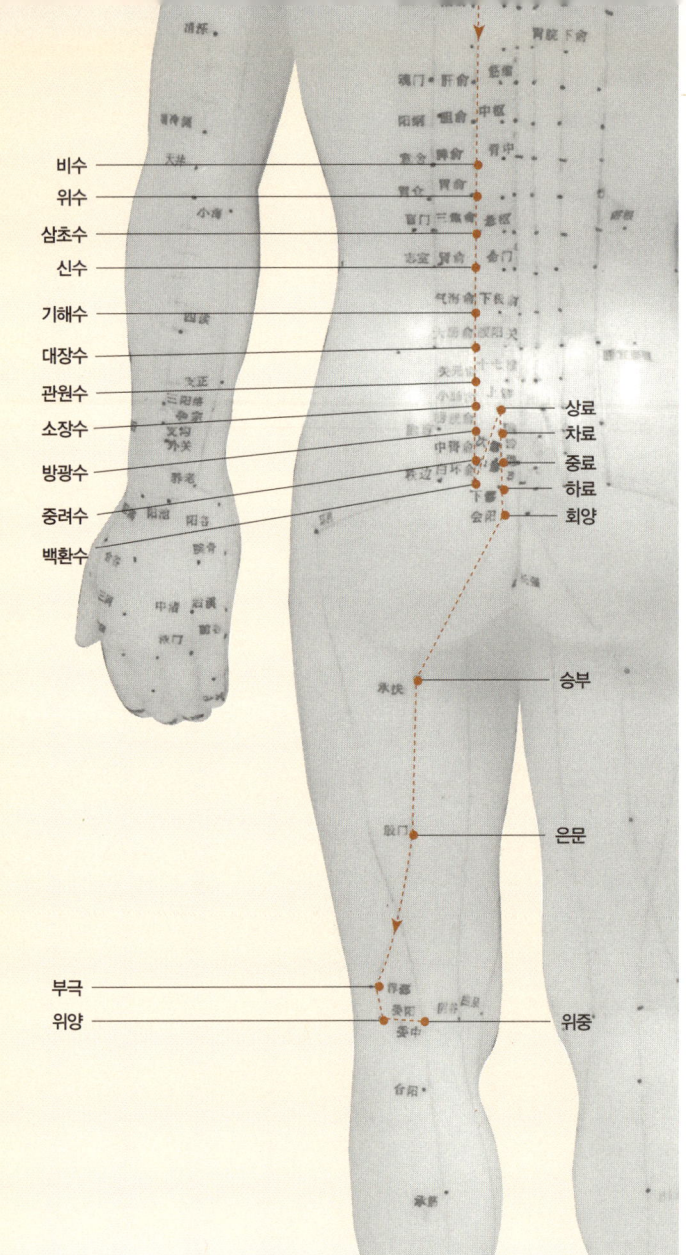

효과 : 위통, 위염, 식욕부진, 소화불량, 장염, 불면, 위경련, 만성설사에 효과가 크다.

삼초수 _ 제1허리뼈 아래에서 양옆으로 1.5촌 떨어진 곳이다.
효과 : 장염, 위염, 신염, 유뇨, 소화불량, 요통, 신경쇠약증을 치료한다.

신수 _ 제2허리뼈 아래에서 양옆으로 1.5촌 떨어진 곳이다.
효과 : 정액이 흐를 때, 요통, 당뇨, 식욕부진, 비뇨기 질환, 월경불순, 신장결석에 탁월한 효과가 있다.

기해수 _ 제3허리뼈 아래에서 양옆으로 1.5촌 떨어진 곳이다.
효과 : 복창, 장명, 설사, 변비, 치질, 월경불순, 하지마비, 자궁출혈에 자극을 가한다.

대장수 _ 제4허리뼈 아래에서 양옆으로 1.5촌 떨어진 곳으로 보통 허리띠가 걸쳐지는 부위이다.
효과 : 치질, 변비, 허리 삔 곳, 맹장염, 당뇨, 대하, 심한 설사, 신장질환에 잘 듣는다.

관원수 _ 제5허리뼈 아래에서 양옆으로 1.5촌 떨어진 곳이다.
효과 : 당뇨, 빈혈, 방광염, 요통, 소변곤란, 성욕감퇴, 설사에 잘 치료된다.

소장수 _ 제1골반뼈(엉덩이) 중앙에서 양옆으로 1.5촌 떨어진 곳이다.
효과 : 허리통증, 당뇨, 정액이 흐를 때, 변비, 빈혈, 치질, 자궁내막염에 잘 치료된다.

방광수 _ 제2골반뼈(엉덩이) 중앙에서 양옆으로 1.5촌 떨어진 곳이다.
효과 : 좌골신경통, 변비, 설사, 당뇨, 음부 가려움증, 하지가 찬 경우, 방광염에 치료효과가 크다.

중려수 _ 제3골반뼈(엉덩이) 중앙에서 양옆으로 1.5촌 떨어진 곳이다.
효과 : 신경통, 변비, 설사, 허리통증, 당뇨, 자궁내막염, 장염을 개선하는 효과가 있다.

비수 _ 제11흉추 등뼈 아래에서 양옆으로 1.5촌 떨어진 곳이다.
효과 : 복창, 황달, 입 안이 쓸 때, 당뇨, 소화불량, 위궤양, 부종, 빈혈을 개선하는 작용을 한다.

위수 _ 제12흉추 등뼈 아래에서 양옆으로 1.5촌 떨어진 곳이다.

백환수 _ 제4골반뼈(엉덩이) 중앙에서 양옆으로 1.5촌 떨어진 곳이다.
효과 : 자궁내막염, 좌골신경통, 변비, 하지마비, 치질, 대장염에 잘 듣는다.

상료 _ 제1골반뼈(엉덩이) 중앙에서 양옆으로 0.7~0.8촌 떨어진 곳이다.
효과 : 좌골신경통, 요통, 자궁내막염, 월경불순, 불임증, 대하, 변비, 월경통, 치질에 효과가 있다.

차료 _ 제2골반뼈(엉덩이) 중앙에서 양옆으로 0.7~0.8촌 떨어진 곳이다.
효과 : 월경부족, 요통, 방광염, 난소염, 소변불리, 대장염, 치질에 잘 치료된다.

중료 _ 제3골반뼈(엉덩이) 중앙에서 양옆으로 0.7~0.8촌 떨어진 곳이다.
효과 : 요통, 방광염, 대하, 소변불리, 생리불순, 대장염, 치질, 구토에 효과가 크다.

하료 _ 제4골반뼈(엉덩이) 중앙에서 양옆으로 0.7~0.8촌 떨어진 곳이다.
효과 : 자궁내막염, 피부병, 요통, 생식기질환, 장명, 불임증, 소변불리, 설사, 생리불순, 치질에 효능이 있다.

회양 _ 미골(꼬리뼈) 끝에서 옆으로 0.5촌 떨어진 곳이다.
효과 : 설사, 대하, 치질출혈, 탈항, 유뇨, 성병, 뱃속이 찰 때에 효과가 좋다.

승부 _ 뒤쪽 허벅지 위 둥근 엉덩이 밑에 주름이 굵게 접혀지는 좌우 중앙점이다.
효과 : 좌골신경통, 치질, 변비, 월경통, 소변불리, 자궁내막염을 개선하는 효과가 있다.

은문 _ 승부 바로 아래로 6촌 떨어진 곳이다.
효과 : 치질, 좌골신경통, 하지운동마비, 후두통, 허리와 발이 붓는 증상에 자주 사용한다.

부극 _ 무릎 뒤쪽 주름(오금)이 접히는 중앙에서 외측 1촌, 다시 위로 1촌 올라간 곳이다.
효과 : 급성위장염, 방광염, 변비, 하지마비, 소변불리, 설사 등을 개선한다.

위양 _ 무릎 뒤쪽 주름(오금)이 접히는 중앙에서 인체 외측 쪽으로 1촌 떨어진 곳이다.
효과 : 반신불수, 변비, 방광염, 허리통증, 중풍, 관절염에 큰 효과가 있다.

위중 _ 무릎 뒤쪽 주름(오금)이 접히는 중앙이다.
효과 : 좌골신경통, 반신불수, 급성위장염, 더위 먹은 증상, 허리통증, 고혈압, 관절염에 효과가 있다.

부분 _ 제2흉추 등뼈 아래에서 양옆으로 3촌 떨어진 곳이다.
효과 : 어깨관절통, 목 근육이 아플 때, 팔이 쑤시고 저릴 때 치료된다.

백호 _ 제3흉추 등뼈 아래에서 양옆으로 3촌 떨어진 곳이다.
효과 : 천식, 목 부위가 뻣뻣할 때, 기관지염, 흉막염, 구토증상에 효과가 크다.

고황 _ 제4흉추 등뼈 아래에서 양옆으로 3촌 떨어진 곳이다.
효과 : 천식, 위통, 변비, 목 부위가 뻣뻣할 때, 기관지염, 폐결핵, 신경쇠약, 협심증에 효과가 크다.

신당 _ 제5흉추 등뼈 아래에서 양옆으로 3촌 떨어진 곳이다.
효과 : 천식, 기관지염, 늑간신경통, 심장질환, 어깨통증에 자극을 가한다.

의희 _ 제6흉추 등뼈 아래에서 양옆으로 3촌 떨어진 곳이다.
효과 : 구토, 현훈, 코피, 가슴이 아플 때, 딸국질, 폐가 약해서 나는 천식 등을 개선한다.

격관 _ 제7흉추 등뼈 아래에서 양옆으로 3촌 떨어진 곳이다.
효과 : 소화불량, 복통, 식도협착, 위출혈, 소변불리, 늑간신경통, 위경련에 효과가 탁월하다.

혼문 _ 제9흉추 등뼈 아래에서 양옆으로 3촌 떨어진 곳이다.
효과 : 소화불량, 복명, 간장질환, 장염, 위출혈, 식

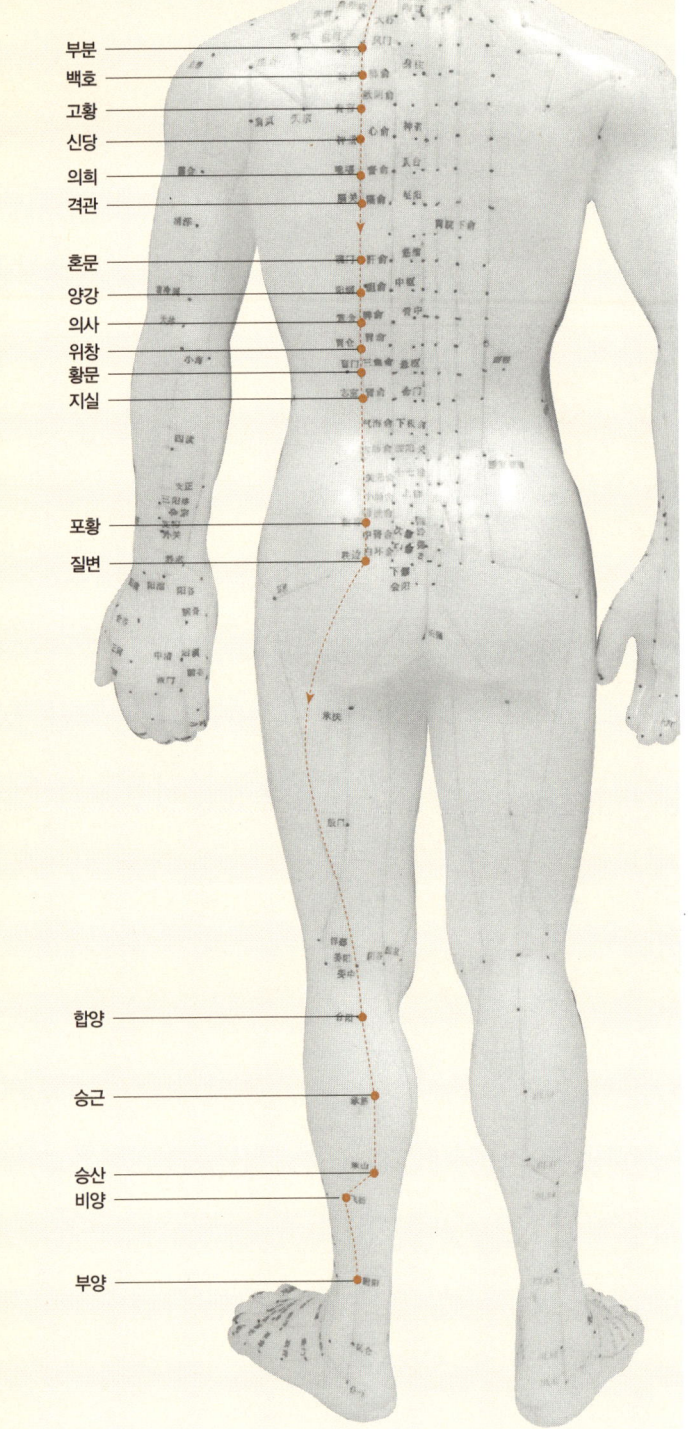

도협착, 신경쇠약을 개선한다.

양강 _ 제10흉추 등뼈 아래에서 양옆으로 3촌 떨어진 곳이다.
효과 : 복통, 설사, 대변곤란, 식욕부진, 황달, 담석증, 늑막염, 위경련을 치료한다.

의사 _ 제11흉추 등뼈 아래에서 양옆으로 3촌 떨어진 곳이다.
효과 : 복부팽만, 구토, 소화불량, 식욕부진, 황달, 소갈증, 늑막염, 위경련을 치료한다.

위창 _ 제12흉추 등뼈 아래에서 양옆으로 3촌 떨어진 곳이다.
효과 : 헛배가 부를 때, 구토, 소화불량, 당뇨, 부종, 위경련, 위통을 치료한다.

황문 _ 제1허리뼈 아래에서 양옆으로 3촌 떨어진 곳이다.
효과 : 위경련, 위염, 습관성변비, 신장염, 유선염, 하지마비, 허리통증에 사용한다.

지실 _ 제2허리뼈 아래에서 양옆으로 3촌 떨어진 곳이다.
효과 : 정액이 흐를 때, 요통, 소화불량, 구토, 수종, 건망증, 대소변 불리, 하지마비, 신장염을 치료한다.

포황 _ 제2중앙 골반뼈(엉덩이)에서 양옆으로 3촌 떨어진 곳이다.
효과 : 허리통증, 복명, 좌골신경통, 요로결석, 부인병질환, 맹장염, 방광염, 변비, 소변곤란을 치료한다.

질변 _ 제3중앙 골반뼈(엉덩이)에서 양옆으로 3촌 떨어진 곳이다.
효과 : 방광염, 치질, 부인병질환, 설사, 좌골신경통, 남녀 생식기질환, 하지마비를 개선한다.

합양 _ 무릎 뒤쪽 주름(오금)이 접히는 중앙에서 아래로 2촌 부위이다.
효과 : 붕루, 자궁내막염, 허리통증, 하지신경통, 월경과다, 대하를 개선하는 효과가 있다.

승근 _ 무릎 뒤쪽 주름(오금)이 접히는 중앙에서 아래로 5촌 부위이다.
효과 : 두통, 하지마비, 치질, 코피, 발 뒤쪽이 아프고 쑤실 때, 변비를 치료한다.

승산 _ 승근에서 아래로 약 3촌 더 내려간 부위로 갈라진 두 근육 사이이다.
효과 : 요통, 변비, 치질, 설사, 탈항, 다리마비, 반신불수를 개선하는 효과가 있다.

비양 _ 승산에서 약 1촌 외측(뒤쪽) 아래로 비스듬히 내려간 곳, 또는 곤륜 혈에서 곧바로 올라가 7촌 되는 곳이다.
효과 : 관절염, 신염, 방광염, 헛소리, 발가락이 굳었을 때, 치질, 정강이 부위 통증, 어린이 발작에 효과가 크다.

부양 _ 바깥 복숭아뼈가 끝나는 움푹 파인 뒤쪽(곤륜)에서 곧바로 올라가 3촌 되는 곳이다.
효과 : 사지마비, 목 부위가 뻣뻣할 때, 두통, 요통, 좌골신경통, 반신불수, 족병 전체에 효과적이다.

곤륜 _ 바깥 복숭아뼈 움푹 파인 뒤쪽으로 복숭아뼈와 아킬레스건의 중간이다.
효과 : 두통, 좌골신경통, 족 관절통, 소아 전간, 난산, 코피, 현기증에 탁월한 효과가 있다.

복삼 _ 곤륜에서 곧장 아래로 1.5촌 떨어진 곳이다.
효과 : 감기, 요통, 하지마비, 발뒤꿈치가 아플 때, 무릎관절염, 아킬레스건 통증, 치통을 개선한다.

신맥 _ 바깥 복숭아뼈 아래 끝나는 지점으로 움푹 파인 곳이다.
효과 : 정신병, 족관절염, 요통, 어지러움, 히스테리, 중풍에 효능이 좋다.

금문 _ 신맥에서 제5지 발가락쪽으로 45도 각도로 0.8~1촌 떨어진 움푹 파인 곳이다.
효과 : 정신병, 슬 관절염, 코피, 설사, 하복통, 소아경련, 하지마비, 구토증상 등을 개선한다.

경골 _ 금문에서 제5지 발가락쪽으로 45도 각도로 0.8~1촌 떨어진 움푹 파인 곳이다.
효과 : 두통, 목 부위가 강직할 때, 코피, 심장병, 안

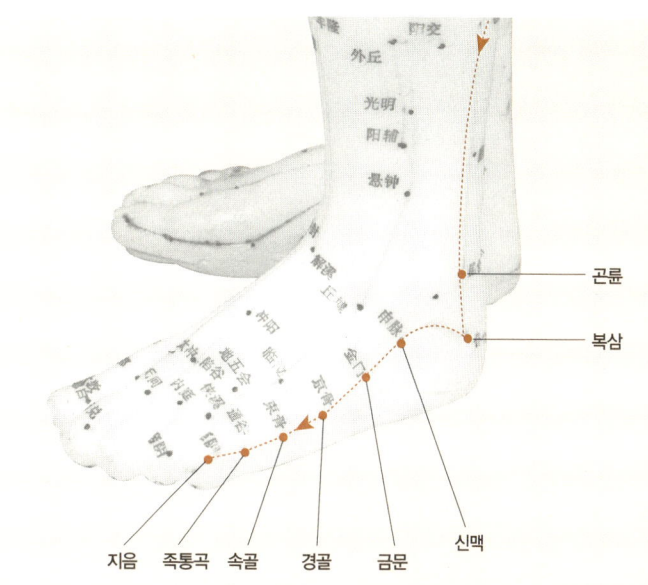

과 질환, 어지러움, 중풍에 사용한다.

속골 _ 경골에서 수평으로 제5지 발가락쪽으로 약 3촌 떨어진 움푹 파인 곳이다.
효과 : 목 부위가 강직할 때, 정신질환, 귀머거리, 이명, 치질, 두통, 허리통증에 자극한다.

족통곡 _ 지음에서 후방으로 약 1촌 떨어진 움푹 파인 곳이다.
효과 : 두통, 어지러움, 코피, 정신이상, 음식에 체했을 때, 변비, 명치가 막혔을 때에 자극한다.

지음 _ 새끼발가락 바깥쪽 발톱 끝 부위에서 십자가를 그었을 때 만나는 혈자리다.
효과 : 중풍, 배뇨곤란, 야뇨증, 변비, 태위부정, 난산, 이명, 고혈압, 어깨가 뭉친 경우를 치료한다.

족소음신경

신경의 동물 취상은 '쥐'이다. 성적 욕구 불만으로 인한 정신질환과 선천적인 '정'의 충만을 우선시하여 질병을 예방하고 치료한다. 신경은 용천에서 시작하여 마지막 혈자리인 수부에서 끝나며 부모로부터 선천적으로 부여받은 인간 생명활동의 근원과 뿌리를 말한다. 이 경맥은 용천에서 시작하여 다리 안쪽을 타고 올라가 배, 가슴으로 이어지는 모두 27개 혈자리로, 좌우 54개 혈자리가 분포하고 있다. 이 중 임상에서 상용하는 경혈은 대략 10개로 용천, 조해, 태계, 대종, 복류, 음곡, 대혁, 축빈, 수천, 연곡 등이고 소변불통, 요복통, 생식, 비뇨, 인후, 정신질환에 응용한다.

용천 _ 발 전체 길이를 3등분 했을 때 위에서 3분의 1 지점에 해당되는 부위의 정중앙이다.
효과 : 고혈압, 더위 먹은 병, 부인병, 중풍, 불면, 정신이상, 히스테리, 불임증, 냉증, 황달, 심계항진 등을 치료한다.

연곡 _ 안쪽 복숭아뼈에서 엄지발가락 쪽으로 45도 각도로 1.5촌 떨어진 움푹 파인 곳이다.
효과 : 방광염, 월경불순, 당뇨, 요도염, 불임증, 정액이 새는 경우, 자궁출혈, 고혈압, 족냉 등을 치료한다.

태계 _ 안쪽 복숭아뼈 움푹 파인 뒤쪽으로 복숭아뼈와 아킬레스건의 중간이다.
효과 : 신장염, 방광염, 치통, 기침, 월경불순, 정력증강, 이명, 탈모, 요통, 당뇨, 기관지염, 족냉, 변비, 천식을 치료한다.

대종 _ 태계에서 0.5촌 바로 내려와 약간 후방으로 떨어진 곳이다.
효과 : 천식, 정신쇠약, 히스테리, 요폐, 변비, 발꿈치 통증, 요통, 자궁경련을 개선한다.

수천 _ 태계에서 1촌 바로 아래로 내려온 곳이다.

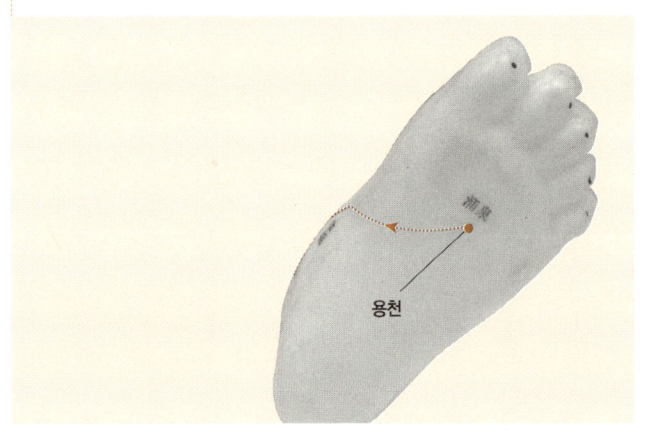

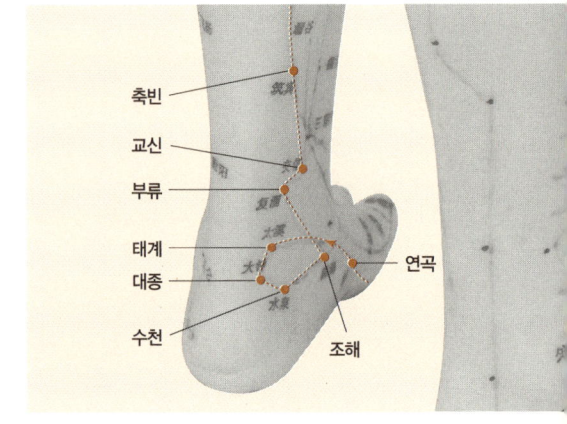

효과 : 무월경, 자궁탈수, 근시, 자궁출혈, 시력장애를 치료하는 효과가 있다.

조해 _ 안쪽 복숭아뼈 아래 끝나는 지점에서 1.5촌 떨어진 움푹 파인 곳이다.
효과 : 인후염, 편도선염, 불면, 반신불수, 월경불순, 정신장애, 신경쇠약, 부인과 질환 등을 개선한다.

부류 _ 태계에서 곧장 위로 2촌 떨어진 곳이다.
효과 : 신염, 기능성자궁출혈, 대하과다, 요통, 새벽에 식은 땀, 치통, 치질, 정력감퇴에 이용된다.

교신 _ 부류에서 전방(앞)쪽으로 0.5촌 나간 곳이다.
효과 : 월경불순, 붕루, 변비, 설사, 하지신경통, 장염을 통제한다.

축빈 _ 태계에서 곧장 위로 5촌 떨어진 곳이다.
효과 : 신염, 방광염, 정신분열증, 대하, 소변불리, 쥐가 날 때에 치료에 도움이 된다.

음곡 _ 무릎 안쪽에 있는 두 개의 굵은 건 사이에 위치한다.
효과 : 무릎관절염, 생식기질환, 자궁출혈, 류머티즘, 신장기능 저하를 개선하는 작용한다.

횡골 _ 곡골(임맥)의 양옆 0.5촌 부위이다.
효과 : 오줌싸개, 정액이 새는 경우, 소변불리, 방광염, 발기부족에 사용한다.

대혁 _ 횡골에서 곧장 위로 1촌 떨어진 곳이다.

효과 : 남녀 생식기질환, 대하과다, 허로, 안구충혈, 조루증을 개선한다.

기혈 _ 대혁에서 곧장 위로 1촌 떨어진 곳이다.
효과 : 대하, 월경부조, 불임증, 설사, 자궁내막염, 생리통을 치료한다.

사만 _ 기혈에서 곧장 위로 1촌 떨어진 곳이다.
효과 : 하복통, 불임증, 대하, 설사, 요로감염, 자궁출혈, 눈 부위가 부을 때에 효과가 크다.

중주 _ 사만에서 곧장 위로 1촌 떨어진 곳이다.
효과 : 요통, 복통, 변비, 월경불순, 장염, 고환염, 각막염을 개선하는 효과가 있다.

황수 _ 임맥 신궐(배꼽) 혈의 양옆 0.5촌 부위이다.
효과 : 위경련, 습관성변비, 요통, 신염, 월경통, 정력감퇴, 당뇨, 부인병을 제어한다.

상곡 _ 황수에서 곧장 위로 2촌 떨어진 곳이다.
효과 : 소화불량, 변비, 위경련, 식욕부진, 황달, 설사, 자궁출혈을 치료한다.

석관 _ 상곡에서 곧장 위로 1촌 떨어진 곳이다.
효과 : 위경련, 변비, 구토, 불임증, 딸꾹질, 메스꺼움, 복통, 눈 주위 통증에 사용된다.

음도 _ 석관에서 곧장 위로 1촌 떨어진 곳이다.
효과 : 폐기종, 상복부팽만감, 소화불량, 구토, 천식, 황달, 위가 묵직할 때 치료에 도움이 된다.

복통곡 _ 음도에서 곧장 위로 1촌 떨어진 곳이다.
효과 : 늑간신경통, 심계, 설사, 위염, 딸꾹질, 소화불량, 천식을 개선한다.

유문 _ 복통곡에서 곧장 위로 1촌 떨어진 곳이다.
효과 : 만성위염, 위경련, 가슴 부위 통증, 기관지염, 설사, 복통, 신트림을 치유한다.

보랑 _ 중정(임맥)의 양옆 2촌 부위로 제5늑간(다섯째, 여섯째 갈비뼈 사이)에 위치한다.
효과 : 협심증, 위산과다, 간염, 기관지염, 늑간신경통, 딸꾹질, 천식을 치유한다.

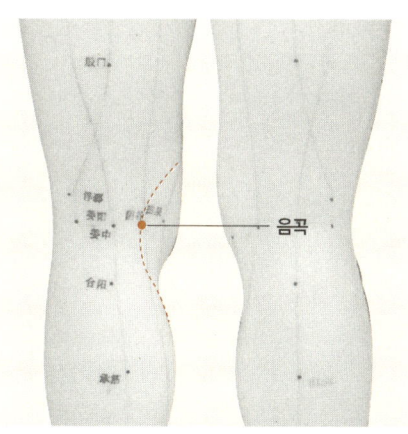

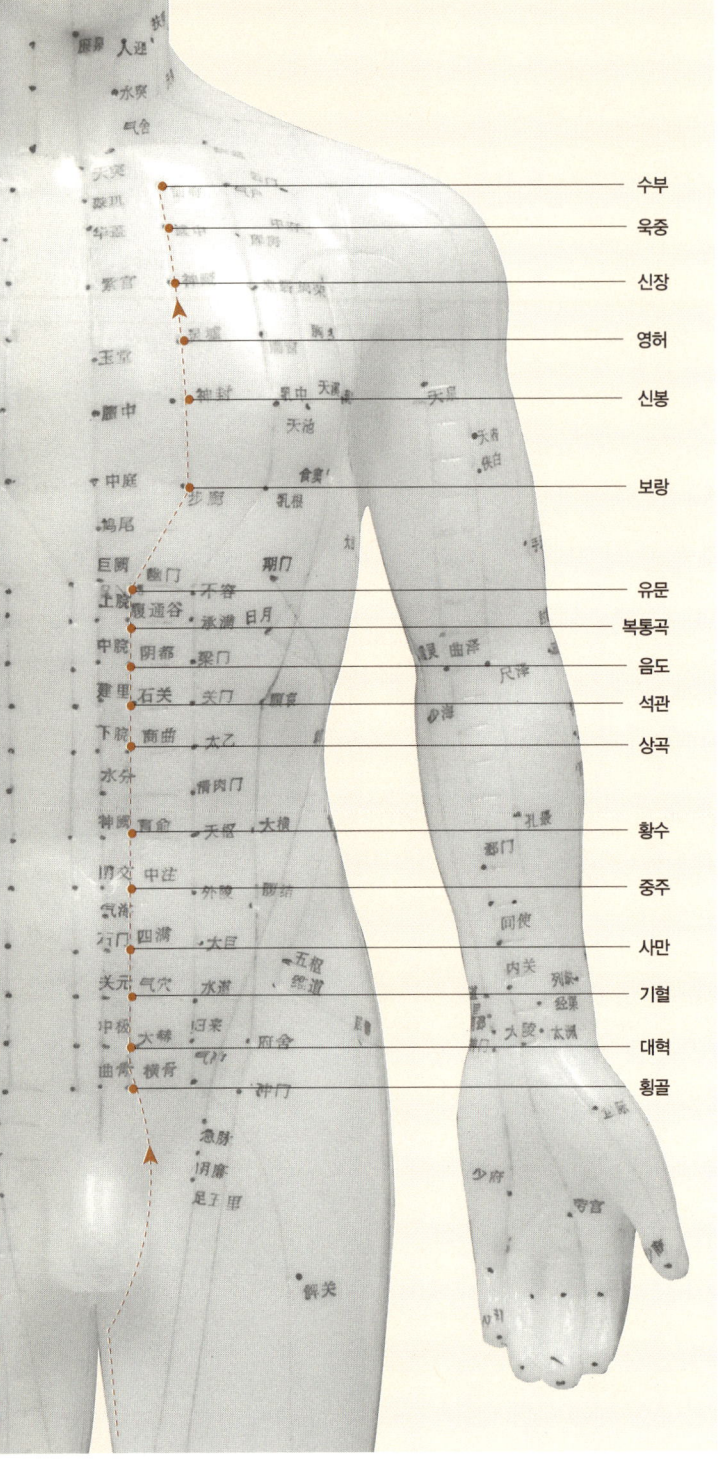

신봉 _ 단중(임맥)의 양옆 2촌 부위로 제4늑간(넷째, 다섯째 갈비뼈 사이)에 위치한다. 보랑 위로 1.6촌에 올라간 곳이기도 하다.
효과 : 가슴이 답답할 때, 숨이 가쁠 때, 유선염, 기관지염, 기침, 호흡곤란, 협심증, 구토증을 다스린다.

영허 _ 옥당(임맥)의 양옆 2촌 부위로 제3늑간(셋째, 넷째 갈비뼈 사이)에 위치한다. 신봉 위로 1.6촌에 올라간 곳이기도 하다.
효과 : 비염, 구토, 늑막염, 기관지염, 식욕부진, 후각장애, 심계증상을 개선 치유한다.

신장 _ 자궁(임맥)의 양옆 2촌 부위로 제2늑간(둘째, 셋째 갈비뼈 사이)에 위치한다. 영허 위로 1.6촌에 올라간 곳이기도 하다.
효과 : 기관지염, 구토, 늑간신경통, 식욕부진, 호흡곤란, 식도경련을 개선하는 효과가 있다.

욱중 _ 화개(임맥)의 양옆 2촌 부위로 제1늑간(첫째, 둘째 갈비뼈 사이)에 위치한다. 신장 위로 1.6촌에 올라간 곳이기도 하다.
효과 : 기관지염, 천식, 호흡곤란, 늑막염, 새벽에 식은 땀, 구토를 개선시킨다.

수부 _ 선기(임맥)의 양옆 2촌 부위이다. 또는 욱중 위로 1.6촌에 올라간 곳이기도 하다.
효과 : 흉통, 기관지염, 천식, 가슴이 아플 때, 호흡곤란, 갑상선염을 치료한다.

수궐음심포경

심포경의 동물 취상은 '뱀'으로 의식불명상태 및 건망 치료, 나태해진 정신을 바짝 들게 하는 데 효과가 있다. 심포는 심포락에 속하며 삼초에 낙한다. 이 경맥은 9개 혈자리, 좌우 18개 혈자리만 있고 형태는 없고 기능만 존재하는 독특한 기관이다. 임상에서 흔히 사용하는 혈자리는 천지, 곡택, 극문, 간사, 내관, 대릉, 노궁, 중충 등이며 주로 상지와 손 부위, 흉부, 설, 심장, 정신질환을 치료한다. 가슴 부위의 천지에서 시작하여 셋째손가락 끝에 걸쳐 혈자리가 분포하며 이 경락을 따라 나타나는 통증 조절에도 사용된다.

천지 _ 젖꼭지에서 외측(옆구리) 방향으로 1촌 나간 곳이다.
효과 : 늑간신경통, 천식, 기관지염, 시력장애, 유선염, 두통을 치유한다.

천천 _ 겨드랑이 안쪽 끝에서 팔굽이 접히는 안쪽을 향하여 2촌 떨어진 부위이다.
효과 : 해수, 심계항진, 팔 내측 통증, 기침, 구토, 딸국질, 가슴통증을 개선 치료한다.

곡택 _ 팔을 약간 구부려 중앙에 상완이두근 건이 있는 안쪽 움푹 파인 접경에 위치한다.
효과 : 급성위장염, 기관지염, 더위 먹은 증상, 명치가 아플 때, 잘 놀랐을 때, 폐결핵, 심장질환에 잘 듣는다.

극문 _ 손목 정중앙에 위치한 두 힘줄 사이에서 5촌 올라간 곳이다.
효과 : 자궁출혈, 가슴통증, 가슴 떨림, 흉막염, 히스테리, 메스꺼움, 억울증상에 효과가 있다.

간사 _ 손목 정중앙에 위치한 두 힘줄 사이에서 3촌 올라간 곳이다.
효과 : 열병, 가슴 떨림, 협심증, 가슴 답답할 때, 정신이상, 월경부조, 중풍 후유증에 이용된다.

내관 _ 손목 정중앙에 위치한 두 힘줄 사이에서 2촌 올라간 곳이다.
효과 : 상지마비와 저림, 가슴통증, 가슴 떨림, 흉막염, 히스테리, 불면, 구토, 황달, 위통, 메스꺼움, 억울증상에 효과가 있다.

대릉 _ 손목 정중앙에 위치한 두 힘줄 사이에 있다.
효과 : 불면증, 심장질환, 심계. 위염, 편도선염, 정신병, 미친병, 팔목 저림, 흉통에 잘 듣는다.

노궁 _ 주먹을 살짝 쥐었을 때 가운데 손가락이 손바닥에 닿는 곳이다.
효과 : 중풍, 억울병, 황달, 코피, 더위 먹은 병, 입안 염증, 히스테리, 정신병, 손목 저림 증상을 치료한다.

중충 _ 가운데 손가락의 바깥쪽 손톱 끝 부위에서 십자가를 그었을 때 만나는 혈자리다.
효과 : 번민, 중풍, 어린이가 새벽에 놀랄 때, 혀가 굳을 때, 심통에 이용한다.

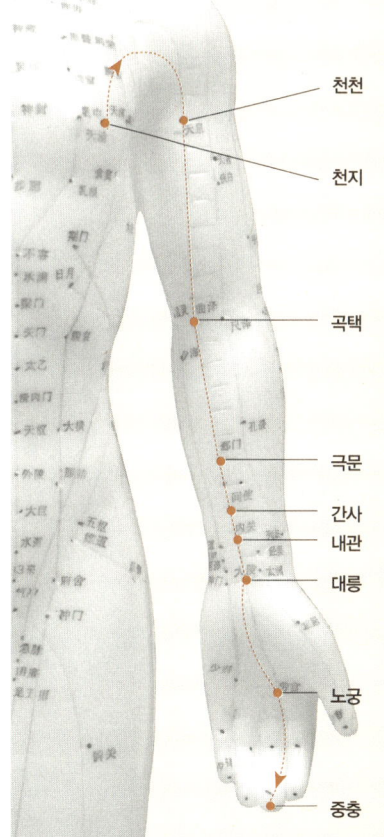

수소양삼초경

삼초경의 동물 취상은 '원숭이'이며 양중지양 에너지의 충만함, 성인의 기질, 덕장의 겸허함을 함께 내포한 경맥으로 여겨지고 있다. 주로 정신병, 두통, 복부창만, 소복동통, 소변불통, 협늑통, 열성질환 증상에 관여하는 경락으로 23개 혈자리, 즉 좌우 46개 혈자리가 분포되어 있다. 기능만 있고 실질적 존재는 없는 경맥이다. 넷째손가락 관충에서 시작하여 눈 주위 사죽공에서 마무리되는 혈자리로 얼굴, 눈, 귀, 인후, 협늑에 걸쳐져 있는 질환을 치료한다.

관충 _ 넷째손가락의 안쪽 손톱 끝 부위에서 십자가를 그었을 때 만나는 혈자리다.
효과 : 열병질환, 후두염, 결막염, 두통, 헛구역질, 입안이 마를 때, 녹내장에 효과가 크다.

액문 _ 넷째, 다섯째손가락이 접하는 물갈퀴 모양 끝 부위가 혈자리다.
효과 : 두통, 인후염, 야맹증, 이명, 결막염, 난청, 치은염, 반신불수를 개선한다.

중저 _ 액문에서 1촌 밀고 올라가면 손등을 바로 넘어 나오는 움푹 파인 곳이다.
효과 : 두통, 녹내장, 귀머거리, 어깨관절염, 이명을 치료하는 효과가 있다.

양지 _ 중저에서 올라가 손등의 손목이 접히는 부위로 3, 4번째 손바닥뼈가 손목에서 만나는 곳이다.
효과 : 손목관절염, 상지 신경통, 당뇨, 감기, 난청, 눈 충혈을 다스린다.

외관 _ 양지에서 곧장 위로 2촌 올라간 곳이다. 두 뼈 사이에 있다.
효과 : 감기, 고열, 이명, 팔 저림과 마비, 중풍, 치통, 불면, 반신불수에 자극한다.

지구 _ 외관에서 곧장 위로 1촌 올라간 곳이다.
효과 : 말을 잇지 못할 때, 구토, 변비, 유즙부족, 옆구리 통증, 열성질환에 효과가 좋다.

회종 _ 지구에서 팔 바깥쪽으로 1촌 수평 이동한 곳이다.
효과 : 청각상실, 어깨통증, 정신병, 이명, 정신과민증, 위장질환, 협심증에 잘 치료된다.

삼양락 _ 지구에서 위로 곧장 1촌 올라간 곳이다.

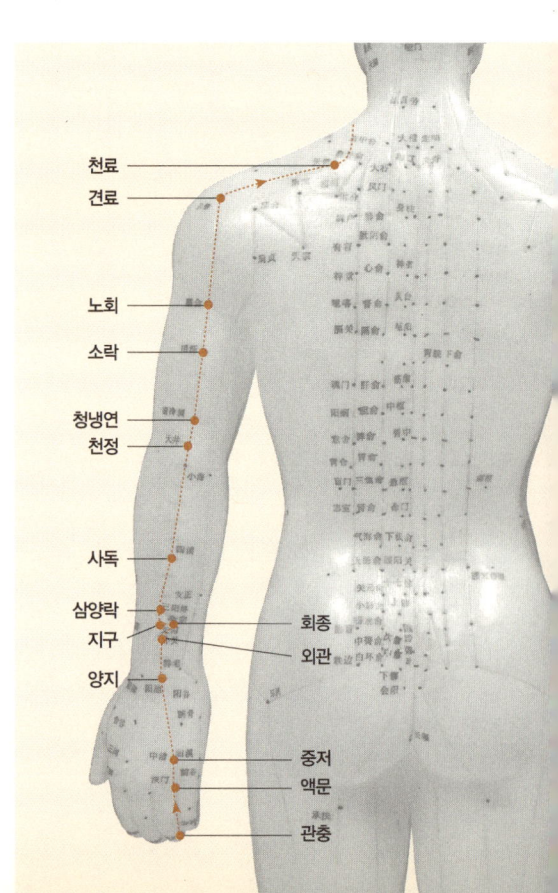

효과 : 청각장애, 아래치통, 중풍, 두통, 어깨저림, 말을 못할 때에 잘 듣는다.

사독 _ 삼양락에서 위로 곧장 3촌 올라간 곳이다. 양지에서 위로 7촌 떨어진 곳이기도 하다.
효과 : 두통, 이명, 어깨통증, 신장염, 위치통, 신경쇠약, 인후염을 개선한다.

천정 _ 팔꿈치 중앙 점에서 뒤쪽 위로 1촌 올라간 곳이다.
효과 : 후두통, 편두통, 편도선염, 목 부위 강직, 팔저림, 기관지염, 오십견을 치료한다.

청냉연 _ 천정에서 위로 곧장 1촌 올라간 곳이다.
효과 : 두통, 오십견, 류머티즘, 정신병, 팔저림, 눈 주위 통증을 없앤다.

소락 _ 청냉연에서 위로 곧장 4촌 더 올라간 곳이다.
효과 : 두통, 목 주위 강직, 어깨통증, 팔근육경련, 정신이상을 치료한다.

노회 _ 소락에서 위로 곧장 3촌 더 올라간 곳이다.
효과 : 두통, 어깨통증, 팔근육경련, 갑상선종을 치료한다.

견료 _ 노회에서 곧장 위로 3촌 더 올라간 곳이다. 또는 대장경의 견우에서 뒤쪽으로 1~1.5촌 떨어진 곳이기도 하다.
효과 : 어깨저림, 고혈압, 땀이 많은 경우, 오십견에 효과가 있다.

천료 _ 소장경 곡원에서 위로 곧장 1촌 올라간 곳이다.
효과 : 심계항진, 상지동통, 목 주위가 뻣뻣할 때, 두통, 고혈압에 사용한다.

천유 _ 천용(소장경)과 천주(방광경)의 중간 부위로 머리카락이 난 경계이기도 하다.
효과 : 목 주위가 뻣뻣할 때, 이명, 시력장애, 귀머거리, 두통을 개선한다.

예풍 _ 귓볼이 끝나는 지점에서 바로 뒤쪽 움푹 파인 곳이다.

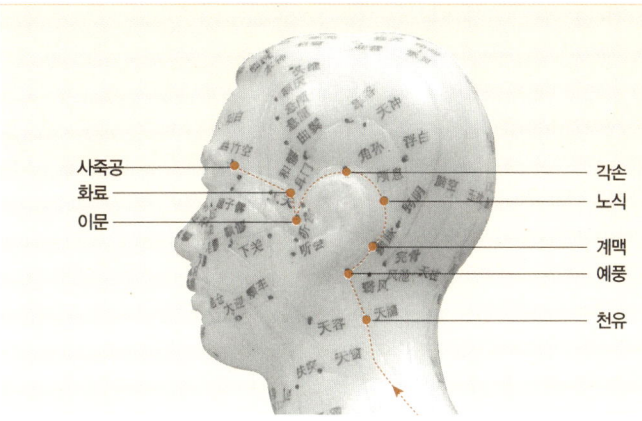

효과 : 안통, 구안왜사, 중이염, 갑상선종, 이명, 안면마비, 언어곤란을 치유한다.

계맥 _ 예풍과 각 손을 이은 선상에서 하방 3분의 1 지점이다.
효과 : 난청, 이명, 두통, 시력장애, 소아경풍에 잘 맞는다.

노식 _ 예풍과 각 손을 이은 선상에서 계맥 위로 1촌 올라간 곳이다.
효과 : 난청, 이명, 두통, 중이염, 구토, 천식에 잘 듣는다.

각손 _ 귀를 반으로 살짝 접어 최고점 부위이다.
효과 : 이하선염, 치통, 이명, 결막염, 구내염, 귀가 부었을 때 효과가 있다.

이문 _ 귀젖 뿌리 바로 앞에 위치한 혈자리로 청궁혈 약간 윗부분이다.
효과 : 중이염, 이명, 치통, 악관절통, 청각장애, 구안왜사를 개선한다.

화료 _ 이문에서 45도 각도 이마 방향으로 1촌 떨어진 곳이다.
효과 : 안면신경마비, 눈 충혈, 입을 다물지 못할 때, 두통, 구안왜사, 이명에 자극을 준다.

사죽공 _ 눈썹의 바깥쪽이 끝나는 부위이다.
효과 : 편두통, 사물이 뿌열 때, 각막염, 눈 충혈, 어지러움, 사시, 발광, 시력장애를 개선한다.

족소양담경

담경의 동물 취상은 '범'으로 대담함과 판단력, 남자의 소양지기와 관련된 중요한 경맥이다. 치료범위는 얼굴, 코, 목 부위, 인후, 흉협, 열성질환 등이다. 동자료에서 시작하여 넷째발가락 부위 족규음에서 끝나는 44개 혈자리로 좌우 88개 혈자리를 지니고 있다. 내장질환 중 양기부족, 측면 요통, 협늑동통, 구토, 입 안에 쓸 때, 소화질환, 간질, 흉통 등의 증상에 사용된다. 방광경과 마찬가지로 머리에서 발끝까지 경락이 분포되어 있어 인체의 모든 병증에 응용하면 효과가 크다.

동자료 _ 눈썹의 바깥쪽이 끝나는 부위에서 귀쪽으로 0.5촌 나가 있다.
효과 : 두통, 각막염, 야맹증, 안구충혈, 시력감퇴, 얼굴마비를 치료한다.

청회 _ 귀젖 뿌리 바로 앞에 위치한 혈자리로 청궁혈 약간 아랫부분이다.
효과 : 중이염, 이명, 안면신경마비, 치통, 청각장애, 구안왜사를 통제한다.

상관 _ 귀 중앙에서 0.7~0.8촌 떨어진 곳으로 광대뼈 위에 위치한다.
효과 : 치통, 중이염, 입을 다물지 못할 때, 귀머거리, 청맹을 치료한다.

함염 _ 머리 측면부에 자리하며 두유에서 곡빈 사이의 상 4분의 1 혈자리다.
효과 : 편두통, 치통, 신경쇠약, 눈 외측통증을 개선하는 효과가 있다.

현로 _ 머리 측면부에 자리하며 두유에서 곡빈 중간에 있다.
효과 : 편두통, 눈외자통, 신경쇠약, 비염, 치통, 볼의 통증을 개선하는 효과가 있다.

현리 _ 머리 측면부에 자리하며 두유에서 곡빈 사이의 하 4분의 1 혈자리다.
효과 : 편두통, 안면부종, 신경쇠약, 비염, 삼차신경통 등을 개선하는 효과가 있다.

곡빈 _ 귓바퀴 위쪽으로 각손의 전상방에 있는 혈자리다.
효과 : 안질환, 편두통, 어지러움, 치통, 이명, 난청, 안면마비에 효과적이다.

솔곡 _ 귀 바로 위의 발제에서 1.5촌 올라간 곳이다.
효과 : 구토, 식욕부진, 편두통, 시력장애, 고혈압, 안면마비에 효과적이다.

천충 _ 솔곡 후방으로 0.5촌 떨어진 곳이다.
효과 : 두통, 편두통, 치은염, 전간, 갑상선종, 경련에 효과적이다.

부백 _ 천충에서 후 하방으로 1촌 떨어진 곳이다.
효과 : 머리가 무거울 때, 치통, 이명, 기관지염, 호흡곤란, 청각상실에 효과적이다.

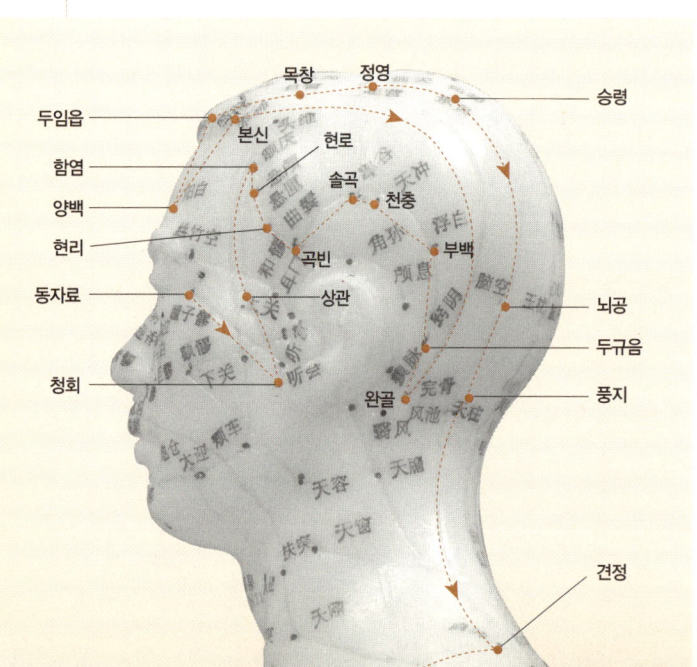

두규음 _ 부백에서 하방으로 1촌 떨어진 곳이다.
효과 : 이명, 두통, 후두염, 기관지염, 귀머거리, 뇌막염에 효과적이다.

완골 _ 귀 뒤 머리카락이 난 부위에서 0.4촌 들어간 곳이다.
효과 : 뺨이 부을 때, 구안와사, 안면신경마비, 치통, 전간, 불면, 중이염에 효과적이다.

본신 _ 앞이마 머리카락이 난 부분에서 0.5촌 들어갔으며 독맥, 신정 혈 양옆으로 3촌 되는 곳이다.
효과 : 어지러움, 두통, 정신이상, 협늑통, 정수리 통증을 완화한다.

양백 _ 눈썹 중앙에서 바로 위로 1촌 올라간 곳이다.
효과 : 안질환, 안면마비, 두통, 야맹증, 눈꼽 낄 때, 구토를 개선하는 작용을 한다.

두임읍 _ 양백에서 위로 올라가 앞이마 머리카락이 난 부분에서 0.5촌 들어간 곳이다.
효과 : 어지러움, 중풍, 결막염, 눈이 흐리고 아플 때, 이롱을 치유한다.

목창 _ 목창 앞머리부터 승령 뒷머리까지 1.5촌 간격으로 떨어져 있는 혈자리들이다.
효과 : 현훈, 치통, 안질환, 두통, 결막염, 중풍에 자극한다.

정영 _ 목창 뒤로 1.5촌 떨어진 곳이다.
효과 : 편두통, 어지러움, 두통에 자극한다.

승령 _ 정영 뒤로 1.5촌 떨어진 곳이다.
효과 : 두통, 어지러움, 축농증, 중풍, 코피에 자극한다.

뇌공 _ 풍지에서 위로 1.5촌 떨어진 곳이다.
효과 : 천식, 감기, 두통, 심계, 정신질환, 이명에 잘 듣는다.

풍지 _ 뒤통수 머리카락이 난 부분에서 1촌 들어간 부위로 풍부(독맥)와 수평선상에 있다.
효과 : 어지러움, 안질환, 이명, 고혈압, 두통, 비염, 중풍에 사용한다.

견정 _ 제7목뼈(경추) 아래 대추와 어깨 끝(견봉)을 이은 정중앙이다.
효과 : 편마비, 유선염, 기능성자궁출혈, 난산, 어깨 저림, 히스테리, 반신불수를 치료한다.

연액 _ 겨드랑이 중앙과 제11갈비뼈 사이가 12촌인데 겨드랑이에서 아래로 3촌 떨어진 곳이다.

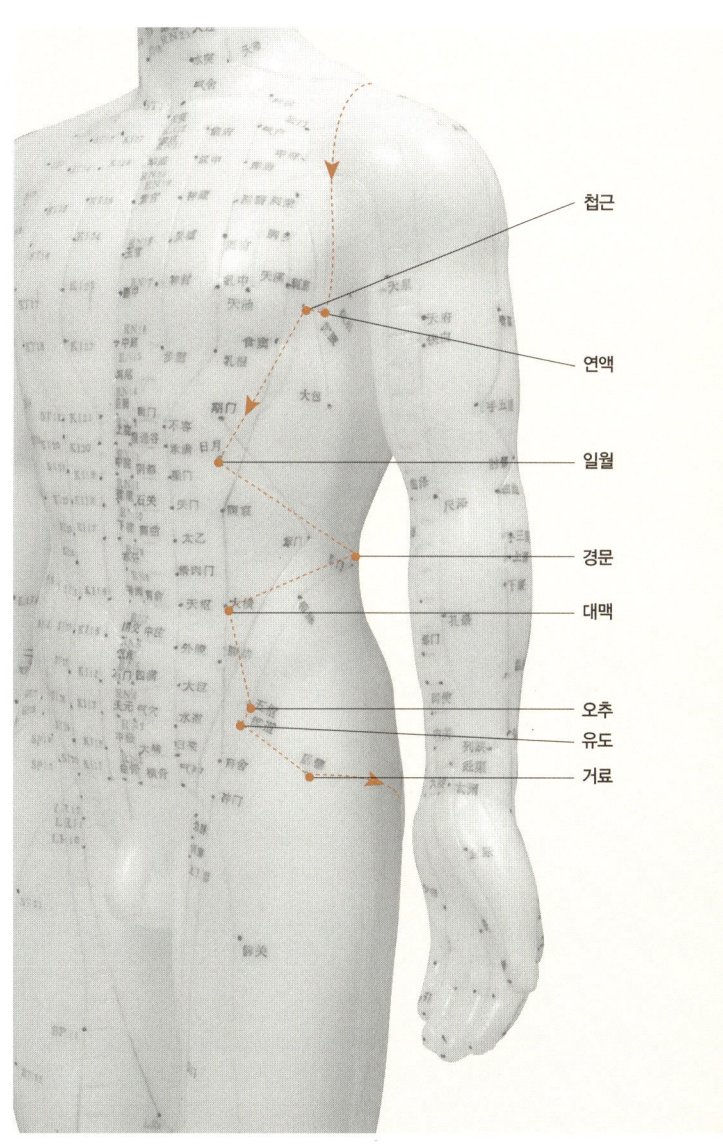

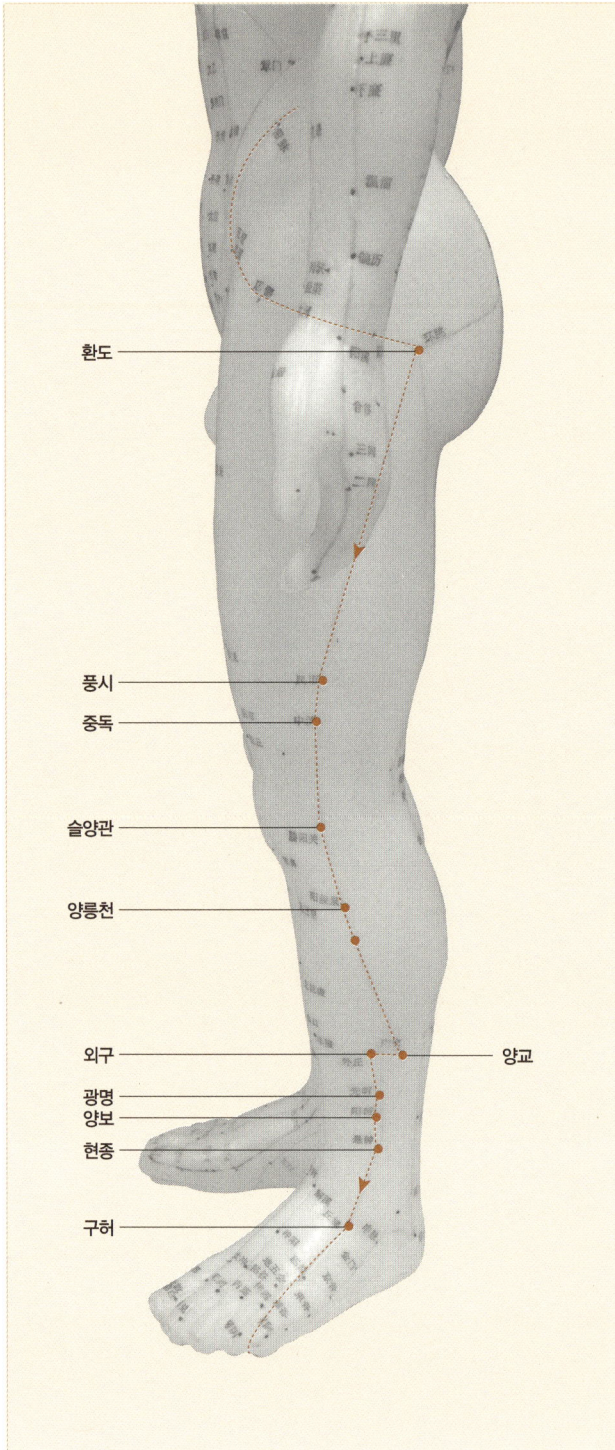

효과 : 흉막염, 옆구리통증, 어깨저림과 통증, 기관지염, 오한발열을 없앤다.

첩근 _ 연액에서 젖꼭지쪽 방향으로 1촌 수평 이동한 곳이다.
효과 : 천식, 구토, 신트림, 신경쇠약, 사지경련을 제거한다.

일월 _ 상완(임맥)에서 양옆 3.5~4촌 떨어진 곳이다.
효과 : 옆구리통증, 위궤양, 급만성간염, 황달, 신트림, 신경쇠약, 신장질환을 개선한다.

경문 _ 옆구리 뒤쪽의 제12갈비뼈가 끝나는 곳이다.
효과 : 신장염, 요통, 설사, 위장병, 신경쇠약에 잘 듣는다.

대맥 _ 제11갈비뼈가 끝나는 장문의 아래로 배꼽과는 수평이 되는 곳이다.
효과 : 자궁내막염, 월경불순, 대하과다, 방광염, 옆구리통증, 요통, 부인병에 잘 맞는다.

오추 _ 대맥에서 비스듬히 안쪽 밑으로 3촌 떨어진 곳으로 배꼽 아래 관원과 수평을 이루는 부위이다.
효과 : 부인병, 요통, 자궁내막염, 위경련, 비뇨기질환을 개선한다.

유도 _ 오추에서 아래로 0.5촌 내려간 곳이다.
효과 : 대하증, 식욕부진, 장염, 신장염, 충수염, 습관성변비를 치유한다.

거료 _ 유도에서 엉덩이쪽으로 향하고 제11갈비뼈 끝에서는 아래로 8.5촌 내려간 곳이다.
효과 : 방광염, 자궁내막염, 요통, 하지통증, 신장염, 반신불수에 자극한다.

환도 _ 두 다리를 펴고 섰을 때 엉덩이 위쪽이 움푹 들어간 곳이다.
효과 : 좌골신경통, 무릎관절염, 요통, 하지마비, 반신불수, 중풍에 효과적이다.

풍시 _ 바로 섰을 때 가운데 손가락이 넓적다리에 가볍게 닿는 곳이다.
효과 : 반신불수, 전신 가려움증, 다리무력증, 좌골신경통, 다리가 가늘고 약할 때 치료한다.

중독 _ 무릎이 접히는 외측 주름살 중앙에서 위로 5촌 올라간 곳이다.
효과 : 반신불수, 좌골신경통, 하지마비, 각기, 하지 경련을 개선한다.

슬양관 _ 무릎을 구부렸을 때 외측 관절 부위가 움푹 들어간 곳이다.
효과 : 하지마비, 반신불수, 좌골신경통, 무릎관절염, 각기를 치료한다.

양릉천 _ 슬양관에서 곧장 아래로 3촌 내려온 곳으로 비골소두 앞 혈자리다.
효과 : 하지마비, 습관성변비, 어깨관절염, 류머티즘, 반신불수, 담석증, 좌골신경통을 치유한다.

양교 _ 바깥 복숭아뼈에서 위로 7촌, 다시 뒤로 1촌 떨어진 곳이다.
효과 : 두통, 간염, 천식, 무릎이 시큰할 때, 안면부종에 잘 듣는다.

외구 _ 양교에서 앞으로 약 1.5촌 수평이동한 곳이다.
효과 : 좌골신경통, 흉통, 목 부위 통증, 소아전간에 자극한다.

광명 _ 바깥 복숭아뼈에서 위로 5촌, 다시 앞으로 0.5촌 떨어진 곳이다.
효과 : 야맹증, 백내장, 편두통, 눈병, 정신병, 하지 통증을 치료한다.

양보 _ 바깥 복숭아뼈에서 위로 4촌, 다시 앞으로 0.5촌 떨어진 곳이다.
효과 : 요통, 편두통, 협늑통, 하지마비, 전신 뼈마디가 쑤실 때, 무릎관절염을 개선한다.

현종 _ 바깥 복숭아뼈에서 위로 3촌, 다시 뒤로 1촌 떨어진 곳이다.
효과 : 중풍, 좌골신경통, 반신불수, 목 부위 강직, 치질, 다리저림에 효과적이다.

구허 _ 바깥 복숭아뼈 아래에서 바로 전방의 움푹 파인 곳이다.
효과 : 좌골신경통, 폐렴, 호흡곤란, 늑막염, 간염을 개선하는 효과가 있다.

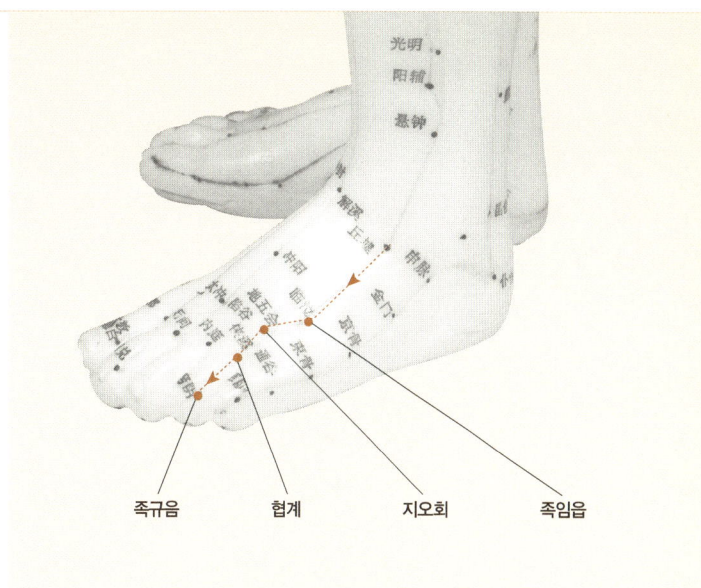

족규음 협계 지오회 족임읍

족임읍 _ 제4, 5 결합부 발등 뼈마디에서 움푹 파인 곳이다.
효과 : 두통, 어지러움, 다리통증, 월경불순, 생리통, 협늑신경통을 치유한다.

지오회 _ 제4, 5 발가락 사이 움푹 파인 접합부 협계에서 1촌 위에 자리한다.
효과 : 이명, 유선염, 흉통, 결막염, 요통, 발등 통증에 효과적다.

협계 _ 제4, 5 발가락 사이 움푹 파인 접합부 혈자리다.
효과 : 고혈압, 편두통, 이명, 늑간신경통, 감기, 요통, 청각장애를 개선한다.

족규음 _ 넷째발가락 바깥쪽 발톱 끝 부위에서 십자가를 그었을 때 만나는 혈자리다.
효과 : 고혈압, 결막염, 두통, 협통, 눈병, 혀가 굳을 때, 기침, 가슴이 답답할 때, 천식을 없앤다.

족궐음간경

간경의 동물 취상은 '돼지'로 공격, 용맹성을 상징한다. 간이 튼튼해야 삶의 활력을 얻을 수 있듯이 투혼과 열정의 발휘는 물론 미래의 발전된 삶을 대변하는 경맥이다. 간은 혈을 저장하는 기관으로 여성질환에 주로 사용하는 14개 혈자리, 즉 28개 혈자리가 분포되어 있다. 비뇨, 소화기, 생식기, 정신질환에 탁월한 효능이 있다. 간에 속하고 담에 낙하는 관계로 치료범위는 혈허 두통, 시력장애, 두통, 현훈, 이명, 발열, 수족경련 등에 이른다. 첫째발가락 대돈에서 시작하여 가슴 부위 기문에 걸쳐 경락이 분포되고 간에서 한 가닥 분지가 분출되어 폐에 다시 분포하여 12경맥이 시작하는 원점이 된다.

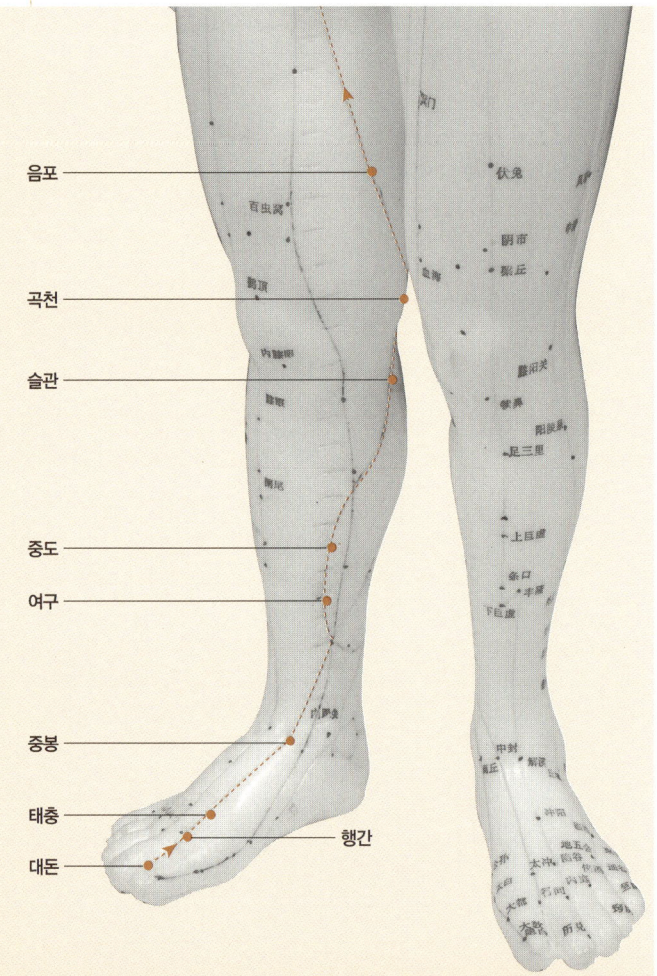

대돈 _ 엄지발가락 바깥쪽 발톱 끝 부위에서 십자가를 그었을 때 만나는 혈자리다.
효과 : 월경불순, 비뇨기질환, 유뇨, 당뇨, 변비, 붕루, 발기부족을 개선한다.

행간 _ 제1, 2 발가락 사이 움푹 파인 접합부 혈자리다.
효과 : 두통, 현훈, 소아경풍, 불면증, 요통, 변비, 월경불순, 간 어적, 녹내장, 대하에 사용한다.

태충 _ 행간에서 1.5촌 올라가 제1, 2 결합부 발등 뼈마디에서 움푹 파인 곳이다.
효과 : 고혈압, 불면, 간염, 월경불순, 이명, 난청, 붕루, 족부통증, 생식기질환을 호전시킨다.

중봉 _ 안쪽 복숭아뼈 앞쪽 1촌에 위치한다. 또는 해계(위경)와 상구(비경) 사이에 위치한다.
효과 : 간염, 정액이 흐를 때, 소변불리, 하지관절통, 위산과다, 류머티즘, 황달, 방광염을 개선한다.

여구 _ 안쪽 복숭아뼈에서 무릎 위로 곧장 5촌 올라간 곳이다.
효과 : 자궁내막염, 월경불순, 심계항진, 하지마비, 자궁출혈, 대하를 치료한다.

중도 _ 안쪽 복숭아뼈에서 무릎 위로 곧장 7촌 올라간 곳이다.
효과 : 붕루, 월경불순, 급성간염, 하지마비, 위궤양, 자궁출혈, 대하를 치료한다.

슬관 _ 음릉천(비경)에서 뒤로 수평 이동하여 1촌 들어간 곳이다.
효과 : 통풍, 하지신경통, 무릎안쪽 통증, 류머티즘, 생리불순, 성욕감퇴에 사용한다.

곡천 _ 무릎을 구부려 횡문 내측 끝에서 다시 위로 1촌 떨어져 움푹 파인 곳이다.
효과 : 무릎관절염, 소변불리, 정신분열, 치질, 음부 가려움증, 비뇨기질환을 치유한다.

음포 _ 곡천에서 곧장 위로 4촌 떨어져 있는 허벅지 부위이다.
효과 : 요통, 월경불순, 변비, 하지마비, 오줌소태를 개선한다.

족오리 _ 기충(위경)에서 곧장 아래로 3촌 떨어진 곳이다.
효과 : 복부팽만, 소변불리, 새벽에 땀이 나는 경우, 방광염, 감기에 효과가 있다.

음렴 _ 기충(위경)에서 곧장 아래로 2촌, 사타구니가 접히는 부위에 있다.
효과 : 월경통, 생리불순, 다리동통, 습관성유산, 불임증에 자주 쓰인다.

급맥 _ 기충(위경) 옆으로 0.5촌 떨어져 음모가 나 있는 부위이다.
효과 : 대하증, 자궁탈출, 음경통증에 이용한다.

장문 _ 제11갈비뼈가 끝나는 부위이다.
효과 : 간염, 장염, 구토, 설사, 장명, 황달, 폐결핵, 천식, 방광염에 효과가 크다.

기문 _ 거궐(임맥)에서 양옆 3.5~4촌 떨어진 곳이다.
효과 : 간염, 황달, 흉막염, 늑간신경통, 히스테리, 월경불순, 신장염을 개선한다.

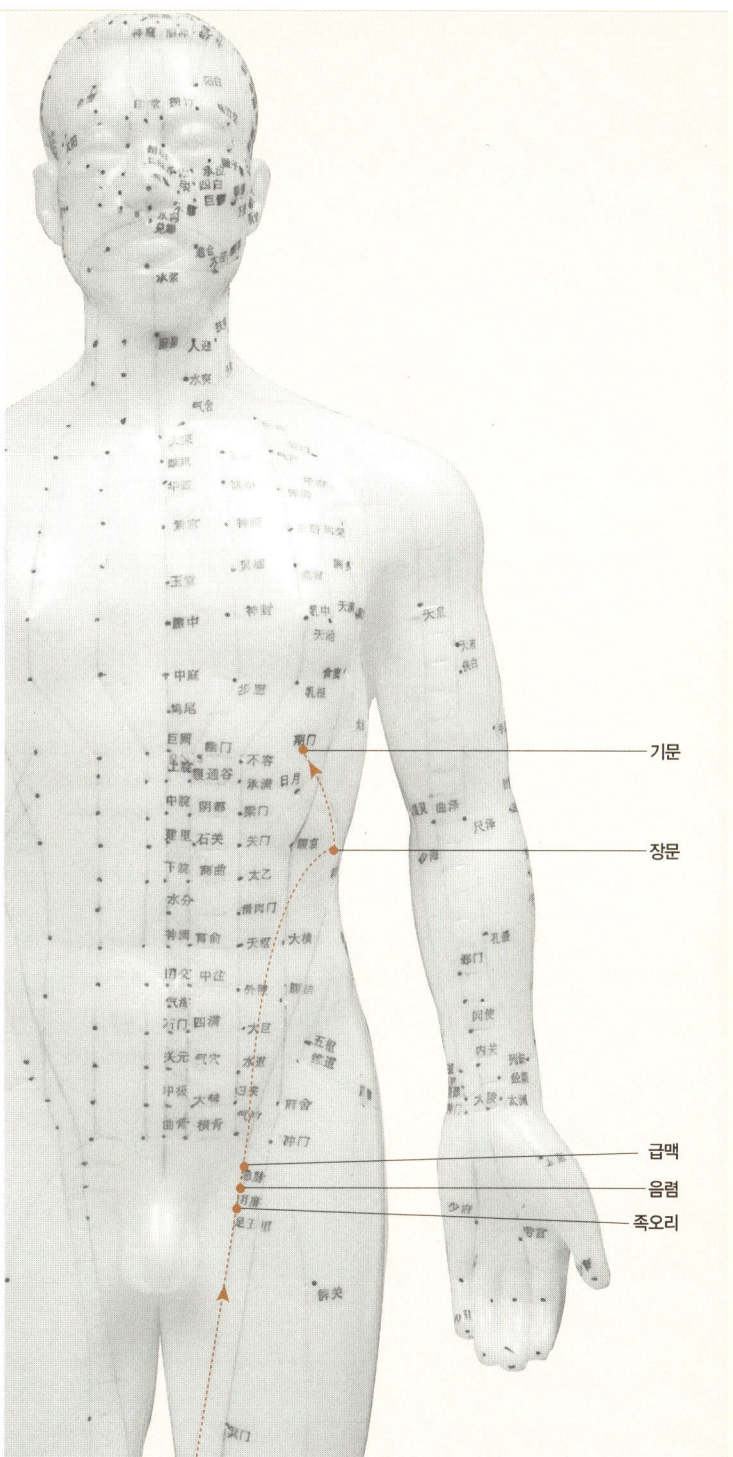

독맥

독맥은 뇌와 척추에 분포하고 간경맥과 머리 윗부분에서 교회한다. 이곳에 기가 뭉치면 척추 부위가 강직되거나 짓누르는 듯한 통증을 느낀다. 회음부 장강에서 시작하여 배부 정중선을 따라 올라가 풍부를 거쳐 코에서 입술의 은교로 연결되는 총 28개 혈자리이다. 기경팔맥 가운데 하나인 독맥은 모든 양경맥을 통솔한다. 치료 범위는 척추질환과 신, 방광, 대장, 소장질환 등에 이른다.

장강 _ 꼬리뼈 끝과 항문 사이에 있는 혈자리다.
효과 : 치질, 정신분열, 설사, 탈항, 임질, 요통, 야뇨증을 치료한다.

요수 _ 제4골반뼈(엉덩이) 중앙 아래에 위치한 혈자리다.
효과 : 야뇨증, 월경폐쇄, 요통, 냉증, 하지마비, 방광염, 치질, 장염에 잘 듣는다.

요양관 _ 제4, 5허리뼈 사이에 위치한 혈자리다.
효과 : 하지마비, 월경부조, 정액이 샐 때, 만성장염, 무릎통증, 좌골신경통에 사용한다.

명문 _ 제2, 3허리뼈 사이에 위치한 혈자리다.
효과 : 요통, 비뇨기질환, 유뇨, 자궁내막염, 치질, 대하, 이명, 신장염, 자궁질환을 개선한다.

현추 _ 제1, 2허리뼈 사이에 위치한 혈자리다.
효과 : 이질, 복통, 탈항, 소화불량, 장염, 설사, 요통을 개선한다.

척중 _ 제11, 12흉추 등뼈 사이에 위치한 혈자리다.
효과 : 간염, 전간, 치질, 토혈, 위경련, 황달, 장염, 하지마비를 치료한다.

중추 _ 제10, 11흉추 등뼈 사이에 위치한 혈자리다.
효과 : 위통, 시력감퇴, 황달, 구토, 담낭염, 요배통에 적용된다.

근축 _ 제9, 10흉추 등뼈 사이에 위치한 혈자리다.
효과 : 언어장애, 시력장애, 정신장애, 위경련, 어지러움, 중풍, 늑간신경통을 치료한다.

지양 _ 제7, 8흉추 등뼈 사이에 위치한 혈자리다.
효과 : 천식, 기관지염, 위통, 위염, 황달, 담낭염, 소화불량, 사지무력, 식욕부진에 자극을 준다.

영대 _ 제6, 7흉추 등뼈 사이에 위치한 혈자리다.
효과 : 기관지염, 위통, 피부병, 늑간신경통, 감기에
효과 : 가 있다.

신도 _ 제5, 6흉추 등뼈 사이에 위치한 혈자리다.
효과 : 열성질환, 심장병, 두통, 신경쇠약, 건망, 히스테리, 대인공포증을 개선한다.

신주 _ 제3, 4흉추 등뼈 사이에 위치한 혈자리다.
효과 : 해수, 천식, 기관지염, 정신병, 피로회복, 척추질환, 체력증진을 개선한다.

도도 _ 제1, 2흉추 등뼈 사이에 위치한 혈자리다.
효과 : 신경쇠약, 두통, 정신이상, 폐결핵, 발열, 열성병, 고혈압, 목 부위 강직을 개선한다.

대추 _ 제7경추 목뼈, 제1흉추 등뼈 사이에 위치한 혈자리다.
효과 : 더위 먹은 병, 목 강직, 두드러기, 기관지염, 결핵, 습진, 정신병, 토혈, 위장질환을 치료한다.

아문 _ 뒤통수 머리카락이 난 부분에서 0.5촌 들어간 곳이다. 또는 제1, 2경추 목뼈 사이에 있는 곳이다.

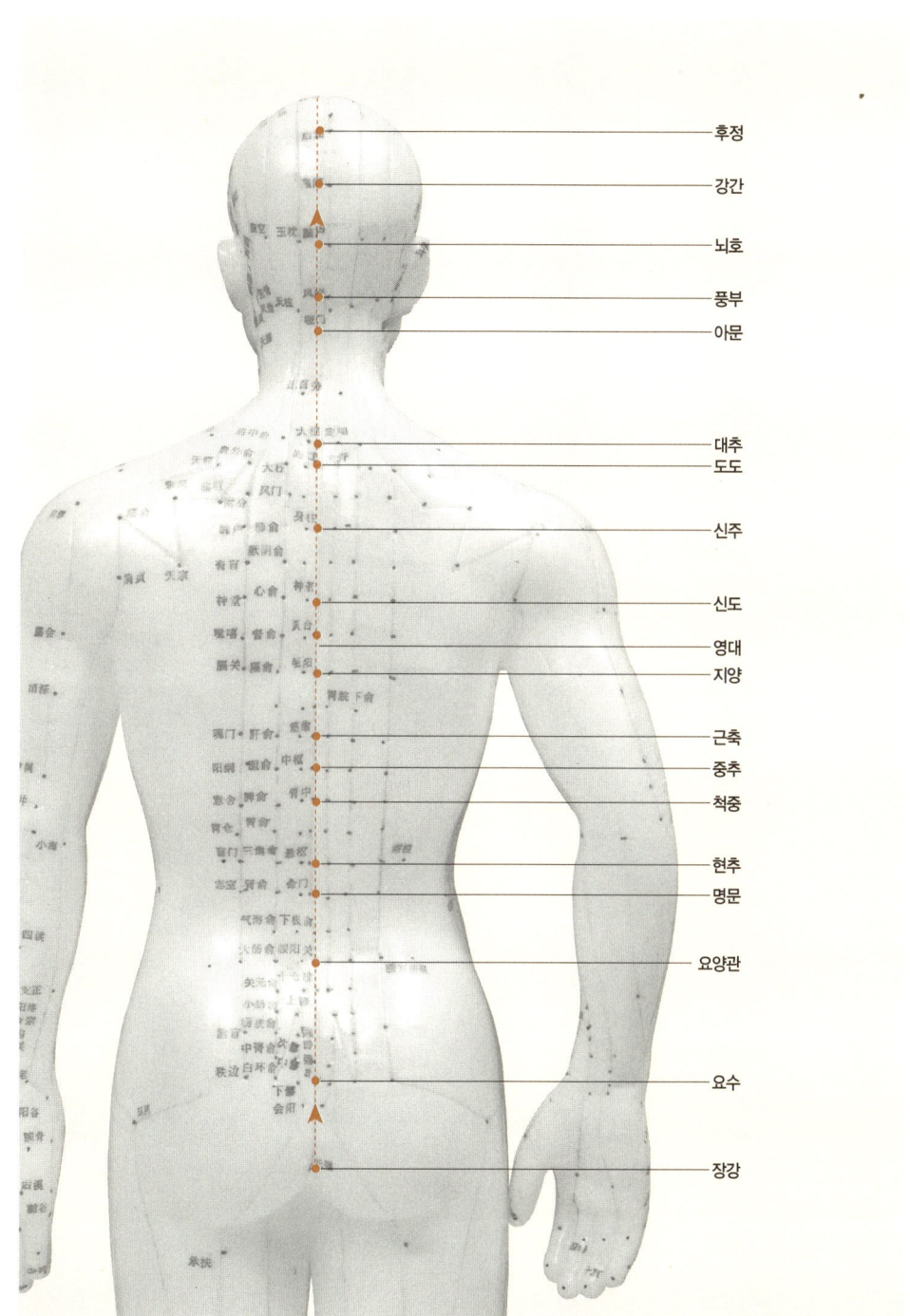

효과 : 두통, 정신분열, 히스테리, 고혈압, 목이 뻣뻣할 때, 코피, 언어장애에 효능이 좋다.

풍부 _ 뒤통수 머리카락이 난 부분에서 1촌 올라간 곳이다.
효과 : 감기, 중풍, 두통, 반신불수, 정신병, 양기부족, 사지마목을 개선한다.

뇌호 _ 풍부에서 위로 1.5촌 올라간 곳이다.
효과 : 두통, 미친병, 목 강직, 안면신경마비, 불면에 사용된다.

강간 _ 뇌호에서 위로 1.5촌 올라간 곳이다.
효과 : 두통, 불면, 정신질환, 목 강직을 해결한다.

후정 _ 강간에서 위로 1.5촌 올라간 곳이다.
효과 : 편두통, 감기, 불면, 정신질환, 어지러움, 목 부위 강직에 이용한다.

백회 _ 후정에서 위로 1.5촌 올라간 곳이다.
효과 : 두통, 이명, 중풍, 반신불수, 시력장애, 치질, 탈항, 건망증, 자궁탈수, 고혈압을 치료한다.

전정 _ 백회에서 앞이마 방향으로 1.5촌 내려간 곳이다.
효과 : 두통, 뇌빈혈, 안면부종, 어지러움, 소아경풍을 다스린다.

신회 _ 전정에서 앞이마 방향으로 1.5촌 내려간 곳이다.
효과 : 두통, 뇌빈혈, 코피, 코막힘, 어지러움, 소아경풍을 다스린다.

상성 _ 앞이마의 머리카락이 난 부분에서 백회 방향으로 1촌 올라간 곳이다.
효과 : 두통, 코피, 각막염, 안통, 안구충혈, 전간, 어지러움에 자극한다.

신정 _ 앞이마의 머리카락이 난 부분에서 백회방향으로 0.5촌 올라간 곳이다.
효과 : 두통, 코피, 코막힘, 정신병, 시력장애, 헛소리, 심계항진, 어지러움에 자극한다.

소료 _ 코끝 제일 오똑한 중앙점이 혈자리다.
효과 : 코피, 코막힘, 소아경기, 쇼크, 저혈압, 딸기코 증상을 없앤다.

수구 _ 인중 전체 길이 가운데 위의 3분 1에 해당하는 곳이다.
효과 : 히스테리, 중풍, 차멀미, 배멀미, 얼굴부종, 쇼크, 인사불성, 구안왜사, 소아경기를 제어한다.

태단 _ 윗입술 정중앙 끝부분이다.
효과 : 구내염, 구토, 소갈, 잇몸 염증, 코피, 치은염을 다스린다.

은교 _ 윗입술 내면이 안쪽 잇몸과 맞닿는 부분이다.
효과 : 허리를 삘 때, 치통, 치은염, 각막염, 황달, 헛소리, 코막힘을 잘 치료한다.

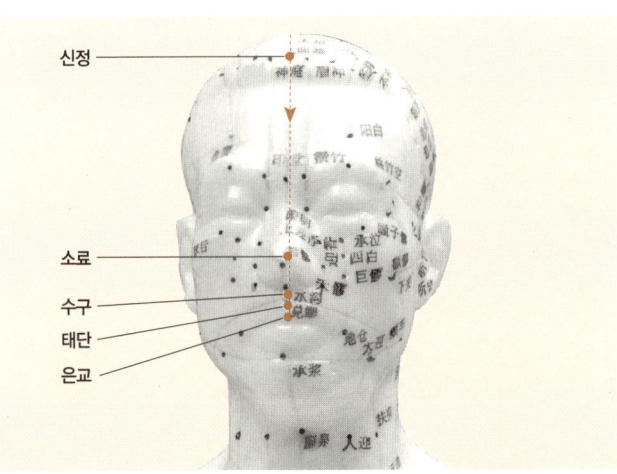

임맥

회음부의 회음에서 시작하여 아랫배, 가슴, 목 부위 승장으로 이어지는 총 24개 혈자리로 주로 인후, 흉복, 비뇨, 소화기능, 생식기질환에 유효한 혈자리이다. 특히 여성 불임, 유산, 월경, 자궁질환에 깊은 관계가 있는 경맥으로 여성 한증질환에 있어 치료 포인트를 지니고 있다. 임맥은 평소 질환을 예방하고 건강을 유지하는 쑥뜸의 기본 혈자리가 분포되어 있는 무병장수 경맥이다.

회음 _ 생식기와 항문 사이 중간에 있는 혈자리다.
효과 : 요도염, 임질, 월경불순, 치질, 대하, 자궁암, 전립선염, 생명구급 혈로 사용한다.

곡골 _ 배꼽 정중앙에서 곧장 밑으로 5촌 떨어진 곳이다.
효과 : 월경불순, 자궁탈수, 방광염, 대하, 자궁근종, 소변불리, 발기부족, 산후자궁수축에 좋다.

중극 _ 배꼽 정중앙에서 곧장 밑으로 4촌 떨어진 곳이다.
효과 : 생리불순, 불임증, 방광염, 대하, 좌골신경통, 소변불리, 조루, 요도감염을 치료한다.

관원 _ 배꼽 정중앙에서 곧장 밑으로 3촌 떨어진 곳이다.
효과 : 월경부조, 불임증, 불면, 자궁출혈, 대하, 자궁탈수, 전신쇠약, 조루, 정력증강, 요도감염을 다스린다.

석문 _ 배꼽 정중앙에서 곧장 밑으로 2촌 떨어진 곳이다.
효과 : 무월경, 부종, 소화불량, 설사, 비뇨기질환, 유선염에 효과가 있다.

기해 _ 배꼽 정중앙에서 곧장 밑으로 1.5촌 떨어진 곳이다.
효과 : 신경쇠약, 생식기질환, 오줌싸개, 월경불순, 발육불량, 복통, 불임, 불면, 대하, 정력 강화를 촉진한다.

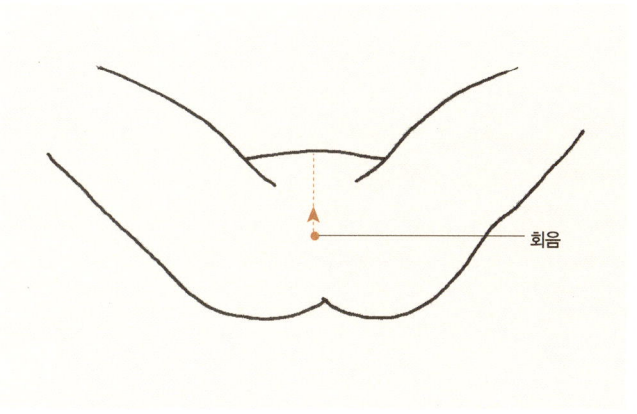

회음

음교 _ 배꼽 정중앙에서 곧장 밑으로 1촌 떨어진 곳이다.
효과 : 대하, 음부 가려움증, 방광염, 불임증, 설사, 자궁탈수, 요통에 이용한다.

신궐 _ 배꼽 중앙이 혈자리다.
효과 : 급만성장염, 수종, 탈항, 중풍, 의식몽롱, 설사, 습관성유산, 복통에 자주 사용한다.

수분 _ 배꼽 정중앙에서 곧장 1촌 올라간 곳이다.
효과 : 구토, 설사, 만성위염, 소변불리, 신장염, 식욕부진, 부종을 다스린다.

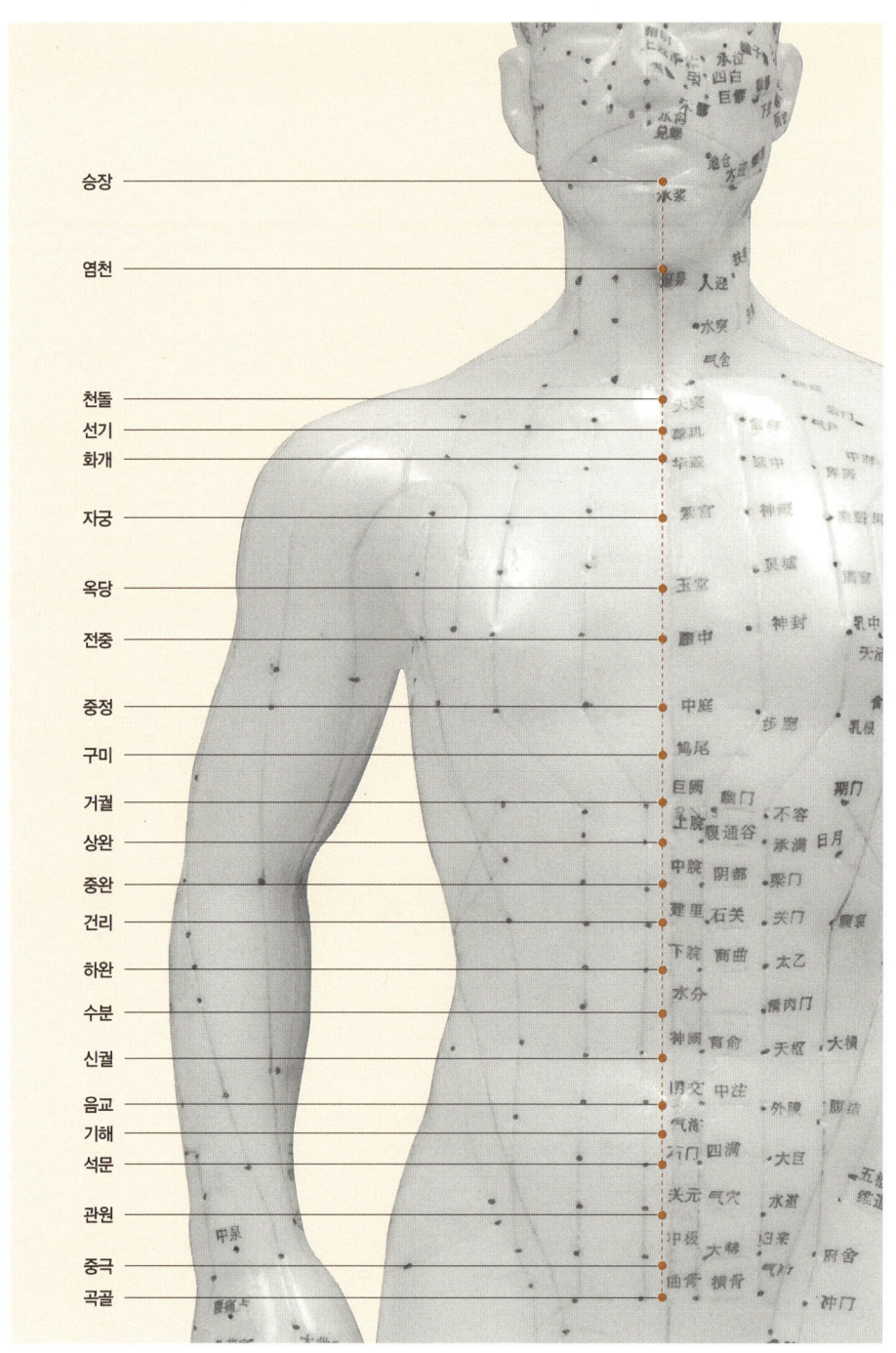

하완 _ 배꼽 정중앙에서 곧장 2촌 올라간 곳이다.
효과 : 식욕부진, 위경련, 위하수, 소화불량, 설사, 남녀 생식기질환을 호전시킨다.

건리 _ 배꼽 정중앙에서 곧장 3촌 올라간 곳이다.
효과 : 부종, 헛구역질, 장명, 식욕부진, 위경련, 소화불량, 설사, 딸꾹질을 치료한다.

중완 _ 배꼽 정중앙에서 곧장 4촌 올라간 곳이다.
효과 : 변비, 고혈압, 신경쇠약, 당뇨, 위염, 위하수, 히스테리, 정신병에 좋은 혈자리다.

상완 _ 배꼽 정중앙에서 곧장 5촌 올라간 곳이다.
효과 : 급만성위염, 위무력, 복통, 적취, 구토, 황달, 천식, 위궤양, 위산과다 치료에 도움이 된다.

거궐 _ 배꼽 정중앙에서 곧장 6촌 올라간 곳이다.
효과 : 만성간염, 황달, 소화불량, 심계항진, 협심증, 위장질환, 건망증, 기관지염을 치료한다.

구미 _ 명치(검상돌기) 끝에서 아래로 0.5~1촌 떨어진 곳이다. 또는 거궐에서는 1촌 올라간 곳이다.
효과 : 신경쇠약, 천식, 기관지염, 기침, 급성위염, 정신병, 딸꾹질, 구토를 다스린다.

중정 _ 전중에서 아래로 약 1.6촌 떨어진 혈자리로 명치 위쪽에 있다.
효과 : 식도염, 위산과다, 식도협착, 천식, 심장병, 폐결핵에 효과가 있다.

전중 _ 양쪽 유두 사이 가슴 정중앙에 있는 혈자리다.
효과 : 천식, 기관지염, 유즙분비 부족, 협심증, 심계항진, 늑막염에 자주 사용한다.

옥당 _ 전중에서 1.6촌 올라간 곳이다.
효과 : 구토, 천식, 기관지염, 늑막염, 가슴이 답답할 때, 식도협착에 좋은 혈자리다.

자궁 _ 옥당에서 1.6촌 올라간 곳이다.
효과 : 식도협착, 구토, 천식, 기관지염, 늑막염, 폐결핵, 심번, 음식을 삼키지 못할 때 이용한다.

화개 _ 자궁에서 1.6촌 올라간 곳이다.
효과 : 천식, 인후염, 편도선염, 목이 쉴 때, 늑막염, 기관지염을 개선한다.

선기 _ 화개에서 1.6촌 올라가거나 천돌 아래 1촌 되는 곳이다.
효과 : 식도경련, 호흡기질환, 옆구리통증, 가슴통증에 이용된다.

천돌 _ 선기에서 위쪽으로 1촌 되는 곳이다.
효과 : 인후염, 편도선염, 천식, 갑상선종, 식도경련, 갑자기 말문이 막힐 때, 기침이 심할 때 이용한다.

염천 _ 목 줄기와 아래턱이 만나는 곳이다.
효과 : 설염, 혀가 부을 때, 타액 분비과다, 기관지염, 편도선염, 갑자기 말을 못할 때 사용한다.

승장 _ 아랫입술 바로 밑 중앙에 움푹 파인 곳이다.
효과 : 안면신경마비, 뇌졸중, 치통, 구내염, 구안왜사, 침을 흘릴 때, 얼굴부종, 목이 마를 때 좋은 혈자리다.

쑥뜸 처방의 응용과 치료세계

● **근부선혈** _ 병증의 국부나 인근의 부위에서 뜸을 뜨는 방법이다. 예를 들면 안병의 경우 정명, 찬죽에서 치료하고 비병은 거료, 영향에서 뜸을 뜨고 위병은 중완에서 치료하는 방식으로 해당 질병 부위에 있는 경혈자리를 이용하는 방법이다. 또 인근 부위에 뜸을 뜨는 방법도 있는데 두통은 풍지, 풍부에서 취하고 위병은 장문과 천추에서 골라 사용한다.

● **원도선혈** _ 병변 부위에서 비교적 멀리 있는 경혈점을 사용하는 치료법으로 보통은 사지 이하의 혈자리를 위주로 시술하는 방식을 택한다. 병이 상부에 있으면 하부의 혈자리를 사용하고 병이 하부에 있으면 상부의 혈자리를 이용한다. 예를 들어 완 복부의 질환은 족삼리에 뜸을 뜨고 목적 종통이면 행간에서 뜸을 뜬다. 구리 탈홍 증세는 백회에 뜸을 뜬다.

● **좌우교차선혈** _ 병이 좌측에 있으면 우측의 경혈에 뜸을 뜨고 병이 우측에 있으면 좌측에 뜸을 뜨는 방식으로 이는 12경맥의 흐름이 대칭에 기인한다는 이론에서 근거한 것이다. 『내경』에서 말하는 '좌병우치, 우병좌치' 거자법에 따른 치료법이다. 즉 오른쪽 발목 부위에 붓고 아픈 통증이 있으면 왼쪽 같은 발목 부위에 뜸을 뜨는 치료법을 말한다.

● **수증선혈** _ 어떤 증상에 대하여 비교적 치료효과가 높은 경혈자리를 이용하는 치료법이다. 발열이면 대추 혈, 혼미구급에는 수구 혈, 십선 혈, 도한에는 후계 혈, 협늑통에는 지구 혈, 변비에는 조해 혈에 뜸을 뜬다.

● **기지순경혈** _ 경맥이 시작하는 부위에 증상이 있으면 그 경맥이 끝나는 경혈을 쓰고, 반대로 경맥이 끝나는 부위에 병이 생겼으면 그 경맥이 시작하는 경혈을 골라 뜸을 뜨는 방법이다. 예를 들어 대장경의 상양 혈자리에 통증이 있으면 이 경맥이 끝나는 경혈인 영향 혈에 뜸을 뜨고, 영향 혈 부위에 고름이 생겼으면 경맥이 시작하는 상양 혈에 뜸을 뜬다.

● **표리배합혈** _ 장부경락은 표리관계에 있으면서 생리적, 병리적 상태로 밀접하게 연결된 것을 치료에 응용한 것이다. 예를 들어 폐 질병에는 폐의 태연과 대장의 합곡 혈에 뜸을 뜨고 위장병의 호소는 위경의 족삼리와 비경의 공손 혈을 골라 뜸을 뜨는 방식이다.

● **오수배합혈** _ 12경맥의 경혈에는 주관절 슬 관절 이하에 다섯 개의 특정 혈자리가 있는데 이를 치료 배합법으로 고안하여 오수혈이라 한다. '허측보기모 실측사기자' 이론에 입각하여 허하면 그 어머니를 보하고 실하면 그 자식을 사한다는 원리를 가지고 치료를 한다. 폐허증 질환시 폐는 금에 속하고 금의 모(母)인 토의 모혈은 태연이다. 폐실증 질환시 금의 자(子)인 수의 자혈은 척택이다.

이밖에 유모배혈, 원락배혈. 이경배혈, 본경배혈, 음양배혈, 전후배혈 아시혈 등 많은 치료 방식이 있다.

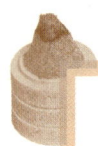

쑥뜸을 하면서 이런 점이 좋았어요!

조귀하 (남, 70세, 분당)

무릎이 쑤시고 아팠는데 쑥뜸을 뜨면서 증상이 많이 호전됐습니다. 침은 어려운데 쑥뜸은 혼자서도 쉽게 뜰 수 있어서 요즘도 집에서 가끔씩 하고 있고요. 소화가 안 되고 머리가 자주 아픈 딸도 함께 쑥뜸을 뜨고 있습니다.

남명자 (여, 59세, 대치동)

쑥뜸을 하면서 머리 어지러움증이 많이 없어졌어요. 왜 그런지 머리가 항상 무겁고 띵 했었거든요. 한 달 정도 뜸을 떴는데 지금은 머리가 맑아지고 몸도 가벼워진 느낌이예요.

정유선 (여, 35세, 화곡동)

첫째 아이를 낳고 나서 산후풍으로 굉장히 힘들었거든요. 병원도 다니고 이것저것 해보다가 쑥뜸이 좋다는 소리를 듣고 하게 되었습니다. 꾸준히 쑥뜸을 뜨고 나서는 몸도 좋아졌고 임신하면서 쪘던 살도 자연스레 빠지더라구요. 무엇보다도 출산 후 나빠졌던 건강을 새로 찾게 되어서 기쁩니다.

정의진 (남, 30세, 송정동)

스트레스 때문인지 잠도 잘 못자고 항상 몸이 무겁고 피곤했었습니다. 우연한 기회에 쑥뜸을 접하게 되었는데 지금은 주말마다 집에서 쑥뜸을 뜨고 있습니다. 잠도 푹 자게 되었구요, 기분도 상쾌해지고 활력이 생겼습니다.

손명훈 (남, 19세, 성남)

이번에 대학에 들어가게 된 학생입니다. 공부하면서 이상하게 맨날 머리랑 배가 아프곤 했습니다. 걱정하시던 엄마가 여기저기 알아보시고 한의원에도 갔다오시고 하더니 쑥뜸을 해보자고 하셨어요. 처음에는 저게 뭔가 싶기도 하고 무섭기도 해서 꺼렸었지만요. 쑥뜸을 뜨면서부터는 공부할 때 집중도 더 잘 됐고 잠깐을 자도 자고 일어나면 상쾌하고 머리도 안 아파서 공부에 전념할 수 있었습니다.